Kinder psychotischer Eltern

Kinder psychotischer Eltern

Beiträge zur Psychiatrie und Psychologie des Kindes- und Jugendalters

herausgegeben von
Prof. Dr. med. Dr. phil. Helmut Remschmidt
Marburg

und
Prof. Dr. med. Andreas Warnke
Würzburg

Hogrefe · Verlag für Psychologie
Göttingen · Bern · Toronto · Seattle

Kinder psychotischer Eltern

Mit einer Anleitung zur Beratung von Eltern mit einer psychotischen Erkrankung

von

Helmut Remschmidt

und

Fritz Mattejat

Hogrefe · Verlag für Psychologie
Göttingen · Bern · Toronto · Seattle

Prof. Dr. med. Dr. phil. Helmut Remschmidt, geb. 1938. Studium der Medizin, Psychologie und Philosophie an den Universitäten Erlangen, Wien und Tübingen. 1964 Medizinisches Staatsexamen, Promotion zum Dr. med. und Diplom im Fach Psychologie an der Universität Tübingen. 1968 Promotion zum Dr. phil., Universität Tübingen. 1970 Habilitation, Universität Marburg. 1972 Professur für Kinder- und Jugendpsychiatrie an der Universität Marburg. 1975-1980 o. Professur für Psychiatrie und Neurologie des Kindes- und Jugendalters an der Freien Universität Berlin. Seit 1980 Professur für Kinder- und Jugendpsychiatrie an der Universität Marburg.

PD Dr. phil. Dipl.-Psych. Fritz Mattejat, geb. 1945. Studium der Psychologie an der Universität Würzburg; Diplom 1973. 1973-1976 Tätigkeit an der Psychologischen Beratungsstelle der Hochschulgemeinde Würzburg. 1976-1980 wissenschaftlicher Angestellter an der Klinik für Psychiatrie und Neurologie des Kindes- und Jugendalters im Klinikum Charlottenburg, Freie Universität Berlin. 1984 Promotion zum Dr. phil., Universität Würzburg. 1991 Habilitation am Fachbereich Humanmedizin, Universität Marburg. Seit 1980 Leiter der Familienambulanz an der Klinik für Kinder- und Jugendpsychiatrie, Universität Marburg.

Druck und Bindearbeiten: Dieterichsche Universitätsbuchdruckerei
W. Fr. Kaestner GmbH & Co. KG, 37124 Göttingen-Rosdorf
Printed in Germany
Auf säurefreiem Papier gedruckt
ISBN 3-8017-0702-4

Vorwort

Dieses Buch beschäftigt sich mit Familien, in denen ein Elternteil an einer Psychose erkrankt ist. Im Mittelpunkt stehen dabei aber nicht in erster Linie die Eltern, sondern die Kinder, die oft durch die elterliche Erkrankung in vielfältiger Weise in Mitleidenschaft gezogen werden können.

Geht man von einer Lebenszeit-Prävalenzrate von 1 % für schizophrene Erkrankungen aus, so wäre für die größer gewordene Bundesrepublik Deutschland mit rund 800 000 Menschen zu rechnen, die an einer Schizophrenie erkranken bzw. erkrankt sind. Wenn nur etwa die Hälfte dieser Patienten ein Kind zeugt oder zur Welt bringt (die Kinderzahl Schizophrener ist etwas niedriger als in der Durchschnittsbevölkerung und bei schizophrenen Männern wiederum niedriger als bei schizophrenen Frauen), so wäre, auch unter Berücksichtigung nur des reproduktionsfähigen Alters der Erkrankten, mit 200 000 bis 300 000 Kindern aus diesen Familien zu rechnen, die ein erhöhtes Risiko haben, selbst einschlägig zu erkranken oder in anderer Weise psychisch auffällig und sozial benachteiligt zu werden. Die Anzahl der Kinder endogen-depressiver Eltern dürfte, infolge ihrer höheren Heiratsrate, die zugleich ein guter Indikator für die Reproduktionsrate ist (bei etwa gleich hoher Lebenszeitprävalenz), deutlich höher liegen. Auch bei recht konservativer Schätzung kommt man also auf etwa 500 000 Kinder psychotischer Eltern (Kinder schizophrener und Kinder endogen-depressiver Eltern), die infolge ihrer multiplen Gefährdung stärkere Aufmerksamkeit verdienen.

Mit den Entwicklungs- und Lebensbedingungen dieser Kinder haben wir uns, entsprechend unserer familiendynamischen Ausrichtung, seit vielen Jahren beschäftigt. Wir haben viel von ihnen und ihren Eltern gelernt, haben versucht, sie möglichst gut zu verstehen, und wir haben auch Methoden entwickelt, mit deren Hilfe die so wichtigen intrafamiliären Wechselbeziehungen objektivierbar sind. Auf dieser Grundlage, also einer möglichst gründlichen Kenntnis ihres Erlebens und Verhaltens, ihres Eingebettetseins in die Familie und die übrige soziale Umgebung, ihrer Fähigkeiten und ihrer Probleme, versuchen wir, Möglichkeiten der Hilfe zu entwickeln, die sowohl die *allgemeinen* Gefährdungsmomente berücksichtigen als auch die *individuell ganz spezifischen* familiären und sozialen Bedingungen.

Unsere Darstellung ist in sechs Kapitel gegliedert. Nach einer kurzen Einleitung (Kap. 1) und Literaturübersichten zum Thema „Kinder schizophrener Eltern" (Kap. 2) und „Kinder depressiver Eltern" (Kap. 3) stehen im Mittelpunkt dieses Buches zwei empirische Untersuchungen. Die erste beinhaltet eine Analyse der Daten von Kindern psychotischer Eltern unter den stationären Patienten der Marburger Universitätsklinik für Kinder- und Jugendpsychiatrie (Kap. 4); es folgt eine vergleichende Untersuchung der Kinder schizophrener und der Kinder depressiver Eltern (Kap. 5) zum *Identifikationsverhalten* der Kinder mit ihren Eltern. Die Identität formiert sich am Vorbild und in der Auseinandersetzung mit den eigenen Eltern. So erschien es uns wichtig, der Frage nachzugehen, in welcher Weise dieser Identifikationsprozeß in

Familien mit einem schizophrenen bzw. einem depressiven Elternteil verläuft. Um hierzu klare und statistisch abgesicherte Aussagen machen zu können, haben wir die Datensätze, die in den Dissertationen von METHNER (1974), TEGELER (1975) und SCHUCHART (1979) erhoben wurden, komplett neu ausgewertet und miteinander verglichen. Im abschließenden Kapitel 6 finden sich vier Kasuistiken, in denen aufgezeigt wird, wie sich die Probleme in Familien mit einem psychotischen Elternteil im konkreten Einzelfall darstellen.

Um den Anliegen der Praxis entgegenzukommen, haben wir dem Buch einen Leitfaden angefügt, der eine allgemeinverständliche Anleitung zur Beratung von Eltern mit einer psychotischen Erkrankung enthält.

Zu danken haben wir vielen, die uns bei dieser Arbeit geholfen haben: In erster Linie den Kindern und Eltern, die wir befragt haben, unseren statistischen Beratern, den Herren Dipl.-Mathematikern Dr. D. GÖBEL und Dr. C. GUTENBRUNNER, die uns bei den z. T. komplizierten statistischen Auswertungen tatkräftig unterstützt haben, sowie unseren Kolleginnen und Kollegen in der Klinik, die uns wichtige Diskussionspartner waren und uns zeitweise auch in der Alltagsarbeit entlastet haben. Unser Dank gilt ferner Frau I. GRUNDEL, Frau E. LE GUILLARME und Frau I. ENGEL, die große Teile der Texte geschrieben haben, sowie Herrn Dipl.-Physiker R. ULBRICH und Herrn K. CHRIST für die Erstellung der Grafiken. In besonderer Weise danken wir Frau Dipl.-Psychologin M. BECKER für die engagierte und kompetente redaktionelle Mitarbeit und manchen Verbesserungsvorschlag. Dem Hogrefe-Verlag danken wir für das bereitwillige Aufgreifen und die rasche Realisierung unseres Vorhabens.

Unser Dank gilt schließlich den Familien, die an unseren Untersuchungen teilgenommen haben; die Zusammenarbeit mit ihnen war für uns nicht nur beruflich interessant, sondern auch eine persönliche Bereicherung.

Wir hoffen, daß dieses Buch und das mit ihm verbundene Anliegen bei allen, die sich mit dieser Problematik beschäftigen, auf Interesse stößt und zur Verbesserung der Situation der betroffenen Kinder und ihrer Familien beiträgt.

Marburg, im Frühjahr 1994

Helmut Remschmidt und Fritz Mattejat

Inhaltsverzeichnis

1 Einleitung: Auswirkungen psychotischer Erkrankungen auf Familien

Psychosen sind schwerwiegende seelische Erkrankungen, deren hervorstechendstes Merkmal eine Störung des Realitätsbezuges ist. Sie gehen aber darüber hinaus mit einer ganzen Reihe von anderen Symptomen einher, welche nicht nur für den Patienten selbst, sondern auch für seine unmittelbare Umgebung oft gravierende Folgen haben. Hinzu kommt, daß Menschen mit psychotischen Erkrankungen (sei es im Sinne einer affektiven Psychose, sei es im Sinne einer schizophrenen Psychose) auch heute noch den Vorurteilen der Gesellschaft in hohem Maße ausgesetzt sind, denn diese Erkrankungen gelten immer noch als der Prototyp der Geisteskrankheiten, mit denen man am liebsten nichts zu tun haben möchte.

Ziel dieses Buches ist, die Auswirkungen psychotischer Erkrankungen auf die Familie zu untersuchen, wobei die Kinder der Erkrankten im Mittelpunkt stehen.

1.1 Affektive und schizophrene Psychosen

Was die Erkrankung selbst betrifft, so werden körperlich begründbare Psychosen ausgeklammert. Es geht also ausschließlich um jene Psychosen, die in klassischer psychiatrischer Terminologie als *endogene Psychosen* bezeichnet werden und die als Prototypen die affektiven Psychosen (unipolaren und bipolaren Typs) und die schizophrenen Psychosen umfassen.

Diese Störungen haben, unabhängig von der Ätiologie, folgendes gemeinsam:

1. eine tiefgreifende Störung der Realitätsbeziehung,
2. Auftreten produktiver Symptome (Wahn, mitunter auch Halluzinationen) und
3. einen zeitlich intermittierenden Verlauf, der die Krankheit als Einbruch in die Kontinuität der Entwicklung, des Erlebens und des Verhaltens erscheinen läßt.

Zweifellos enthält diese Begriffsbestimmung einige Unschärfen. Es ist aber heute kaum möglich, den Psychosebegriff, der zahlreiche, sehr heterogene Krankheitsbilder umfaßt, allgemeingültig zu definieren (REMSCHMIDT, 1992). Dies ist wohl auch der Grund, weshalb in der ICD-10 und im DSM-III-R der Psychosebegriff aufgegeben wurde und dort von affektiven und schizophrenen „Störungen" gesprochen wird. Wir behalten für diese Darstellung jedoch den Psychosebegriff bei, weil er uns als Orientierungsrahmen vorerst noch nicht entbehrlich erscheint.

Affektive und schizophrene Psychosen sind häufige Erkrankungen. Ihre Lebenszeitprävalenz liegt jeweils bei etwa 1 %, ihre sozialen Auswirkungen sind gravierend.

Die *affektiven oder endogen-phasischen Psychosen* sind gekennzeichnet durch zeitlich abgrenzbare, Affektivität, Antrieb und Vegetativum beeinträchtigende Krankheitsphasen, die ohne Defekt abheilen, periodisch auftreten und zur Wiederholung neigen.

Zu ihnen gehören die unipolar verlaufenden und die bipolar verlaufenden manisch-depressiven Psychosen.

Was die Ätiologie betrifft, so werden neben genetischen Einflüssen, die bei diesen Erkrankungen eine wichtige Rolle spielen, auch traumatische Erfahrungen und psychosoziale Belastungen als relevant angesehen.

In der Behandlung wird in der Regel ein medikamentöser Ansatz (Antidepressiva, Lithium-Präparate) mit einem psychotherapeutischen Vorgehen (kognitive Psychotherapie, stützende Verfahren) und einer ausführlichen Familienberatung kombiniert.

Schizophrene Psychosen sind schwerwiegende psychiatrische Erkrankungen, die zu einer Desintegration der Persönlichkeit führen, teils akut, teils schleichend unter Auftreten produktiver Symptome wie Wahnbildung und Halluzinationen verlaufen und sich von den psychoreaktiven und neurotischen Störungen durch den Verlust des Realitätsbezuges unterscheiden lassen. Die Lebenszeitprävalenz der Erkrankung liegt bei rund 1 %. Das lebenslange Morbiditätsrisiko ist für beide Geschlechter gleich, jedoch erkranken Männer im Durchschnitt einige Jahre früher als Frauen.

Im Hinblick auf die Ätiologie sind sowohl genetische als auch Umwelteinflüsse und ihre Wechselwirkung von Bedeutung. Die Wirksamkeit genetischer Einflüsse wird durch Familien-, Zwillings- und Adoptionsstudien unterstrichen. Für die Bedeutung von Umwelteinflüssen sprechen zahlreiche Untersuchungen, die psychische Belastungen als Auslösefaktoren und familiäre Einflüsse als auslösende oder die Erkrankung aufrechterhaltende Bedingungen identifiziert haben. Hinzu kommen eine Reihe von Einflüssen, die sich mit den Begriffen Hirnfunktionsstörung, Reifungsverzögerung oder neurointegratives Defizit umschreiben lassen und deren Herkunft sowohl genetischen als auch Umwelteinflüssen zugeschrieben werden kann.

Die Behandlung schizophrener Erkrankungen erfolgt heute in einem mehrdimensionalen Ansatz, der folgende Komponenten umfaßt: (1) die psychopharmakologische Behandlung der Akutsymptomatik, (2) die pharmakologischen Aspekte der Rezidivprophylaxe, (3) psychotherapeutische Maßnahmen, (4) familienbezogene Maßnahmen und (5) spezifische Rehabilitationsmaßnahmen. Unter dem Gesichtspunkt familiärer Einflüsse hat sich ein hohes Maß an intrafamiliären Emotionen als Wiederauslösefaktor für schizophrene Episoden und insofern als ungünstig für den Verlauf der Erkrankung erwiesen. Durch den Einsatz von stützender Psychotherapie, kombiniert mit einer neuroleptischen Depot-Medikation, ließen sich jedoch bedeutsame Behandlungserfolge und ebenso eine deutliche Verminderung der Rückfallrate erzielen. Dennoch ist die Prognose der Erkrankung relativ häufig ungünstig, und viele Patienten sind nicht in der Lage, ihr früheres Leistungsniveau und ihre soziale Position aufrechtzuerhalten.

1.2 Auswirkungen auf die Familie

Es leuchtet unmittelbar ein, daß derart schwerwiegende Erkrankungen sich auf die Familie und insbesondere auch auf die Kinder auswirken müssen. Bisherige Untersuchungen über die Folgen chronischer psychischer Erkrankungen (und Psychosen sind solche) von Eltern für ihre Kinder haben folgendes ergeben:

— Ist ein Elternteil mit derartigen Erkrankungen belastet, ergeben sich häufig deutliche Auswirkungen auf die Kinder, sei es im Sinne von Verhaltensauffälligkeiten und emotionalen Störungen, sei es im Sinne der Entstehung gleichartiger Erkrankungen, und letzteres trifft insbesondere auf psychotische Erkrankungen zu.
— Chronische psychische Erkrankungen sind häufig assoziiert mit einer starken Belastung oder gar einem Auseinanderfallen der Familie und im Gefolge mit zusätzlichen finanziellen Auswirkungen. Dieser Sachverhalt wirft die Frage auf, ob die psychiatrischen Erkrankungen als solche (z. B. psychotische Erkrankungen) oder aber deren Folgen für die Störungen und Beeinträchtigungen der Kinder verantwortlich sind.

Letzteres läßt sich nur durch eine eingehende Analyse des jeweiligen Kontextes beantworten:

(1) Die Auswirkungen auf die Kinder sind umso schwerwiegender, je intensiver diese in die Symptomatik des kranken Elternteils (z. B. einen Wahn) einbezogen werden.
(2) Jüngere Kinder sind besonders stark gefährdet, auch wenn sich ihre psychiatrische Symptomatik häufig erst später (z. B. in der Adoleszenz) entwickelt (RUTTER, 1966).
(3) Die Auswirkung der elterlichen Erkrankungen hängt stark davon ab, ob der andere Elternteil gesund und in der Lage ist, eine „kompensatorische Funktion" zu übernehmen.
(4) Am meisten gefährdet sind Kinder in Familien mit zwei psychiatrisch erkrankten Elternteilen, weil hier kein Elternteil eine kompensatorische Funktion wahrnehmen kann.
(5) Führt die Erkrankung eines oder beider Elternteile zu einem Auseinanderbrechen der Familie, so sind die Kinder ebenfalls in besonderer Weise gefährdet.

Neben diesen Gesichtspunkten muß noch vieles andere bedacht werden. Beispielsweise kann die psychotische Erkrankung eines Elternteils in der Familie unterschiedlich wahrgenommen und beurteilt werden. Diesbezüglich ist der Austausch von Beobachtungen bzw. der regulierende Einfluß der anderen Familienmitglieder von großer Bedeutung. Fehlt dieser, so können insbesondere jüngere Kinder das psychotische Verhalten des kranken Vaters oder der kranken Mutter als normal auffassen und somit eine abnorme Vorstellung vom angemessenen elterlichen Verhalten entwickeln. Diese Vorstellungen beeinflussen auch die spätere Einstellung und das Identifikationsverhalten mit den Eltern. Da psychiatrische Erkrankungen der Eltern häufig mit ständigen Streitkontakten, Feindseligkeiten, Trennung und Scheidung vergesellschaftet sind, dürften sich diese außerdem oft schwerwiegender auswirken als die Erkrankung selbst (RUTTER, 1966).

Schließlich darf aber nicht unerwähnt bleiben, daß derartige schwerwiegende Erkrankungen von den Kindern auch *positiv* bewältigt werden können (BEARDSLEE & PODOREFSKY, 1988; BLEULER, 1972; RUTTER, 1966), wenn die affektiven Beziehungen in der Familie nicht entscheidend beeinträchtigt sind, die Kinder am gesunden Elternteil eine ausreichende Orientierung finden und in die Bewältigung der anfallenden Familienprobleme erfolgreich einbezogen werden können. In diesem Sinne können Kinder in solchen Familien auch an ihren Aufgaben wachsen.

1.3 Zielvorstellungen in der Forschung

Untersuchungen über die Auswirkungen einer psychotischen Erkrankung von Eltern auf ihre Kinder haben unter dem Stichwort High-Risk-Forschung mittlerweile eine lange Tradition. Die Studien waren bislang auf folgende Ziele bzw. Fragestellungen ausgerichtet:

1. Die Untersuchung des genetischen Risikos von Kindern psychotischer Eltern im Hinblick auf eine gleichsinnige Erkrankung;
2. psychogenetische Fragestellungen, die den unmittelbaren Auswirkungen der Erkrankung auf die Kinder nachgingen und den Umweltaspekt betonten;
3. Untersuchungen, die zum Ziel hatten, für die jeweilige Erkrankung typische und charakteristische Marker zu objektivieren und Vorläufersymptome festzustellen, und
4. Fragestellungen, die der Intervention und Prävention gewidmet waren.

Zu allen Fragestellungen wurde seit den ersten High-Risk-Studien ein umfangreiches Wissen erarbeitet. Gleichzeitig wurde jedoch deutlich, daß derartige Studien in methodischer Hinsicht ungemein schwierig sind und daß erst der Längsschnittaspekt die Möglichkeit bietet, die ursprünglichen Annahmen zu überprüfen. Längsschnittuntersuchungen sind aber u. a. dadurch kompliziert, daß zwischenzeitlich auftretende Ereignisse, aber auch eigene Entscheidungen und Schlüsselerlebnisse des Individuums Veränderungen des Entwicklungsverlaufes zur Folge haben, die auch mit sorgfältigen methodischen Untersuchungen durch die Ausgangsvariablen nicht vorhergesagt werden können. So wurde der anfängliche Optimismus, eines Tages aufgrund von anamnestischen Angaben, familiären Interaktionsmodi, physiologischen Variablen oder hirnstrukturellen Besonderheiten die Wahrscheinlichkeit des Auftretens einer affektiven oder schizophrenen Psychose vorauszusagen, empfindlich gedämpft. Trotz der vielen Widersprüche dieser Forschung haben sich jedoch einige Variablen und Bereiche herauskristallisieren lassen, die für die künftige Forschung aussichtsreich sind.

Unser Thema hat aber auch noch eine praktische und menschliche Seite: Als klinisch tätige Kinder- und Jugendpsychiater und Psychologen müssen wir uns fast täglich der Frage stellen, wie wir mit den Kindern psychotischer Eltern umgehen, wie wir die Familien mit einem psychotischen Elternteil betreuen, welche flankierenden Hilfen wir vorschlagen und wie die Entwicklung der Kinder günstig beeinflußt werden kann. Die Beantwortung dieser Fragen ist eine gemeinsame Aufgabe von Psychiatern, Kinder- und Jugendpsychiatern und klinischen Psychologen. Sie werden in diesem Buch anhand einiger Fallbeispiele besprochen. Denn rund ein Drittel der Kinder, die sich in stationärer kinder- und jugendpsychiatrischer Behandlung befinden, haben einen psychisch kranken, rund 12% einen psychotischen Elternteil. Dies mag die Größe der Aufgabe umreißen.

2 Kinder schizophrener Eltern

2.1 Allgemeine Gesichtspunkte

Die Untersuchung von Kindern schizophrener Eltern gilt als Musterbeispiel der High-Risk-Forschung und hat die Forschungsstrategien zur Ätiologie der Schizophrenie ungemein befruchtet. Die Zahl der Arbeiten hierzu ist seit den 70er Jahren erheblich angewachsen. In diesem Kapitel sollen die wichtigsten Ergebnisse und Perspektiven herausgearbeitet werden, die auch für die künftige Forschung sinnvoll und ertragreich erscheinen. Dabei werden zunächst einige allgemeine methodische und inhaltliche Gesichtspunkte angesprochen, die in bezug auf diese Thematik zu bedenken sind.

2.1.1 Zur Problematik der Definition relevanter Stichproben

Ein wesentliches Anliegen der High-Risk-Forschung ist es, Kennzeichen zu finden, die das Auftreten einer Krankheit, in diesem Zusammenhang das Auftreten einer schizophrenen bzw. depressiven Psychose, längere Zeit vor ihrer Manifestation vorauszusagen erlauben. Dabei wird nach biologischen, aber auch nach sozialen bzw. psychologischen Kennzeichen gesucht.

Zwar konzentrieren sich bei den Kindern schizophrener Eltern verschiedene Faktoren, die für die Manifestation einer schizophrenen Erkrankung bedeutsam sind, und die Wahrscheinlichkeit ist relativ hoch, daß diese Kinder ebenfalls schizophren werden. Bei vielen schizophren Erkrankten sind die Eltern jedoch nicht einschlägig erkrankt. Die Kinder schizophrener Eltern stellen daher eine zwar wichtige, jedoch nicht repräsentative Risikogruppe für schizophrene Erkrankungen überhaupt dar, selbst wenn die Diagnose der Eltern nach klassischen Diagnoseschemata oder Forschungskriterien erfolgt.

Zuweilen wird daraus geschlossen, die Untersuchung von Variablen der häuslichen Umgebung oder der Eltern bzw. der Eltern-Kind-Beziehung könne nicht entscheidend zum Verständnis des Schizophrenierisikos beitragen (z. B. ERLENMEYER-KIMLING & CORNBLATT, 1984a). Vielmehr sollten *biologische Variablen* (biobehaviorale Variablen) als Gefährdungsindikatoren für die Manifestation einer Schizophrenie untersucht werden. Entsprechend diesem Gedankengang könnte man in Zukunft Stichproben schizophrener Eltern über die klinisch-psychiatrische Diagnose sowie über *biologische Marker* definieren (z. B. bestimmte Störungen der Augenfolgebewegungen, s. HOLZMAN et al., 1988), die sich im Idealfall bei den schizophren erkrankten Eltern und den Kindern bzw. Verwandten 1. Grades gleichermaßen zeigen.

Zahlreiche weitere Faktoren haben sich neben der schizophrenen Erkrankung eines oder beider Elternteile als solcher ebenfalls als bedeutsam erwiesen und sollten daher stets berücksichtigt werden. Hierzu gehören z. B. der Schweregrad der elterlichen Erkrankung, das gleichzeitige Vorkommen einer zweiten Erkrankung bzw. einer Persönlichkeitsstörung bei dem betroffenen Elternteil (Komorbidität), das Geschlecht des erkrankten Elternteils, eine eventuell gleichzeitig vorliegende Erkrankung des Partners („assortative mating"), die Trennung des Kindes von den Eltern, die Art der Eltern-Kind-Beziehung sowie das emotionale Klima innerhalb der Familie.

2.1.2 Probleme der Klassifikation und Diagnose der Schizophrenie

Ein Problem jeder Untersuchung zur Schizophrenie ist die Heterogenität dieser Diagnose. Unter dem Begriff Schizophrenie werden z. T. sehr heterogene Erkrankungen zusammengefaßt (HELMCHEN, 1988). Die klassischen Diagnosen, wie sie in den gängigen Diagnoseschemata (ICD-9, ICD-10, DSM-III und DSM-III-R) niedergelegt sind, stellen lediglich Konventionen dar. Die klassische Unterteilung der Schizophrenien (Hebephrenie, paranoid-halluzinatorische Schizophrenie, Katatonie) umfaßt ätiopathogenetisch sehr unterschiedliche Krankheitsbilder, und das Festhalten an derartigen Subgruppen ist nach LEONHARD (1986) zudem mitverantwortlich für die Stagnation der Schizophrenieforschung. Aus dieser Heterogenität ergeben sich, was die psychopathologische Gruppenbildung betrifft, für jede Untersuchung auch der Kinder Schizophrener erhebliche Probleme.

Von daher wird teilweise versucht, *Untergruppen schizophrener Erkrankungen* nach Maßgabe individueller bzw. für die jeweilige Familie charakteristischer trait-marker zu definieren, d. h., nicht nach dem bloßen klinisch-psychopathologischen Bild. Gelegentlich wird die Unterscheidung der elterlichen Erkrankung in paranoide vs. nicht paranoide Schizophrenie hinsichtlich der Auswirkung auf die Kinder untersucht. Verbreiteter und vielfach untersucht ist seit einigen Jahren die Unterscheidung zwischen schizophrenen Erkrankungen vom Typ I (akute Schizophrenie mit *positiver Symptomatik*) und schizophrenen Erkrankungen vom Typ II (Schizophrenien mit *negativer Symptomatik* und Rückzugstendenzen). Sie wird durch verschiedene nicht-psychopathologische Parameter, die z. T. als trait-marker angesehen werden, teilweise gestützt (s. Tab. 2.1). Von diesen Differenzierungsmöglichkeiten haben erst wenige Untersuchungen an Kindern schizophrener Eltern Gebrauch gemacht (z. B. CANNON et al., 1990; DWORKIN et al., 1991).

Ein weiteres Problem sind die verwendeten Diagnosekriterien. Während die älteren Untersuchungen sich noch gar nicht auf diagnostische Kriterien und Diagnoseschemata stützen konnten, gehen die Untersuchungen seit etwa Mitte der siebziger Jahre allerdings ganz überwiegend von ICD-9- bzw. DSM-III-(R-)Diagnosen und von Forschungskriterien aus.

Ähnlich wie für die Eltern ist auch für die psychopathologische Auffälligkeit der Kinder die Definition klarer Kriterien erforderlich. Hierbei sind besonders der charakteristische Verlauf und die Geschlechts- sowie Altersabhängigkeit der jeweiligen Störungen zu beachten.

Tabelle 2.1: Einige wichtige Merkmale zur Kennzeichnung von Typ-I- und Typ-II-Schizophrenien (aus H. REMSCHMIDT: Psychiatrie der Adoleszenz. Thieme, Stuttgart 1992. S. 262.)

	Typ-I-Schizophrenie (*Positive* Symptome, produktive Symptome, akute Schizphrenie	**Typ-II-Schizophrenie** (*Negative* Symptome, Rückzugssymptomatik)
Klinische Symptomatik	Halluzinationen, Wahn, positive Denkstörungen, gesteigerter Antrieb, Aggressivität, Erregung, bizarres Verhalten, Rededrang, Wortneubildungen	Affektive Verflachung, Antriebsarmut, sozialer und emotionaler Rückzug, Apathie, Spracharmut, verringerter Sprechantrieb, Anhedonie, negative Denkstörungen (Denkhemmung, Gedankenabreißen, Gedankensperre)
Aufmerksamkeit und Sensorik	Vermehrte Ablenkbarkeit „Breitere“ Aufmerksamkeit (broadened attention)	Verminderte Informationsverarbeitungskapazität, eingeengte Aufmerksamkeit (narrowed attention)
Hemisphärenfunktion	Linkshemisphärische Hypofunktion	Frontale Dysfunktion, bilaterale Funktionsstörung
Prämorbide Persönlichkeit	Keine auffälligen Einschränkungen im kognitiven Bereich und in der Motorik	Einschränkungen im kognitiven Bereich und in der Motorik

2.1.3 Probleme des Untersuchungsdesigns

Die bereits vorliegenden Untersuchungsergebnisse zum Thema sind keineswegs einheitlich. Ein Grund hierfür sind verschiedene methodische Schwierigkeiten, ein anderer, daß einheitliche und stabile Marker für eine schizophrene Erkrankung, die für Eltern und Kinder gleichermaßen gelten, noch nicht gefunden wurden.

Insbesondere die älteren Untersuchungen zum Thema differenzieren häufig nicht zwischen Eltern mit Schizophrenie und Eltern mit anderen psychotischen Erkrankungen oder verwenden keine Kontrollgruppe. Um jedoch hinreichend nachzuweisen, daß ein Befund spezifisch für Schizophrenie ist und nicht z. B. für Kinder psychotischer Eltern oder für Kinder kranker Eltern generell zutrifft, sind Kontrollgruppen notwendig. In neueren Untersuchungen wird meistens sowohl mit Kindern von gesunden Eltern als auch mit Kindern verglichen, deren Eltern andere psychische bzw. körperliche Erkrankungen aufweisen.

Über die Manifestation eines etwa vorhandenen Erkrankungsrisikos bei Kindern schizophrener Eltern können nur Längsschnittstudien fundierte Aussagen machen, die im günstigen Fall vor der Geburt des Kindes beginnen. Da eine schizophrene Erkrankung auch noch relativ spät beginnen kann, sollten sowohl die Eltern (auch, was eine spätere Erkrankung des Partners betrifft) als auch die Kinder langfristig beobachtet werden. Als Manifestationszeitraum einer schizophrenen Erkrankung wird das 15. bis zum 45. oder gar 50. Lebensjahr angesehen (HANSON et al., 1977; SLATER & COWIE, 1971), wobei der Beginn bei Männern im Durchschnitt früher liegt (etwa zwischen dem 18. und 25. Lebensjahr) als bei Frauen (zwischen dem 26. und 45. Lebensjahr) (YOLLES & KRAMER, 1969; WYATT et al., 1988).

Von Längsschnittstudien wurde in den letzten Jahren häufig Gebrauch gemacht, weniger jedoch in früheren Studien. Derartige Untersuchungen sind sehr aufwendig und verlangen viel Engagement und Ausdauer von allen Beteiligten.

Von den Untersuchungen an Kindern schizophrener Eltern sind angesichts der Vielzahl der hier nur angedeuteten methodischen Schwierigkeiten und der zu berücksichtigenden Faktoren nicht von vorneherein einheitliche Ergebnisse zu erwarten. Trotz der unterschiedlichen Anlage der Untersuchungen läßt sich aber ein Kernbestand an Merkmalen herausarbeiten, der auf eine Klärung der ätiopathogenetischen Zusammenhänge hoffen läßt.

Zahlreiche Untersuchungen liegen insbesondere zu verschiedenen biologischen Variablen, zu genetischen Fragestellungen sowie zu Fragen der Familienstruktur und Familiendynamik vor.

2.2 Psychische Auffälligkeiten der Kinder

Es muß jeweils zwischen *unspezifischen* und *spezifischen* Auffälligkeiten der Kinder schizophrener Eltern unterschieden werden. Spezifische Auffälligkeiten umfassen jene Symptome, die für eine schizophrene Erkrankung kennzeichnend sind, die unspezifischen dagegen können in unterschiedlicher Weise mit einer später auftretenden schizophrenen Erkrankung verknüpft sein:

— Sie können völlig unabhängig von der späteren Schizophrenie sein.
— Sie können als Vorläufer der schizophrenen Erkrankung deren Auftreten begünstigen. Beispielsweise spricht einiges dafür, daß die häufig beschriebene Aufmerksamkeitsstörung andere Auffälligkeiten (z. B. ein gestörtes Sozialverhalten) nach sich zieht.
— Sie können erste uncharakteristische Anzeichen einer schizophrenen Erkrankung sein, deren Vollbild sich alsbald nach ihrem Auftreten entwickelt.

Bei den bislang vorliegenden High-Risk-Untersuchungen zu diesem Thema wurden einige Aspekte nicht hinreichend berücksichtigt (ERLENMEYER-KIMLING et al.,

1990); diese Einschränkungen sollten bei der Bewertung bisheriger Ergebnisse beachtet werden:

— Komorbidität: Das — relativ häufige — gleichzeitige Vorkommen einer zweiten Störung bei den Risikokindern läßt sich möglicherweise ebenso gut und mit den gleichen Variablen vorhersagen wie eine Störung aus dem schizophrenen Spektrum.
— Spezifität: Die Entwicklung von Störungen aus dem Schizophrenie-Spektrum muß nicht spezifisch für Kinder schizophrener Eltern sein, denn die Kinder depressiver Eltern entwickeln ganz ähnliche Störungen.
— Verlauf: Der Krankheitsverlauf kann komplizierter sein als bislang angenommen, zudem muß die Entwicklung der Risikopersonen womöglich länger als nur bis ins junge Erwachsenenalter verfolgt werden.

Die zunächst zu besprechenden *allgemeinen Auffälligkeiten* sind im großen und ganzen unspezifisch für die spätere Manifestation einer schizophrenen Erkrankung. Ein Teil der Kinder schizophrener Eltern fällt in diesen Bereichen bereits vor der etwaigen Manifestation einer schizophrenen Erkrankung auf, und zwar häufig stärker als die Kinder affektiv psychotischer Eltern. Hierzu gehören vor allem kognitive, emotionale und soziale Auffälligkeiten (zusammenfassend: NUECHTERLEIN, 1986).

2.2.1 Auffälligkeiten im kognitiven Bereich

Zahlreiche Untersuchungen haben Hinweise dafür erbracht, daß die Kinder schizophrener Eltern in verschiedenen kognitiven Funktionen beeinträchtigt sind. Dabei geht es im wesentlichen um folgende Bereiche:

— *Störungen des Aufmerksamkeitsverhaltens und der Informationsverarbeitung:* Derartige Auffälligkeiten sind vielfältig belegt (CORNBLATT et al., 1988, 1992; FISH, 1975) (s. Abschnitt 2.3.1.9). Einige Autoren führen sie auf ein neurointegratives Defizit zurück, welches auch eine Reifungsverzögerung umfaßt (pandysmaturation, PDM) (FISH, 1975; FISH et al., 1992) im Sinne einer Verzögerung der motorischen und visuomotorischen Entwicklung, einem abweichenden und inkonsistenten Profil in einem Entwicklungstest und einer verzögerten Skelettreifung. Andere Autoren sehen die Aufmerksamkeitsstörung als frühzeitig auftretendes basales Defizit an, welches später andere Auffälligkeiten nach sich zieht wie z. B. solche des Sozialverhaltens (CORNBLATT et al., 1992; s. u.). Insofern werden Aufmerksamkeitsstörungen und Störungen der Informationsverarbeitung mit einer gewissen Berechtigung als frühe Vorläufer einer schizophrenen Erkrankung angesehen (NUECHTERLEIN, 1986).

— *Beeinträchtigung der schulischen und beruflichen Leistungen:* Beeinträchtigungen in diesem Bereich sind bei Kindern schizophrener Eltern vielfach beobachtet worden. Es gibt Anhaltspunkte dafür, daß sie auch prognostisch bedeutsam sind. So fanden EREL et al. (1991) bei der Untersuchung von Kindern schizophrener Eltern in jener Untergruppe, die später schizophren wurde, bereits vor Beginn der Psychose (mit etwa 15 Jahren) leicht erniedrigte Werte in der schulischen bzw. beruflichen Anpassung im Vergleich zu den Untergruppen, die nicht psychisch krank wurden oder aber eine schizotype Persönlichkeitsstörung entwickelten. Die Diskrepanz vergrößerte sich innerhalb der folgenden Jahre zunehmend: die Werte für die später schizophren gewordenen Kinder wurden schlechter, für die anderen Gruppen dagegen besser. Allerdings hatte sich die Psychose zum zweiten und dritten Untersuchungszeitpunkt zum Teil bereits manifestiert.

2.2.2 Auffälligkeiten im emotionalen Bereich

Die Kinder schizophrener Eltern werden häufig als emotional instabil geschildert: als streßüberempfindlich, leicht erregbar, ängstlich, unglücklich, stimmungsabhängig und mit einer nur geringen Frustrationstoleranz. Kinder schizophrener Mütter zeigen z. B. bereits mit einem Jahr in der schwedischen Lund-Studie signifikant häufiger ein ängstliches (vermeidendes bzw. ambivalentes) Bindungsverhalten als Kinder von Müttern mit anderen Psychosen und Kinder gesunder Mütter (NÄSLUND et al., 1984a).

Zum anderen gibt es Hinweise, wonach emotionale Instabilität ein Risikofaktor für Schizophrenie ist (WATT et al., 1979). Beispielsweise erkranken von ihren Lehrern im Jugendalter als nervös, ängstlich und erregbar eingeschätzte Kinder schizophrener Mütter mit größerer Wahrscheinlichkeit später an einer Schizophrenie (JOHN et al., 1982).

2.2.3 Störungen des Sozialverhaltens und der Beziehung zu Gleichaltrigen

Bei Kindern von Schizophrenen wurden zahlreiche soziale Defizite nachgewiesen. In verschiedenen Stichproben zeigten sie sich als aggressiv und sozial isoliert.

GOODMAN (1987) fand bei Kindern Schizophrener bereits im Kindesalter (Untersuchungsbeginn im Alter von 0 bis 5 Jahren, Untersuchung über 3 Jahre) eine geringere soziale Kompetenz als bei Kindern depressiver oder psychisch gesunder Mütter, wobei allerdings in bestimmten Bereichen sowohl die Kinder Schizophrener als auch die Kinder Depressiver auffallender als die Kontrollgruppe waren. Geringere soziale Kompetenz bei Kindern Schizophrener im Vergleich zu Kindern affektiv gestörter Eltern und einer Kontrollgruppe stellten auch DWORKIN et al. (1991) in der frühen Adoleszenz fest, während in der Kindheit die Gruppenunterschiede nicht signifikant waren.

Auch in der „NIMH Israeli Kibbutz-City Study“ fand sich eine Untergruppe der Kinder schizophrener Eltern mit deutlichen neurobehavioralen Defiziten, oft begleitet von geringer sozialer Kompetenz, die wiederum das größte Risiko für eine spätere Erkrankung aus dem schizophrenen Spektrum zu haben scheint (MARCUS et al., 1981, 1987).

Bislang wurde kein bestimmtes Muster kindlichen Sozialverhaltens nachgewiesen, das der Schizophrenie des Erwachsenen vorausgeht. Zwar unterschieden in einer retrospektiven Untersuchung z. B. Merkmale wie Unterwürfigkeit, ausgeprägte Unsicherheit, unüberlegtes Handeln und Ungeselligkeit im Kindes- und Jugendalter diejenigen Probanden, die später schizophren erkrankten, von denjenigen, die später neurotische oder depressive oder Persönlichkeitsstörungen entwickelten (WATT et al., 1979). Jedoch sind die meisten dieser Eigenschaften zu verbreitet und zu unsicher feststellbar, um damit spezifisch genug eine schizophrene Erkrankung vorhersagen zu können. Zudem zeigt eine substantielle Minderheit keine deutlichen sozialen Störungen in der Kindheit (NUECHTERLEIN, 1986). Die sozialen und emotionalen Charakteristika sind insgesamt nicht so spezifisch und abgegrenzt, daß sich auf ihrer Basis ein bestimmtes Kind als „präschizophren" diagnostizieren läßt, zumal die Kinder depressiver Eltern in vielem ähnlich sind.

Manche Autoren leiten die Störungen des Sozial- und Kommunikationsverhaltens bei Kindern schizophrener Eltern aus einer primären Aufmerksamkeitsstörung ab. Diese habe eine Unfähigkeit zur adäquaten Verarbeitung interpersonaler Informationen zur Folge. Über eine aktive Vermeidung des Kontakts zu anderen Menschen reduzieren die schizophrenen Patienten die daraus entstehende Belastung und erlangen so eine gewisse Kontrolle über ihre Symptomatik (CORNBLATT et al., 1992).

2.2.4 Schizophrenie-spezifische Symptome und Syndrome

Viele Familienuntersuchungen haben gezeigt, daß die Rate der schizoaffektiven Störungen (einschließlich Schizophrenie) und der schizotypen Persönlichkeitsstörungen bei den Verwandten von Schizophrenen erhöht ist (s. LOEHLIN et al., 1988). Schizophrenie ist dagegen nicht mit einem gehäuften familiären Vorkommen von affektiven Störungen, Angststörungen oder Alkoholismus verknüpft. Das Risiko der Kinder schizophrener Eltern, selbst schizophren zu erkranken, liegt bei einem erkrankten Elternteil bei etwa 10 bis 15 % und erhöht sich bei zwei erkrankten Elternteilen auf etwa 35 bis 50 % (s. Kap. 2.4). Es gibt Belege für Homotypie (d. h., betroffene Verwandte tendieren zum gleichen Subtyp der Schizophrenie), aber auch Belege für ein sehr variables Symptombild. In diesem Zusammenhang wird die Ansicht vertreten, daß die Subtypen der Schizophrenie (z. B. paranoid vs. nichtparanoid) verschiedene Schweregrade auf der gleichen zugrundeliegenden Dimension darstellen.

2.3 Risikofaktoren bzw. Prädiktoren für schizophrene Erkrankungen

Prädiktoren bzw. spezifische Risikofaktoren lassen sich nach einem Vorschlag von PRANGE und LOOSEN (1981) allgemein in intrinsische und extrinsische unterscheiden, wobei wir als dritte Kategorie noch interaktive hinzufügen möchten:

— *Intrinsische Risikofaktoren bzw. Prädiktoren* sind solche, die im Individuum selbst liegen und zu deren Feststellung eine Untersuchung des Probanden hinreichend ist. Hierzu gehören z. B. Auffälligkeiten der elektrodermalen Reaktion, Denkstörungen, bestimmte Formen von Augenbewegungen und ereigniskorrelierte Potentiale.

— *Extrinsische Risikofaktoren bzw. Prädiktoren* umfassen alle Variablen, die sich auf die Umgebung des Individuums beziehen. Dabei umfaßt Umgebung oder Umwelt physikalische, kulturelle und soziale Faktoren, von denen man annimmt, daß sie die Bereitschaft des Individuums fördern, einschlägig, in diesem Falle schizophren, zu erkranken. Diese Faktoren können ohne Einbeziehung des Individuums untersucht werden. Hierzu gehören z. B. Familienstruktur, Trennung oder Scheidung der Eltern, soziale Schichtzugehörigkeit, Wohnsituation, Erkrankungen von Familienmitgliedern.

— *Interaktive Risikofaktoren bzw. Prädiktoren* beinhalten Beobachtungen, Sachverhalte und Situationen, die sich auf das Wechselspiel zwischen dem Individuum und seiner Umgebung erstrecken und nur in der Interaktion selbst festgestellt werden können. So wären z. B. Denkstörungen bei den Eltern eines schizophrenen Kindes ein extrinsischer Faktor für das Kind und ein intrinsisches Merkmal des jeweiligen Elternteils. Ein interaktiver Risikofaktor hingegen wäre das Ausbleiben der Furchtreaktion angesichts einer fremden Person, wie dies bei einem bemerkenswerten Teil der Kinder schizophrener Mütter im 1. Lebensjahr nachgewiesen wurde (NÄSLUND et al., 1984 b).

Im folgenden wird auf diese drei Gruppen von Risikofaktoren bzw. Prädiktoren im einzelnen eingegangen. Risikofaktoren jedweder Art dürfen nicht isoliert gesehen werden. Sie stehen im kontinuierlichen Wechselspiel mit protektiven Faktoren, die bislang in der High-Risk-Literatur noch nicht hinreichend berücksichtigt sind. Aber auch das Wechselspiel zwischen Risikofaktoren und protektiven Faktoren ist kein hinreichendes Beschreibungsmodell. Es läßt die Eigeninitiative und die Selbstgestaltungsmöglichkeiten außer acht, die auch bei Risikokindern wirksam sind.

Die Risikoforschung in bezug auf Schizophrenie befaßt sich vor allem mit (1) der Beschreibung von Hintergrundfaktoren im frühen Leben der Betroffenen und (2) der Identifikation von biologischen Variablen, die Marker für die genetische Anfälligkeit für schizophrene Störungen sein können (ERLENMEYER-KIMLING & CORNBLATT, 1987). Vorläufer der Schizophrenie des Erwachsenenalters in der Kindheit, die sich bislang als relevant erwiesen haben, sind: Störungen der Aufmerksamkeit und Informationsverarbeitung; neurologische „soft signs“; Störungen des autonomen Nervensystems; Störungen des Sozialverhaltens; Faktoren, die die individuelle

Vulnerabilität verstärken könnten (z. B. perinatale Komplikationen) (NUECHTERLEIN, 1986). Die wichtigsten der bislang untersuchten Faktoren nennt Tabelle 2.2, an welcher sich auch die folgende Darstellung orientiert.

Tabelle 2.2: Intrinsische, extrinsische und interaktive Risikofaktoren bzw. Prädiktoren für schizophrene Erkrankungen bei Kindern schizophrener Eltern

Intrinsische Faktoren	**Extrinsische und interaktive Faktoren**
Perinatale Komplikationen	Familiäre Belastungen mit psychischen Erkrankungen
Erweiterte Ventrikel	Geschlecht des erkrankten Elternteils
Neurologische Auffälligkeiten und Störungen motorischer Funktionen	Abwesenheit der Eltern und Institutionalisierung der Kinder
Langsame Augenfolgebewegungen	Schweregrad und Zeitpunkt der elterlichen Erkrankung
EEG-Auffälligkeiten	Eltern-Kind-Beziehung
Auffälligkeiten der evozierten Potentiale	Kommunikationsstörungen der Eltern bzw. der Familie
Störungen der interhemisphärischen Integration	Emotionales Klima in der Familie
Störungen der Aufmerksamkeit und der Informationsverarbeitung	Life Events
Denkstörungen	
Störungen der sprachlichen Kompetenz und der Kommunikation	
Geschlecht des Kindes	

Man hat sich lange bemüht, *spezifische* Prädiktoren bzw. Risikofaktoren zu finden, die eine schizophrene Erkrankung vorauszusagen erlauben. Über die Spezifität erlauben allerdings die zahlreichen Untersuchungen keine Aussage, in welchen der Einfluß entsprechender Risikofaktoren nicht kontrolliert wurde (z. B. durch Kontrollgruppen mit anderen psychischen oder körperlichen Erkrankungen). Viele der in den folgenden Abschnitten zu besprechenden Faktoren bzw. Symptome sind für sich genommen nicht spezifisch für Kinder schizophrener Eltern und treffen jeweils nur auf einen Teil von ihnen zu. Möglicherweise ist erst die Häufung verschiedener interner Risikofaktoren das entscheidende „Vorläufer-Korrelat", das im Zusammenwirken mit einer Häufung der entsprechenden Umweltfaktoren die Erkrankung auslöst.

2.3.1 Intrinsische Risikofaktoren bzw. Prädiktoren

Einen deutlichen Schwerpunkt der High-Risk-Forschung zur Schizophrenie bilden die intrinsischen Faktoren, also die im Individuum selbst liegenden Risikofaktoren bzw. Prädiktoren, und hierbei in erster Linie die neurobiologischen Faktoren. Immer wieder finden sich Subgruppen (Schizophrene oder deren Verwandte einschließlich ihrer Kinder) mit erhöhten Werten in den entsprechenden Variablen. Insbesondere bestimmte Störungen der Aufmerksamkeit und der Informationsverarbeitung sowie der Augenfolgebewegungen zeigen deutliche Anhaltspunkte, um als biologische Marker dienen zu können. Die elektrodermale Reagibilität dagegen hat sich nicht als aussichtsreich erwiesen. Widersprüchlich sind die Ergebnisse zu den neurologischen Zeichen, zur Ventrikelgröße und zu den evozierten Potentialen (s. ERLENMEYER-KIMLING & CORNBLATT, 1987).

Auch wenn diese Faktoren im großen und ganzen nicht hinreichend spezifisch für Schizophrenie bzw. für die Kinder schizophrener Eltern sind, läßt sich deren Einfluß nicht ausschließen. Beispielsweise werden unter dem Konzept „neurointegratives Defizit" mehrere derartige prämorbide Auffälligkeiten zusammengefaßt, und es wird angenommen, daß dieses die Manifestation einer Schizophrenie begünstigt (ERLENMEYER-KIMLING & CORNBLATT, 1984a; FISH, 1977; MARCUS, 1974; MEEHL, 1962, 1972).

2.3.1.1 Perinatale Komplikationen

Die Ergebnisse zur perinatalen Komplikationsrate sind uneinheitlich. MIRDAL et al. (1974) fanden bezüglich dieses Merkmals im Rahmen der Kopenhagener High-Risk-Studie (MEDNICK & SCHULSINGER, 1968) keine Differenzen zwischen Kindern schizophrener und gesunder Mütter. Allerdings waren jeweils die ersten Schwangerschaften der schizophrenen Mütter signifikant stärker mit perinatalen Komplikationen belastet als bei den gesunden Müttern. Weitere Studien fanden jedoch bei Kindern schizophrener Eltern gehäuft perinatale Komplikationen (McNEIL & KAIJ, 1978; PARNAS et al., 1982b). Ferner wiesen bei schizophrenie-diskordanten Zwillingen die erkrankten Zwillinge häufiger neurologische Auffälligkeiten im Sinne von „soft signs" auf als ihre Zwillingspartner (POLLIN & STABENAU, 1968).

Ähnlich unterschiedlich sind die Ergebnisse zum niedrigen Geburtsgewicht später schizophren gewordener Kinder. GOTTESMAN und SHIELDS (1972) fanden bei einer Analyse der Studien zu dieser Frage keinen derartigen Zusammenhang. Spätere Untersuchungen wiesen jedoch bei einem Teil der Kinder schizophrener Eltern gehäuft ein niedriges Geburtsgewicht nach (MARCUS et al., 1981).

Die Komplikationsrate in diesem Bereich scheint auch bei Müttern mit anderen schweren psychiatrischen Störungen erhöht zu sein (McNEIL & KAIJ, 1984). Psychisch kranke Frauen, die zwischen der 20. Schwangerschaftswoche und dem

Ende des 1. Lebensjahres des Kindes psychiatrisch behandelt wurden (BÅGEDAHL-STRINDLUND, 1986), wiesen im Vergleich zur gesunden Kontrollgruppe häufiger komplizierte Schwangerschaften auf, wobei der Zusammenhang bei den akut psychisch kranken Frauen besonders deutlich war. Geburtskomplikationen waren dann häufiger, wenn die psychische Krankheit vor der Geburt des Kindes begann. Die psychisch kranken Frauen hatten zudem häufiger vorausgegangene Abtreibungen, und vor allem die Süchtigen unter ihnen besuchten die Vorsorgeuntersuchungen signifikant seltener.

Perinatale Komplikationen und Geburtsgewicht können also weder als gesicherte noch als spezifische Risikofaktoren für die Manifestation einer späteren schizophrenen Erkrankung angesehen werden können, durchaus aber (NUECHTERLEIN, 1986) als eher unspezifische Verstärker der genetischen Vulnerabilität für Schizophrenie.

2.3.1.2 Erweiterte Ventrikel

Seit den Untersuchungen von HUBER (1957) wurden immer wieder Ventrikelerweiterungen bei schizophrenen Patienten nachgewiesen. Beispielsweise wies bei eineiigen Zwillingen, die diskordant im Hinblick auf Schizophrenie waren, der erkrankte Zwilling im Vergleich zum gesunden jeweils erweiterte Ventrikel auf (REVELEY et al., 1982).

Die Ergebnisse der entsprechenden Studien lassen sich wie folgt zusammenfassen:

— Hinsichtlich der Frage, ob die Ventrikelerweiterung Folge oder Vorläufer der schizophrenen Erkrankung ist, sprechen die Ergebnisse mehr für die letztere Ansicht (ANDREASEN et al., 1982; BOGERTS, 1990; EREL et al., 1991; NASRALLAH et al., 1982; ROBERTS, 1991).
— Mehrfach fand sich an Kindern schizophrener Eltern und an schizophrenen Patienten ein Zusammenhang zwischen Ventrikelerweiterung und perinatalen Komplikationen bzw. niedrigem Geburtsgewicht (SCHULSINGER et al., 1984; CANNON et al., 1989; SILVERTON et al., 1985, 1988).
— Für eine Subgruppe schizophrener Patienten, die zudem zur Chronifizierung zu neigen scheint, scheint ein Zusammenhang zwischen Ventrikelerweiterung und schlechter prämorbider Anpassung bzw. Leistungsfähigkeit zu bestehen (EREL et al., 1991).
— Schizophrene Patienten mit Ventrikelerweiterung neigen eher zu einer negativen als zu einer positiven Symptomatik (KOLAKOWSKA et al., 1985).
— Die Einteilung schizophrener Erkrankungen in solche mit und ohne Ventrikelerweiterung scheint ein sinnvoller Ansatz zur Abgrenzung von Subgruppen zu sein (MURRAY et al., 1988).

Insgesamt weisen die permanenten Befunde und weitere Abweichungen der Hirnstruktur Schizophrener sowie eines Teiles ihrer Kinder auf eine prämorbide, d. h.

der schizophrenen Erkrankung oft lange vorausgehende Schädigung von Hirnstrukturen und Hirnfunktionen hin, die als bedeutsamer Risikofaktor angesehen werden muß.

BOGERTS (1990) fand bei der Untersuchung der Hirnstruktur von Schizophrenen, daß bei diesen im Vergleich zu anderen neuropsychiatrisch Kranken (Huntington- und Parkinson-Patienten) nur die Hippocampusformation deutlich kleiner war, weshalb er diesem Hirnareal eine größere Bedeutung für die Pathophysiologie der Schizophrenien zumißt als den anderen Hirnteilen. Neuropathologische und neuroradiologische Befunde weisen auch hier darauf hin, daß diese Defizite schon lange vor dem Erkrankungsbeginn vorliegen. BOGERTS schlägt ein Modell zur Genese der Schizophrenien vor, wonach diese hirnmorphologischen Auffälligkeiten in der frühesten Kindheit entstanden sind und die Basis für eine spezifische Vulnerabilität für zusätzliche schizophrenieauslösende Faktoren darstellen.

So vielversprechend derartige Befunde sind, sie weisen allenfalls auf einen unspezifischen Risikofaktor hin im Sinne eines neuro-integrativen Defizits oder eines Diathese-Streß-Modells der Schizophrenie.

2.3.1.3 Neurologische Auffälligkeiten und Störungen motorischer Funktionen

Zahlreiche Untersuchungen weisen an Kindern Schizophrener neurologische Auffälligkeiten sowie Störungen der motorischen Abläufe nach. So legen einige Daten nahe, über neurologische „soft signs" eine spätere (schizophrene) Abweichung bei Kindern schizophrener Mütter vorherzusagen.

Das Interesse an der Feststellung neurologischer Auffälligkeiten in Risikogruppen geht nach ERLENMEYER-KIMLING und CORNBLATT (1987) zum einen auf das Konzept des neurointegrativen Defizits zurück, das sich auf verschiedenen Entwicklungsstufen in „weichen" neurologischen Zeichen ausdrückt; zum anderen auf Berichte über eine Entwicklungs-Dysregulation bzw. Reifungsstörung bei ungefähr der Hälfte der Risikokinder (FISH & ALPERT, 1963) sowie auf Berichte, die diese Dysregulation mit der späteren Entwicklung einer Erkrankung aus dem „schizophrenen Spektrum" im frühen Erwachsenenalter verknüpfen (FISH, 1984).

Die Ergebnisse von FISH bezüglich einer abweichenden neuromotorischen Entwicklung wurden in einigen Untersuchungen an Kindern schizophrener Eltern bestätigt, in anderen jedoch nicht (s. ERLENMEYER-KIMLING & CORNBLATT, 1987). So fanden SAMEROFF et al. (1984) bei Kindern schizophrener Mütter keine größeren neurologischen Defizite als bei Kindern von Müttern der gleichen sozialen Schicht und der gleichen Chronizität der psychischen Störung. Untersuchungen an Schulkindern erbrachten konsistente Unterschiede zwischen Kindern schizophrener und psychisch gesunder Eltern, aber die Spezifität für Schizophrenie ist unklar.

Nach NUECHTERLEIN (1986) kennzeichnen die neurologischen „soft signs“ nur eine Untergruppe der Kinder schizophrener Eltern, wie im übrigen von genetischen Modellen zur Übertragung einer Vulnerabilität für Schizophrenie auch zu erwarten ist. Die „soft signs“ sind nicht konsistent über die Studien hinweg, allerdings scheint eine gestörte Feinmotorik in allen Stichproben vorzukommen.

Abgesehen von der Längsschnittuntersuchung von FISH (1984) ist auch die Beziehung der neurologischen Zeichen in der Kindheit zum späteren psychiatrischen Ergebnis ungewiß. SHAFFER et al. (1986) fanden, daß Kinder mit neurologischen Auffälligkeiten in der Kindheit später eher eine affektive Störung entwickeln als eine Schizophrenie.

Wenn also die neurologischen Zeichen einen Wert als biologische Marker haben, dann sind sie es für eine unspezifische Psychopathologie. Eine Spezifität im Hinblick auf eine schizophrene Erkrankung kann nicht abgeleitet werden. Die Mehrzahl der Ergebnisse deutet auch hier in Richtung eines neuro-integrativen Defizits.

Zusammenfassend kann festgestellt werden, daß zumindest bei einem Teil der Kinder schizophrener Eltern neurologische Auffälligkeiten, Störungen motorischer Funktionen und Reifungsverzögerungen vorhanden sind, die als unspezifische Risikofaktoren die Manifestation einer schizophrenen Erkrankung begünstigen können.

2.3.1.4 Abweichungen der elektrodermalen Reaktionen

MEDNICK und SCHULSINGER (1968) untersuchten im Rahmen der dänischen High-Risk-Studie auf dem Weg über die Registrierung der elektrodermalen Reaktion auf bestimmte Reize auch die Reaktionen des autonomen Nervensystems. Sie fanden eine rasche Rückbildung dieser Reaktion bei Kindern schizophrener Mütter verglichen mit Kindern gesunder Mütter.

Ferner fand man im Arbeitskreis von MEDNICK bei delinquenten und „psychopathischen“ Jugendlichen oder Erwachsenen ein entgegengesetztes Verhalten, also eine Untererregbarkeit und einen verlangsamten Rückbildungsverlauf der elektrodermalen Reaktion (MEDNICK & CHRISTIANSEN, 1977). Aufgrund dieser Befunde suchten MEDNICK und SCHULSINGER (1980) in einer großen Kinderpopulation jene Kinder als Risikogruppe heraus, die schon im frühen Kindesalter diese Auffälligkeit aufwiesen, und untersuchen diese Kinder gemeinsam mit einer Kontrollgruppe regelmäßig nach.

Diese elektrodermalen Abweichungen wurden jedoch weder bei einer dänischen Stichprobe der adoptierten Nachkommen Schizophrener (van DYKE et al., 1974) noch in der New Yorker Studie (ERLENMEYER-KIMLING et al., 1985) reproduziert. Darüber hinaus erwiesen sie sich nicht als prädiktiv bedeutsam (ERLENMEYER-KIMLING et al., 1985; JANES et al., 1978; PRENTKY et al., 1981).

MEDNICK et al. (1978) schränkten ihren Befund schließlich dahingehend ein, daß er nur auf männliche Risikopersonen zutrifft, die im jungen Alter von ihren Müttern getrennt wurden und später schizophren erkranken. Damit kann die rasche Rückbildung der elektrodermalen Reaktion nicht mehr als allgemeiner Risikoindikator bzw. als Prädiktor für eine spätere schizophrene Erkrankung angesehen werden (s. ERLENMEYER-KIMLING & CORNBLATT, 1984 a, 1984 b).

2.3.1.5 Langsame Augenfolgebewegungen

Die sakkadische Störung der langsamen Augenfolgebewegungen (smooth pursuit eye movements, SPEM) scheint ein relativ spezifischer Marker für Schizophrenie zu sein:

— 50 bis 85 % der Schizophrenen gegenüber nur 8 % der Allgemeinbevölkerung zeigen diese Störung (HOLZMAN et al., 1984);
— sie findet sich bei etwa 40 bis 50 % der nicht erkrankten Verwandten ersten Grades von Schizophrenen (MATHER, 1985);
— gesunde Personen mit diesem Merkmal sind auffälliger im Sinne schizotyper Persönlichkeitsstörungen (SIEVER & COURSEY, 1985);
— die Konkordanzrate hinsichtlich dieser Störung bei Zwillingen, die diskordant für Schizophrenie sind, ist bei eineiigen Zwillingen rund doppelt so hoch wie bei zweieiigen (67 % gegenüber 35 %) (HOLZMAN et al., 1980).

Dieses Merkmal wurde allerdings auch bei manisch-depressiven Patienten zu 30 bis 50 % gefunden und unter ihren Verwandten ersten Grades zu 13 % (HOLZMAN et al., 1984). Diese Befunde haben den Optimismus etwas gedämpft, einen spezifischen Schizophrenie-Marker gefunden zu haben. Die Bedeutung dieser Störung für die Schizophrenie bedarf daher einer weiteren Klärung. Es ist nicht bekannt, ob sie ein Anzeichen für ein Informationsverarbeitungsdefizit ist (MATHER, 1985) oder ob sie mit einer noch unbekannten spezifischen neurologischen Anomalie verknüpft ist (LOEHLIN et al., 1988).

2.3.1.6 EEG-Auffälligkeiten

Das EEG erwachsener Schizophrener ist durch vermehrte schnelle Aktivität sowie eingestreute langsame Wellen und eine erhebliche Reduktion der okzipitalen Alpha-Aktivität gekennzeichnet. Die Kinder schizophrener Eltern aus der dänischen High-Risk-Studie zeigten ein ähnliches Bild (ITIL, 1978). Sie wiesen signifikant mehr langsame Frequenzen auf, weniger Alpha- und mehr Beta-Wellen. Ein analoger Befund fand sich bei manifest psychotischen Kindern. Weiterhin zeigten die Risikokinder eine geringere mittlere Amplitude und eine höhere mittlere Frequenz. Zudem wiesen bei einem Vergleich der Kinder schizophrener Väter mit den Kindern schizophrener Mütter letztere deutlichere Unterschiede im genannten Sinne auf. Schizophreniegefährdete (aber noch nicht erkrankte) Kinder schizophrener Eltern zeigen also das gleiche EEG-Muster wie psychotische Kinder und erwachsene Schizophrene, nämlich weniger Alpha-Wellen, vermehrte Beta-Aktivität hoher Frequenz und vermehrtes Auftreten langsamer Delta-Wellen niedriger Spannung im Frequenzbereich von 1.5—3.5 p/sec.

Da in High-Risk-Gruppen allenfalls 10—15% der gefährdeten Kinder erkranken, wurden die Kinder in der Studie von ITIL auch nach der mittleren Frequenz gruppiert. 10 von 69 Risikokindern hatten eine mittlere Frequenz von mehr als 25 Hertz (Analyse der 1. Ableitung) gegenüber nur 2 von 71 Kontrollkindern. Inwieweit diese erhöhte mittlere Frequenz als Prädiktor für eine später auftretende Schizophrenie angesehen werden kann, ist unklar. ITIL postuliert aufgrund dieser Befunde, daß eine desynchronisierte Beta-Aktivität hoher Frequenz das elektrophysiologische Korrelat einer genetischen Schizophreniedisposition darstellen könne.

Die zahlreichen bislang durchgeführten EEG-Studien zur Schizophrenie erbrachten insgesamt uneinheitliche Ergebnisse. Es gibt kein schizophrenietypisches EEG-Muster, jedoch enthält das EEG Schizophrener eine Vielzahl von Auffälligkeiten wie Dysrhythmien mit gehäufter Beta-Aktivität, Desynchronisierung des EEG, Hinweise auf kortikale Übererregung sowie Verbesserung der Synchronisierung durch verschiedene Neuroleptika. Auch gesunde Kinder schizophrener Patienten weisen eine vermehrte Desynchronisierung des EEG mit vorherrschender Beta-Aktivität auf. Diese Auffälligkeit wird auf eine genetische Disposition zurückgeführt, der zwar keine Schizophreniespezifität zukommt, die aber mit einer Reihe von Befunden auf anderen Feldern der Forschung übereinstimmt. Die Befunde lassen sich mit der kortikalen Hyperarousal-Hypothese der Schizophrenie in Einklang bringen.

2.3.1.7 Auffälligkeiten der evozierten Potentiale

Bezüglich der ereigniskorrelierten Potentiale müssen Untersuchungen mit von solchen ohne gleichzeitige Ausführung kognitiver Aufgaben unterschieden werden. Erstere liefern differenziertere Aussagen, da sie eine komplexere Informationsverarbeitung verlangen und die Versuchspersonen eher an ihre Leistungsgrenzen kommen können. Hierzu wurden visuell und auditorisch sowie somatosensorisch evozierte Potentiale untersucht.

Nach ERLENMEYER-KIMLING und CORNBLATT (1984 a, 1984 b) zeichnen sich auf diesem Gebiet zwei aussichtsreiche Entwicklungen ab. Zum einen weisen erwachsene Schizophrene bei kognitiven Aufgaben eine Amplitudenreduktion der mittleren und späten positiven Komponenten auf, was als Hinweis auf eine Aufmerksamkeitsstörung interpretiert wird. Zum anderen kann dies im Zusammenhang gesehen werden mit Störungen der Informationsverarbeitung bei einem Teil der Kinder schizophrener Eltern, die wiederum einen gewissen Voraussagewert für eine spätere schizophrene Erkrankung haben.

Zwar fanden FRIEDMAN et al. (1979) bei visuellen ereigniskorrelierten Potentialen während kognitiver Aufgaben keine signifikanten Gruppenunterschiede zwischen High-Risk-Kindern und Kontrollkindern. Jedoch waren in zwei unabhängigen Stichproben der New Yorker Risikogruppe übereinstimmend jeweils bei den Kindern schizophrener Eltern die Amplituden der späten positiven Komponenten reduziert. FRIEDMAN et al. (1982) sehen in der Amplitudenreduktion einen prämorbiden Indikator für die spätere Manifestation einer Schizophrenie. Dieser Befund entspricht Ergebnissen von GRÜNEWALD et al. (1978) bei Kindern mit Konzentrationsschwierigkeiten. Eine Reanalyse der Daten der New Yorker Stichprobe zeigt allerdings, daß die Amplituden der visuell evozierten Potentiale nicht zwischen Kindern schizophrener, affektiv kranker oder normaler Eltern differenzierten (FRIEDMAN et al., 1986). Die Ergebnisse in bezug auf die späten positiven Komponenten sind also schwer zu interpretieren (ERLENMEYER-KIMLING & CORNBLATT, 1987). Insgesamt jedoch scheint die Reduktion der Amplituden der späten positiven Komponenten bei akustisch evozierten Potentialen einer weiteren Untersuchung würdig zu sein.

Zahlreiche Untersuchungen zu evozierten Potentialen bei schizophrenen Patienten und deren Angehörigen liegen vor, die von verschiedenen Aufgabentypen sowie verschiedenen Komponenten der evozierten Potentiale ausgehen. Die Ergebnisse sind uneinheitlich. Jedoch werden spezifische Komponenten der evozierten Potentiale als vielversprechende Vulnerabilitätsmarker für Schizophrenie angesehen, so z. B. frühe positive Komponenten (WALDO et al., 1988) und die abnorm lange Latenz (BLACKWOOD et al., 1991).

2.3.1.8 Störungen der interhemisphärischen Integration

Während frühere neuroanatomische Untersuchungen und auch psychoanalytische Vorstellungen die wesentlichen Funktionsstörungen bei der Schizophrenie in der rechten Hemisphäre vermuteten (Übersicht zur Historie: GAEBEL et al., 1988; HARRINGTON, 1987, 1988), machen neuere neuropsychologische und neurophysiologische Untersuchungen eine Dysfunktion der linken Hemisphäre wahrscheinlich (FLOR-HENRY, 1976; GRUZELIER & VENABLES, 1974; GUR, 1978; MAGARO & PAGE, 1983).

Erst in jüngster Zeit wurde die Diskussion um die Funktionsstörung der rechten Hemisphäre in der experimentellen Schizophrenieforschung wieder aktuell (CUTTING, 1985; OEPEN et al., 1987, 1988; VENABLES, 1984), wobei das immer wieder angeführte „Dysfunktions-Kompensations-Paradigma“ schwer zu prüfen ist. Die Argumentation für eine Funktionsstörung der rechten Hemisphäre erhielt auch Auftrieb durch das Konzept der „Expressed Emotions“, das von einer emotionalen Auslösung oder Wiederauslösung schizophrener Episoden ausgeht (LEFF & VAUGHN, 1985) (s. Abschnitt 2.3.2.7). Dies steht im Einklang mit psychoanalytischen Theorien, wonach bei Schizophrenen das primärprozeßhafte Denken überwiegt (FREUD, 1924 b), das wiederum mit der rechten Hemisphäre in Verbindung gebracht wird.

Der Versuch, „schizophrene Defizite“ in einer der beiden Hemisphären mehr oder weniger stabil zu lokalisieren, geht jedoch von einem zu einfachen Modell aus. Entsprechende Versuche dürften unter dem Einfluß der zahlreichen Untersuchungen zur Sprachpathologie vorgenommen worden sein, bei welcher die Verhältnisse bezüglich der Hemisphärenfunktion eindeutiger sind (HARRINGTON, 1987, 1988). Im übrigen sind die Ergebnisse zur Funktionsstörung der Hemisphären stark von der Versuchsanordnung abhängig, insbesondere vom Aufgabentypus. Die Mehrzahl der Untersuchungen hierzu bei schizophrenen Patienten wurde mit Aufgaben unternommen, deren Lösung überwiegend der linken Hemisphäre zugeschrieben wird. Es ist aber zu vermuten, daß bei einer so schwerwiegenden Erkrankung, die mit erheblichen Funktionsstörungen im kognitiven, emotionalen und motorischen Bereich einhergeht, beide Hemisphären in unterschiedlicher Weise betroffen sind, was sich zudem im Verlauf der Erkrankung auch ändern könnte (GÜNTHER et al., 1988).

Insofern müssen sich künftige Untersuchungen auf das Zusammenspiel (Äquilibrium, Disäquilibrium) der beiden Hemisphären konzentrieren und auch den Verlauf berücksichtigen, um etwas über Stabilität und Wandel der interhemisphärischen Aufgabenteilung, über Zusammenarbeit oder Hemmung auszusagen. Aussagen über eine mögliche Hemisphärendysfunktion können sich nicht auf eine einzige Methode oder eine einzige Prüfung stützen. Vielmehr sollten mehrere Methoden kombiniert und die Stabilität der Befunde intraindividuell und gruppenspezifisch überprüft werden.

Derartige Untersuchungen an Kindern schizophrener Eltern stecken noch in den Anfängen. Analog zu den Befunden an erwachsenen Schizophrenen fanden HALLETT und GREEN (1983) bei Kindern schizophrener Eltern im Vergleich zu einer normalen Kontrollgruppe deutlich mehr Schwierigkeiten beim binauralen als beim monauralen Sprachverständnis. Darüber hinaus hatten sie mehr Schwierigkeiten im Verständnis der Sprachlaute. Die Autoren interpretieren dies im Sinne einer Störung der interhemisphärischen Integration bei den Risikokindern, bei denen ebenfalls die Hemisphärenspezialisierung für Sprache gestört sein könnte. Über sprachliche Auffälligkeiten von Kindern schizophrener Eltern berichten auch andere Autoren (s. Abschnitt 2.3.1.11).

Daß Risikokinder Defizite im binauralen im Verhältnis zum monauralen Sprachverstehen zeigen und keinen Vorteil des rechten Ohrs beim Wiedererinnern (HALLETT & GREEN, 1983), wurde auch als Störung des interhemisphärischen Transfers über das corpus callosum interpretiert.

Bei einem Teil der schizophrenen Patienten scheint eine Störung der Informationsübertragung zwischen den Hirnhemisphären über das corpus callosum (CC) vorzuliegen (COGER & SERAFETINIDES, 1990): Bei einigen Schizophrenen ist das CC abnorm verdickt, bei anderen abnorm dünn. Dies deutet darauf hin, daß die Kommunikation zwischen den Hemisphären entweder erhöht oder verringert ist. Anatomische Untersuchungen weisen auf einen Zusammenhang zwischen verdicktem

CC und frühem Beginn sowie negativem Symptommuster einerseits und zwischen dünnerem CC, späterem Symptombeginn und positivem Symptommuster andererseits hin. Verhaltens- und elektrophysiologische Befunde scheinen dafür zu sprechen, daß diese Subgruppen mit gegensätzlichen Mustern der Informationsübertragung zwischen den Hemisphären verknüpft sind. Eine Analyse der Informationsübertragung zwischen den Hemisphären für ausgewählte Gruppen von Schizophrenen und für normale Kontrollgruppen könnte wichtige Informationen über die zerebrale Organisation und mögliche Wirkfaktoren in der Schizophrenie erbringen.

Zusammenfassend erscheint es wie bei erwachsenen Schizophrenen vielversprechend, Funktionsstörungen der Hemisphären zu objektivieren. Dies läßt sich im übrigen gut in das Informationsverarbeitungsparadigma integrieren, das bislang sowohl bei erwachsenen Schizophrenen als auch bei Kindern schizophrener Eltern die zuverlässigsten Ergebnisse erbracht hat.

2.3.1.9 Störungen der Aufmerksamkeit und der Informationsverarbeitung

Aufmerksamkeit und Informationsverarbeitung bei Kindern schizophrener Eltern wurden über zahlreiche Aufgabentypen geprüft wie Daueraufmerksamkeitstests, Tests zur selektiven Aufmerksamkeit, einfache und komplexe Reaktionszeiten, Aufmerksamkeit unter Belastungsbedingungen, Suchaufgaben, Aufgaben unter Berücksichtigung des Kurzzeitgedächtnisses usw.

Eine Auswertung empirischer Untersuchungen zu diesem Bereich (ERLENMEYER-KIMLING & CORNBLATT, 1984 a, 1984 b, 1987) zeigt u. a., daß die Parameter der Aufgabe (z. B. der Schwierigkeitsgrad) bedeutsamer sind als die Art der überprüften Funktion oder die sensorische Modalität, auf die der Test abzielt. Auch sind die Ergebnisse in einzelnen Bereichen widersprüchlich: So wurde eine verlängerte Reaktionszeit bei Wahlreaktionsaufgaben (MARCUS, 1972) in anderen Untersuchungen nicht bestätigt.

Verläßlicher sind die Ergebnisse, wenn mehrere Maße der Informationsverarbeitung zu einem Index zusammengefaßt werden. CORNBLATT und ERLENMEYER-KIMLING (1984) fanden auf diese Weise im „New York High Risk Project" bei etwa 25 % der Kinder Schizophrener gegenüber nur 3 bis 5 % der Kinder gesunder Eltern derartige Störungen. Störungen in diesem Bereich finden sich wiederholt häufiger bei Kindern schizophrener Eltern als bei Kindern von Eltern mit anderen psychopathologischen Auffälligkeiten (z. B. unipolaren und bipolaren Depressionen) (ERLENMEYER-KIMLING et al., 1983; ERLENMEYER-KIMLING & CORNBLATT, 1984 a, 1984 b, 1987; HARVEY et al., 1981; NUECHTERLEIN, 1983).

Diese Störungen in der Kindheit sind zudem spezifisch für diese Risikogruppe signifikant verknüpft mit der Entwicklung nicht-paranoider Psychopathologie in der Adoleszenz oder dem frühen Erwachsenenalter (ERLENMEYER-KIMLING et al.,

1983; ERLENMEYER-KIMLING & CORNBLATT, 1987). Insbesondere korreliert die Aufmerksamkeitsstörung im Kindesalter bei dieser Gruppe mit sozialen Defiziten im Erwachsenenalter, ohne daß die Betroffenen schizophren erkrankt sind (CORNBLATT et al., 1992).

Insgesamt scheinen die Störungen der Aufmerksamkeit und Informationsverarbeitung bislang zu den aussichtsreichsten Bereichen zu gehören, in welchen sich spezifische Risikoindikatoren bei Kindern schizophrener Eltern finden lassen, wobei ein Teil dieser Variablen zudem prädiktive Bedeutung hat. Wie bislang bei allen Risikofaktoren bzw. Prädiktoren weist allerdings auch hier immer nur jeweils eine Untergruppe der Kinder schizophrener Eltern die fraglichen Merkmale auf.

2.3.1.10 Denkstörungen

Formale wie inhaltliche Denkstörungen sind von jeher ein wichtiges Charakteristikum der Schizophrenie, auch wenn sie nicht bei allen Schizophrenen vorkommen und zudem bei anderen Erkrankungen (z. B. bei Manien) ebenfalls zu beobachten sind. Auch bei Risikokindern wurden Denkstörungen nachgewiesen. Neben spezifischeren Aspekten wie Störungen des Wortassoziationsverhaltens und Einschränkungen des Abstraktionsvermögens findet sich ein geringeres kognitives Entwicklungsniveau sowie generell ein erhöhtes Ausmaß an Denkstörungen.

Deutliche Wortassoziationsstörungen bei 15jährigen Kindern chronisch schizophrener Mütter fanden GRIFFITH et al. (1980) im Vergleich zu Kindern gesunder Mütter, insbesondere Auffälligkeiten wie Wiederholungen, idiosynkratische Antworten, Kettenbildungen und ungewöhnliche Assoziationen. Innerhalb der High-Risk-Gruppe zeigten allerdings paradoxerweise die später schizophren erkrankten Kinder weniger pathologische Antworten als diejenigen, die nicht erkrankten. Sie unterschieden sich zudem nicht von ihren Geschwistern, welche nicht schizophren wurden. Kann also den Assoziationsstörungen keine prädiktive Bedeutung für eine spätere Schizophrenie beigemessen werden, so bestand doch ein deutlicher Unterschied der Kinder schizophrener Eltern zur Kontrollgruppe.

Weniger Abstraktionen als die Kontrollgruppe nahmen die Kinder schizophrener und die Kinder depressiver Eltern (6 bis 15 Jahre alt) in einem Objektsortierungstest vor (OLTMANNS et al., 1978). Die Kinder schizophrener Eltern gaben mehr „komplexe“ und fabulierte Antworten als die beiden anderen Gruppen bzw. verknüpften die Objekte in nicht realitätsgerechter Weise.

Ein *niedriges kognitives Entwicklungsniveau* bei Kindern schizophrener Eltern im Vergleich zu Kindern depressiver, körperlich kranker und gesunder Eltern stellte WORLAND (1979) fest. Das aufgrund von Antworten im Rorschachtest ermittelte Entwicklungsniveau beinhaltet die Reife der visuellen Wahrnehmung und der Analyse der Tafeln und reicht von einem unreifen Pol (undifferenzierte, unartikulierte, globale Wahrnehmung, undeutliche Antworten) bis zu einem Pol reifer Antworten (artikulierte, differenzierte und angemessene Antworten). Die Kinder schizophrener Eltern wiesen von allen Gruppen die unreifsten Antworten und insofern das niedrigste Entwicklungsniveau auf. ARBOLEDA und HOLZMAN (1985) interpretieren die Ergebnisse dahingehend, daß Kinder schizophrener Eltern weniger akkurat wahrnehmen und beschreiben können und daß sie dazu neigen, sensorische und affektive Qualitäten in synkretischer Weise zu vermischen.

Vermehrte Denkstörungen bei Kindern psychotischer Mütter und bei psychotischen Kindern (jeweils 5 bis 16 Jahre alt) fanden ARBOLEDA und HOLZMAN (1985), wobei jeweils nach der Art der Psychose nicht klar unterschieden wurde. Die Kinder schizophrener oder affektiv psychotischer Mütter wurden mit hospitalisierten psychotischen Kindern, hospitalisierten Kindern mit anderen psychiatrischen Erkrankungen sowie gesunden Kindern anhand des Denkstörungs-Index verglichen (Thought Disorder Index von JOHNSTON & HOLZMAN, 1979). Hierbei handelt es sich um ein Auswertungssystem von prinzipiell beliebigen verbalen Protokollen, gewöhnlich, so auch in diesem Fall, auf der Grundlage von Antworten im Rorschachtest. Die Autoren berücksichtigten auch den Entwicklungsgang der Denkstörungen, also deren Abnahme mit dem Alter bei den gesunden Kindern. Psychotische Kinder und die Kinder psychotischer Mütter wiesen ein sehr ähnliches Muster der Auffälligkeiten auf und dreimal so viele Denkstörungen wie die beiden Kontrollgruppen. Die qualitativen Unterschiede dieser beiden auffälligen Gruppen jeweils gegenüber den gesunden Kindern waren sich ähnlich, z. B. bezüglich Wortfindungsstörungen, Klangassoziationen, gelockerter Assoziationen, Konfabulationen und Kontaminationen.

Dieser Befund ist vorerst nicht repliziert. Auch ist der Zusammenhang mit Aufmerksamkeitsstörungen noch offen. Da der Thought Disorder Index auf den sprachlichen Formulierungen aufbaut, die mit Hilfe von Rorschach-Tafeln gewonnen wurden, geht mit Sicherheit ein Aufmerksamkeitsfaktor mit ein. Es wäre denkbar, daß Aufmerksamkeitsstörungen das Denken und die sprachliche Formulierung beeinflussen. Insofern sollten künftig bei Untersuchungen von Denkstörungen Aufmerksamkeitsparameter mit berücksichtigt werden.

Einen Hinweis auf die prädiktive Bedeutung von Denkstörungen gibt die Untersuchung von PARNAS et al. (1982 a). Denkstörungen aus einem klinischen Interview, bei welchem die Kinder schizophrener Mütter (aus der dänischen High-Risk-Population) im Durchschnitt etwa 15 Jahre alt waren und noch keine psychopathologischen Symptome zeigten, wurden mit der 10 Jahre später gestellten Diagnose in Beziehung gesetzt. Hinsichtlich „kognitiver Störung“, „Inkohärenz“ und „pathologischer Assoziationen“ waren diejenigen, die später als schizophrene oder Borderline-Patienten diagnostiziert wurden, deutlich auffälliger als die, die psychisch gesund blieben.

2.3.1.11 *Störungen der sprachlichen Kompetenz und der Kommunikation*

Denken und Sprechen hängen eng zusammen, und Denkstörungen äußern sich häufig in absonderlichen sprachlichen Formulierungen. Daher stellt sich die Frage, ob Risikokinder nicht auch Störungen in der sprachlichen Kompetenz aufweisen.

Ähnliche sprachliche Auffälligkeiten wie bei erwachsenen Schizophrenen (s. ROCHESTER & MARTIN, 1979) fanden HARVEY et al. (1982) auch bei den Kindern schizophrener Eltern. Sie beurteilten die Geschichten der Kinder schizophrener, unipolar erkrankter, bipolar erkrankter sowie gesunder Eltern zu den Tafeln des Thematischen Apperzeptions-Tests (TAT) hinsichtlich verbaler Produktivität (z. B. Zahl der verwendeten Worte pro Satz), Kohäsion (Zusammenhang zwischen Sätzen bzw. Satzteilen, z. B. Verwendung von Konjunktionen) und Referenzmustern (z. B. explizite, implizite oder unklare Bezüge zwischen den Aussagen). Die Kinder schizophrener und die Kinder unipolar erkrankter Eltern zeigten eine geringere Wortproduktion und geringere Kohäsion als die beiden anderen Gruppen. Die Kinder schizophrener Eltern benutzten zudem mehr lexikalische Kohäsionen als alle anderen Gruppen (Wiederholung desselben, eines verwandten oder eines synonymen Wortes) und produzierten mehr unklare und mehrdeutige Beziehungen zu vorher geäußerten Gedanken.

2.3.1.12 *Unterschiedliche Bedeutung der Risikofaktoren in Abhängigkeit vom Geschlecht des Kindes*

Zahlreiche Untersuchungen legen nahe, daß das Erkrankungsrisiko auch vom Geschlecht des Probanden und/oder dem Geschlecht des erkrankten Verwandten abhängt (GOLDSTEIN et al., 1990). Während das lebenslange Morbiditätsrisiko für beide Geschlechter gleich ist, gibt es einige signifikante Unterschiede zwischen schizophrenen Männern und Frauen (WYATT et al., 1988; GOLDSTEIN et al., 1990): Schizophrene Männer weisen im Durchschnitt einen früheren Erkrankungsbeginn, eine ungünstigere Vorgeschichte, mehr perinatale Komplikationen, mehr Defizitsymptome, einen schlechteren Verlauf und eine schlechtere Reaktion auf Neuroleptika auf. Weiterhin unterscheiden sich die Muster struktureller und funktioneller Gehirnanomalien und neurologischer Defizite, wobei manches auf eine Dysfunktion der linken Hemisphäre oder eine mehr diffuse Dysfunktion bei schizophrenen Männern hinweist.

Schizophrene Männer und Frauen scheinen ein verschiedenes Risiko für jeweils bestimmte Formen der Krankheit zu haben. Möglicherweise gibt es eine Subgruppe schizophrener Männer mit niedrigem familiärem Erkrankungsrisiko, deren klinisches Bild teilweise von Umgebungseinflüssen bestimmt ist (perinatale Komplikationen oder andere frühe physische Traumen) (GOLDSTEIN et al., 1990). Auch können zahlreiche psychosoziale Faktoren zu derartigen Geschlechterunterschieden beitragen.

2.3.2 Extrinsische und interaktive Risikofaktoren bzw. Prädiktoren

Ganz allgemein ist es ein Risikofaktor im Hinblick auf das Anpassungsverhalten von Kindern, elterlicher psychischer Krankheit ausgesetzt zu sein. Aber auch Faktoren wie niedriger sozioökonomischer Status, große Familie, niedriger IQ, belastende Lebensereignisse, Ehekonflikte und Scheidung der Eltern, Schwierigkeiten in der Eltern-Kind-Beziehung, inadäquate soziale Unterstützung und soziale Isolation, schwieriges Temperament, prä- und perinatales Trauma, genetische Belastungen und (männliches) Geschlecht sind von Bedeutung (PELLEGRINI, 1990). Während keiner dieser Faktoren für sich allein wirksam ist, scheint familiäre Disharmonie besonders gravierend zu sein (s. a. QUINTON et al., 1990). Entsprechend bilden harmonische Familienbeziehungen eine wesentliche Grundlage für ein Gefühl der Sicherheit und Geborgenheit bei den Kindern, was wiederum deren Fähigkeit verbessert, Affekte zu modulieren und positive soziale Beziehungen einzugehen.

Die folgende Darstellung beschränkt sich auf die wichtigsten in den letzten Jahren untersuchten extrinsischen und interaktiven Risikofaktoren bzw. Prädiktoren für Schizophrenie (s. Tab. 2.2). Manche früher als relevant erachtete Faktoren wie z. B. die soziale Schichtzugehörigkeit der Eltern oder die Intelligenz haben sich, obwohl sie nicht unwichtig sind, nicht als zentrale Prädiktoren erwiesen.

Neben der schizophrenen Erkrankung eines oder beider Elternteile als solcher sind zum einen Faktoren bedeutsam, die direkt mit der Erkrankung der Eltern zusammenhängen oder in deren Folge auftreten können: beispielsweise der Zeitpunkt des Erkrankungsbeginns (z. B., ob vor oder nach der Geburt des Kindes), der Schweregrad der Erkrankung, weitere psychische Störungen bzw. Persönlichkeitsstörungen des erkrankten Elternteils, die Trennung des Kindes vom erkrankten Elternteil und seine Unterbringung außerhalb der Familie oder im Extremfall eine Auflösung der Familie. Weitere Faktoren sind die Art der Eltern-Kind-Beziehung sowie die Art der Partnerbeziehung, Kommunikationsstörungen sowie das emotionale Klima innerhalb der Familie. Von Bedeutung ist auch das Geschlecht des erkrankten Elternteils, wobei bislang ganz überwiegend die Erkrankung der Mutter im Zentrum der Aufmerksamkeit stand und nur selten die Rolle der Väter berücksichtigt wurde. Die (psychische) Erkrankung bzw. das Verhalten des Vaters bzw. Partners kann sich jedoch deutlich auf die Kinder auswirken und im günstigen Fall kompensierenden Einfluß haben.

2.3.2.1 Familiäre Belastungen mit psychischen Erkrankungen

Eine Häufung familiärer Belastungen mit psychischen Erkrankungen erhöht das Risiko der Kinder schizophrener Eltern, selbst einschlägig zu erkranken. Liegt das Erkrankungsrisiko bei einem schizophren erkrankten Elternteil bei etwa 10 bis 15 %, so steigt es bei zwei schizophren erkrankten Eltern auf etwa 35 bis 50 %. Das Risiko steigt ferner mit der Anzahl der schizophrenen Angehörigen sowie in Abhängigkeit vom Schweregrad der Erkrankung des jeweiligen Verwandten (s. Abschnitt 2.4.1).

Ein Teil der Unterschiede in verschiedenen High-Risk-Untersuchungen kann auf derartige, unzureichend berücksichtigte Stichprobenunterschiede zurückgehen. Solche Faktoren sind beispielsweise dann nicht hinreichend kontrolliert, wenn nur das Kriterium „schizophrene Mutter“ herangezogen wird, ohne nach dem Schweregrad der Erkrankung zu differenzieren oder nach der Zahl weiterer erkrankter Angehöriger.

Andererseits enthält jede High-Risk-Stichprobe eine große Zahl von Menschen ohne erkennbares genetisches Risiko für eine schizophrene Erkrankung. Ob sich das Risiko manifestiert, hängt sowohl von der Stärke der genetischen Belastung ab als auch von Umweltstressoren. So determiniert zwar die familiäre Belastung mit Schizophrenie wesentlich die Verhaltensauffälligkeiten des Kindes. Daneben spielen aber auch weitere Faktoren wie z. B. die Mutter-Kind-Interaktionsstörung und die Fähigkeiten des Kindes zur Problembewältigung eine Rolle (s. u.).

2.3.2.2 Geschlecht des erkrankten Elternteils

Während das Risiko für die Manifestation einer schizophrenen Erkrankung gleich groß ist, wenn der Vater oder die Mutter an einer Schizophrenie erkrankt sind (BLEULER, 1911; KALLMANN, 1938), wirkt sich die Erkrankung der Mutter stärker auf das „präschizophrene Verhalten“ der Kinder aus (BARRY, 1939; CHEEK, 1965; LIDZ et al., 1957 a).

Eine schizophrene Erkrankung insbesondere der Mutter beeinträchtigt das Kind massiv (HIGGINS, 1974; WARING & RICKS, 1965), und zwar die Söhne stärker als die Töchter (HIGGINS, 1974; WALKER et al., 1981). Söhne, die von ihren schizophrenen Müttern erzogen wurden, zeigen mehr dissoziales Verhalten und mehr Rückzugstendenzen und werden als leicht erregbar beschrieben (HIGGINS, 1974). Darüber hinaus findet sich bei ihnen eine erhöhte Hyperaktivität (RIEDER & NICHOLS, 1979).

Eine größere — allerdings nicht für Schizophrenie spezifische — Auswirkung der mütterlichen im Vergleich zur väterlichen Erkrankung auf die Kinder fanden auch ORVASCHEL et al. (1979) in bezug auf schulisches Verhalten, Verhaltensauffälligkeiten, Aufmerksamkeit (Informationsverarbeitung) und neurologische Auffälligkeiten. Die Kinder einer psychisch kranken Mutter (einschließlich Schizophrenie) waren unabhängig von der Art der mütterlichen Erkrankung empfindlicher gegenüber taktiler Stimulation und unbeholfener und schwerfälliger als die Kinder gesunder Eltern einerseits und die Kinder entsprechend erkrankter Väter andererseits. Die erhöhte Hautsensibilität deuten die Autoren als Hinweis auf ein leicht erregbares autonomes Nervensystem und sehen sie im Zusammenhang mit der — allerdings umstrittenen — elektrodermalen Hyperreagibilität von Kindern schizophrener Mütter (MEDNICK & SCHULSINGER, 1968) (s. Abschnitt 2.3.1.4).

2.3.2.3 *Abwesenheit der Eltern und Institutionalisierung der Kinder*

Negative Auswirkungen elterlicher Abwesenheit sowie der institutionellen Unterbringung auf die Entwicklung von Kindern sind vielfach beschrieben worden. Da beide Bedingungen häufig gleichzeitig auftreten, ist es schwierig, ihre Auswirkung getrennt zu untersuchen (YARROW, 1964). Statistische Methoden wie die Pfadanalyse ermöglichen jedoch eine rechnerische Trennung der Variablen.

WALKER et al. (1981) untersuchten mit Hilfe dieser Methode im Rahmen der dänischen High-Risk-Studie (207 Kinder schizophrener Mütter) die Wirkung von väterlicher bzw. mütterlicher Abwesenheit sowie Institutionalisierung des Kindes bis zum 10. Lebensjahr. Die Kinder wurden ausführlich untersucht und 10 Jahre später nochmals mit Hilfe eines standardisierten Interviews und zweier Fragebögen. Aus diesen Instrumenten wurden Skalen im Hinblick auf die klinische Symptomatik konstruiert: antisoziale Tendenzen, soziale Beeinträchtigung, paranoide Züge, autistische Züge, Borderline-Symptomatik, Halluzination und Wahn, hebephrene Symptomatik und Denkstörungen.

Für beide Geschlechter fanden sich eine direkte Wirkung der elterlichen Abwesenheit — die Trennung von der Mutter führte eher zur Institutionalisierung als die Abwesenheit des Vaters — sowie indirekte, über die Institutionalisierung vermittelte Wirkungen. Für die Töchter ergab sich darüber hinaus, daß die Trennung von der Mutter zu antisozialem Verhalten führte. Lediglich die Söhne zeigten bei Trennung von der schizophrenen Mutter weniger Symptome als diejenigen, die bei der Mutter blieben; aber nur, wenn sie nicht in einem Heim untergebracht, sondern von anderen Familienangehörigen versorgt wurden. Die Institutionalisierung führte bei ihnen in hohem Maße zu psychopathologischen Auffälligkeiten, vor allem zu Denkstörungen. Die Abwesenheit des Vaters dagegen wirkte sich bei ihnen außer auf die Institutionalisierung lediglich auf die Erhöhung antisozialen Verhaltens aus. Ausschließlich bei den Söhnen ergibt sich demnach eine Kette von mütterlicher Abwesenheit, Institutionalisierung und schizophrener Symptomatik.

Diese stärkere Vulnerabilität der Söhne schizophrener Mütter entspricht den Befunden in der Literatur, wonach Jungen zumindest bis zur Pubertät allgemein anfälliger gegenüber biologischen und psychologischen Belastungen sind. Zum anderen weist die Studie darauf hin, daß bei dieser Risikogruppe die psychiatrische Symptomatik reduziert werden kann, wenn sie weder bei der Mutter noch in einem Heim, sondern bei anderen Familienangehörigen aufwachsen.

2.3.2.4 *Schweregrad und Zeitpunkt der elterlichen Erkrankung*

Je schwerer die elterliche Erkrankung ist, desto wahrscheinlicher ist eine Eltern-Kind-Trennung (MEDNICK et al., 1978) und vielfach auch die institutionelle Unterbringung. Die Ergebnisse verschiedener Studien ergeben hierzu folgende Tendenzen (SILVERTON et al., 1984):

- Kinder schwer erkrankter schizophrener Mütter erkranken mit hoher Wahrscheinlichkeit selbst einschlägig.
- Je schwerer die Mutter schizophren erkrankt, desto früher erkranken ihre Kinder.
- Frühe Erkrankung an Schizophrenie bedeutet im allgemeinen einen höheren Schweregrad der Störung. Frauen erkranken im übrigen im Durchschnitt später als Männer.
- Eine frühe Erkrankung schizophrener Mütter führt mit höherer Wahrscheinlichkeit als eine späte Erkrankung zu einer schizophrenen Erkrankung der Söhne. Dabei spielt möglicherweise eine Rolle, daß bei einer früheren Erkrankung sowohl die Störung schwerer sein kann als auch eine Trennung der Mutter von den Kindern bzw. eine Heimunterbringung wahrscheinlicher ist.
- Bei Müttern von Kindern, die später an einer Schizophrenie erkranken, treten die psychotischen Episoden gehäuft bereits vor der Geburt oder innerhalb von sechs Monaten nach der Geburt auf. Darüber hinaus weisen diese Mütter häufig sehr instabile Partnerbeziehungen sowie Neigungen zu dissozialen Verhaltensweisen wie Alkoholismus, Drogenmißbrauch und unregelmäßiger Arbeit auf (TALOVIC et al., 1980).

2.3.2.5 Eltern-Kind-Beziehung

Eine so schwere Erkrankung wie die Schizophrenie der Eltern muß die Beziehung zum Kind massiv beeinflussen. Bislang werden in diesem Zusammenhang nahezu ausschließlich die Mutter-Kind-Beziehungen untersucht. In bezug auf den Vater wurde unseres Wissens bislang lediglich seine Anwesenheit oder Abwesenheit häufig registriert. Die Mutter-Kind-Beziehung wird aber auch beeinflußt von Faktoren wie dem Schweregrad der Erkrankung, der Anwesenheit oder Abwesenheit eines Ehepartners und dem Ausmaß, in dem dieser kompensatorische Funktionen übernimmt.

Die Qualität der Mutter-Kind-Beziehung ist eine wichtige Variable für die Vorhersage von Verhaltensauffälligkeiten bei Kindern psychisch kranker Eltern. STIFFMAN et al. (1986) fanden bei 306 Risikokindern (6 bis 15 Jahre), von denen mindestens ein Elternteil psychiatrisch erkrankt war, als wesentliche Determinanten für die Verhaltensauffälligkeiten der Kinder die familiäre Belastung mit psychiatrischen Erkrankungen und das Ausmaß der Mutter-Kind-Interaktionsstörung sowie im positiven Sinne die Fähigkeit des Kindes zur Problembewältigung (Aktivitätsniveau und schulische Kompetenz).

Bei einer direkten Untersuchung der Mutter-Kind-Beziehungen in der schwedischen Lund-Studie zeigten die Kinder schizophrener Mütter verglichen mit Kindern von Müttern mit anderen Psychosen und Kindern gesunder Mütter signifikant häufiger ein ängstliches (vermeidendes bzw. ambivalentes) Bindungsverhalten (NÄSLUND et al., 1984a). Die Mutter-Kind-Interaktion 3 Tage nach der Geburt war in allen klinischen Gruppen im Vergleich zur gesunden Kontrollgruppe erheblich gestört: es bestanden ein negatives emotionales Klima, mehr Anspannung und Unsicherheit, weniger sozialer Kontakt zwischen Kind und Mutter, weniger wechselseitiger Blickkontakt (PERSSON-BLENNOW et al., 1984). Die Kinder psychotischer, besonders die schizophrener und manisch-depressiver Mütter, zeigten im 1. Lebensjahr nahezu keine Angstreaktion gegenüber einer fremden Person; die Häufigkeit der Furcht vor Fremden hing dabei nicht vom Schweregrad der mütterlichen Erkrankung ab (NÄSLUND et al., 1984 b).

2.3.2.6 Kommunikationsstörungen der Eltern bzw. der Familie

Kommunikationsstörungen zwischen den Eltern bzw. innerhalb der gesamten Familie werden seit den sozialpsychiatrischen Studien zur Genese der Schizophrenie — die mit den Namen BATESON, LIDZ, WYNNE und SINGER verbunden sind (z. B. BATESON et al., 1956; LIDZ et al., 1957 a, 1957 b; WYNNE et al., 1977) — als wichtige Charakteristika von Familien mit einem schizophren erkrankten Mitglied angesehen.

Während die biologische Psychiatrie und die High-Risk-Forschung eine starke genetische Komponente bei der Entstehung schizophrener Erkrankungen annehmen, geht die sozialpsychiatrische Familienforschung von einem „reaktiven Modell" aus. Dabei rücken Untersuchungen zur Familienstruktur und Familiendynamik in den Vordergrund. Anders als bei den mehr naturwissenschaftlich orientierten Untersuchungen, die das Mosaik der Genese schizophrener Erkrankungen schrittweise zusammenzusetzen versuchen, sind deren Ausgangspunkt überwiegend eher globale und theoriegeleitete Konzepte. Zumindest in der Anfangszeit waren die Hypothesen nur sehr wenig empirisch gestützt. So beziehen sich z. B. die weitreichenden Annahmen und Schlußfolgerungen der LIDZ-Gruppe auf nur 16 Familien mit je einem schizophrenen Patienten.

Die familiendynamischen Ansätze gehen ursprünglich von psychoanalytischem Denken aus, sie erklären aber statt der Einzelperson Personendyaden bzw. Gruppen zur Beobachtungs- und Konzeptionseinheit. Die Krankheitsentstehung wird nicht primär als intrapsychischer, sondern als intrafamiliärer Vorgang angesehen, der sich am schwächsten Glied der Familie, dem Index-Patienten, als schizophrene Erkrankung manifestiert.

Allerdings haben sich verschiedene der in den früheren Studien als wesentlich angesehenen Faktoren nicht als spezifisch für Schizophrenie bzw. die entsprechenden Familien und oft als empirisch schwer prüfbar erwiesen. Hierzu gehören Begriffe wie „double bind" und „schizophrenogene Familie".

Dennoch haben die sozialpsychiatrischen Ansätze die Schizophrenie-Forschung vorangebracht. Sie trugen dazu bei, erstarrte Denkrichtungen aufzulösen und dem heute allgemein akzeptierten multifaktoriellen Ansatz zur Ätiologie schizophrener

Erkrankungen den Weg zu bahnen. Auch hat die Weiterentwicklung dieser Theorien zu spezifischeren Annahmen über Struktur und Dynamik der Familien mit einem schizophrenen Mitglied geführt, die weniger „theoriegeladen" und eher einer empirischen Überprüfung zugänglich sind. Ein Beispiel ist das bereits beschriebene Paradigma der Denkstörung, das sich nicht nur für familiendynamische Fragestellungen als relevant erwiesen hat, sondern sich auch zur Subklassifikation schizophrener Erkrankungen für bestimmte Fragestellungen eignet (SASS et al., 1984).

Die Arbeitsgruppen um WYNNE und SINGER haben die Frage der intrafamiliären Kommunikationsstörung mit einer differenzierteren Methodik aufgegriffen. Bezogen sich frühere Studien überwiegend auf Familien mit manifest erkrankten schizophrenen Kindern, so haben sich die neueren Studien im Sinne des High-Risk-Konzeptes der Untersuchung von Kindern psychisch kranker Eltern zugewandt, insbesondere von Kindern Schizophrener. Untersucht wird im wesentlichen, ob bei den Eltern von Schizophrenen bzw. von Risikokindern Kommunikationsstörungen vorliegen, die möglicherweise eine schizophrene Erkrankung vorauszusagen erlauben.

Die Bezeichnung „Kommunikationsstörung" (Kommunikationsabweichung, communication deviance, CD) wurde von SINGER und WYNNE (1966) eingeführt. Sie bezieht sich auf Besonderheiten der sprachlichen Kommunikation, nämlich eine Störung in der Bereitschaft oder Fähigkeit, die Aufmerksamkeit auf eine gemeinsame Aufgabe zu fokussieren. Zu ihrer Objektivierung wurden verschiedene Untersuchungssituationen verwendet: so der Rorschach-Test einschließlich Familien-Rorschach (SINGER, 1967; WYNNE et al., 1977), der Thematische Apperzeptions-Test (TAT) (JONES, 1977), der Object Sorting Test (WILD et al., 1965) und die Erfassung der Interaktionen während einer Familientherapie (MORRIS & WYNNE, 1965).

Derartige Kommunikationsabweichungen wurden in mehreren Studien bei psychisch kranken Eltern bzw. bei Eltern von bereits schizophren erkrankten Kindern oder von Borderline-Patienten nachgewiesen (DOANE, 1978; DOANE et al., 1981, 1982).

Aus der Vielzahl der Ergebnisse zur Bedeutung von Kommunikationsabweichungen als Prädiktoren für eine spätere psychiatrische Erkrankung, insbesondere eine Schizophrenie, lassen sich die folgenden Tendenzen herausstellen.

(1) Elterliche Kommunikationsabweichungen als Prädiktor für eine psychiatrische Auffälligkeit der Kinder

GOLDSTEIN et al. (1978) wiesen Kommunikationsstörungen bei den (nicht psychotischen) Eltern der von ihnen untersuchten Risikokinder nach, bevor die Kinder schizophren erkrankten. In einer prospektiven Längsschnittuntersuchung an Jugendlichen mit hohem Schizophrenierisiko — sie wiesen Verhaltensauffälligkeiten auf, waren aber nicht psychotisch erkrankt — ließ sich aufgrund der elterlichen Kommunikationsabweichungen für eine Untergruppe eine 5 Jahre später auftretende schizophrene Erkrankung voraussagen.

DOANE et al. (1982) fanden einen Zusammenhang zwischen dem Ausmaß der Kommunikationsabweichungen bei Eltern mit verschiedenen psychiatrischen Erkrankungen mit der Kompetenz bzw. Psychopathologie ihrer 7- bis 10jährigen Kinder. Das elterliche Kommunikationsverhalten wurde anhand der Aussagen im Rorschachtest beurteilt (in einer Einzel-, einer Paar- und einer Familiensituation). Bei Kommunikationsabweichungen in allen drei Situationen wurde ein besonders hoher Störungsgrad angenommen. Je mehr die Mütter in dieser Hinsicht abwichen, desto geringer war die Kompetenz ihrer Kinder und umgekehrt. Die Kommunikationsabweichungen der Väter dagegen hatten nur einen geringen Voraussagewert. Die größere Bedeutung der mütterlichen Erkrankung im Vergleich zur väterlichen entspricht Ergebnissen zahlreicher anderer Studien. Dabei muß berücksichtigt werden, daß diese Kinder in einem Alter sind, in der die Mutter in der überwiegenden Zahl der Fälle die führende Erziehungs- und Beziehungsperson ist.

Auch wenn diese Untersuchung einen Einfluß der elterlichen Kommunikationsabweichung auf die Entstehung von Verhaltensauffälligkeiten bei Kindern mit einem psychisch kranken Elternteil nahelegt, ist ihre Spezifität für schizophrene Erkrankungen nicht nachgewiesen: nur 9 Eltern (= 11 % der Gesamtgruppe) litten an einer schizophrenen Erkrankung, und nur einer der neun schizophren erkrankten Elternteile zeigte situationsübergreifend Kommunikationsabweichungen. Außerdem kann nicht vorausgesetzt werden, daß die hier ausgewählten Situationen repräsentativ sind für das gesamte Familienleben und daß die experimentell festgestellten Abweichungen auf Alltagssituationen generalisierbar sind. Wenn derartige Kommunikationsabweichungen auf Kinder einen Einfluß haben sollen, so müssen sie in nennenswerter Häufigkeit auch im Alltag auftreten.

Die Kommunikationsabweichungen können also nicht als spezifischer Prädiktor für schizophrene Erkrankungen angesehen werden. Bereits GOLDSTEIN et al. (1978) fanden sie nicht nur bei den Eltern schizophren Erkrankter, sondern auch bei den Eltern mancher neurotisch Erkrankter. Es gibt eine jeweils unterschiedlich große Überlappung hinsichtlich der Kommunikationsabweichungen bei Eltern von Schizophrenen vs. Nichtschizophrenen (z. B. Neurotikern) (HIRSCH & LEFF, 1971; JOHNSTON & HOLZMAN, 1979; SASS et al., 1984). Auch findet sich nur bei einem Teil der Eltern Schizophrener eine ausgeprägte Kommunikationsabweichung. WYNNE et al. (1977) vermuten daher, daß elterliche Kommunikationsstörungen ein Kontinuum darstellen und sich mit ihnen eher der Schweregrad einer psychiatrischen Erkrankung voraussagen läßt als eine schizophrene Erkrankung als solche.

(2) Zusammenhang von elterlicher Kommunikationsabweichung und kognitiver Desorganisation ihrer schizophren erkrankten Kinder

Da sich der Zusammenhang zwischen intrafamiliären Kommunikationsabweichungen und der psychischen Erkrankung eines Familienmitgliedes als nicht spezifisch für die Schizophrenie herausgestellt hat, hat man versucht, sowohl die Kommunikationsabweichung als auch die Auswirkung auf die Kinder differenzierter zu erfassen. So hängen nach WYNNE & SINGER (1963a, 1963b; WYNNE, 1968) die elterlichen Kommunikationsabweichungen eng mit den Kernsymptomen der Schizophrenie zusammen, nämlich den Aufmerksamkeits- und Wahrnehmungsstörungen, den Sprachauffälligkeiten und vor allem den Denkstörungen. Die kognitive Desorganisation der Kinder reflektiere auf individuellem Niveau das familiäre Muster der verwirrenden und irrationalen Kommunikation.

SASS et al. (1984) gingen davon aus, daß paranoid Schizophrene (hier auch „konstriktiv" genannt) (WYNNE & SINGER, 1963b) kaum kognitiv desorganisiert seien; bei deren Eltern sei daher keine deutliche Kommunikationsabweichung anzunehmen. Sie unterteilten 21 männliche schizophrene Patienten (Durchschnittsalter 22 Jahre) mit nicht einschlägig erkrankten Eltern (Kontrollgruppe: 4 nicht schizophren Erkrankte) nach ihren kognitiven Störungen. Die Patienten mit sogenanntem *konstriktivem Denkstil* hatten kaum kognitive Auffälligkeiten wie Aufmerksamkeitsstörungen, Denkstörungen, Sprachstörungen und ansonsten eine überwiegend paranoide Symptomatik. Die zweite Gruppe zeigte mittlere, die dritte Gruppe erhebliche Denkstörungen. Die *Kommunikationsabweichungen* der Eltern wurden über den TAT und eine Beschreibung von allgemein bekannten Begriffen (wie z. B. „Weihnachten") ermittelt. Der (häufigere) *desorganisierte* Typ der Kommunikationsabweichung wird als Folge der kognitiven Desorganisation oder eines Defizits an kommunikativen Fähigkeiten angesehen. Bei der *evasiven* Kommunikationsabweichung vermeidet der Sprecher Meinungsäußerungen oder hält sich bezüglich Verpflichtungen und Bindungen zurück. Ein solcher Stil ist von Eltern zu erwarten, die nicht kognitiv desorganisiert, aber „überkontrolliert" und mißtrauisch sind — wie es bei der „konstriktiven" paranoiden Schizophrenie der Fall ist.

Erwartungsgemäß hatten junge Schizophrene mit schweren formalen Denkstörungen gehäuft Eltern mit hoher Kommunikationsabweichung, insbesondere vom desorganisierten Typ. Dagegen hatten paranoid Schizophrene mit einer konstriktiven Form des Denkens Eltern mit geringen Kommunikationsabweichungen, die denen von Eltern nicht schizophrener Patienten entsprachen. In bezug auf den evasiven Score ergaben sich keine signifikanten Unterschiede zwischen den Eltern. Lediglich im Sinne eines Trends wiesen die Eltern paranoid-konstriktiv schizophrener Kinder den höchsten Wert in diesem Score auf.

Ähnlich fanden RUND und BLAKAR (1986) keine kognitiven Störungen bei paranoid Schizophrenen und mehr Kommunikationsabweichung bei den Eltern nicht paranoid Schizophrener.

Derartige Ergebnisse sprechen dafür, die Heterogenität der Schizophrenie mehr zu berücksichtigen: Unterteilt man schizophrene Patienten nach dem Ausmaß ihrer Denkstörungen, so lassen sich Kommunikationsabweichungen in den jeweiligen Gruppen nachweisen. Die Einteilung schizophrener Erkrankungen anhand von Denkstörungen und kognitiven Defiziten ist auch insofern als Fortschritt zu betrachten, als die klassischen Untergruppen der schizophrenen Erkrankungen lediglich Konventionen darstellen (LEONHARD, 1986).

Diese Ergebnisse können vielleicht auch helfen, einige Widersprüche bezüglich der Spezifität von sprachlichen Kommunikationsabweichungen zu klären. Daß Kommunikationsabweichungen auch bei den Eltern neurotischer Patienten vorkommen, kann an einer gewissen Überlappung mit Borderline-Störungen liegen, die ebenfalls durch ein gewisses Ausmaß an Denkstörungen gekennzeichnet sind und insofern dem desorganisierten Kommunikationsstil näherstehen.

Zusammenfassend kann festgehalten werden, daß intrafamiliäre Kommunikationsstörungen nicht für alle Formen schizophrener Erkrankungen charakteristisch sind. Sie sind aber relativ spezifisch für jene schizophrenen Erkrankungen, die mit Denkstörungen und anderen kognitiven Defiziten einhergehen. Für diese Fälle könnten sie sich als „Marker" erweisen, welche der Erkrankung vorausgehen und diese somit in gewisser Weise vorhersagen können.

2.3.2.7 Emotionales Klima in der Familie

In bezug auf den Zusammenhang des emotionalen Klimas in der Familie mit Schizophrenie wurden die Variablen emotionales Engagement (expressed emotions, EE) und affektiver Stil (affective style, AS) ausführlicher untersucht.

(1) „Expressed emotions"

Das Konzept der expressed emotions geht auf eine Beobachtung von BROWN et al. (1958) zurück: Die Rückfallrate hinsichtlich einer akuten schizophrenen Episode hing u. a. davon ab, wohin die Patienten entlassen wurden. Sie war am geringsten bei jenen Patienten, die selbständig oder bei Geschwistern wohnten. Deutlich höher war sie bei jenen, die zu ihren Eltern entlassen wurden, zum Ehepartner oder in Wohnheime mit Asylcharakter. BROWN (1959) fand heraus, daß Art und Ausmaß der Kommunikation der Angehörigen oder Betreuer mit dem schizophrenen Patienten von Bedeutung für die Rückfallrate waren. Insbesondere der *emotionale Gehalt der Kommunikation* im Umgang mit den Patienten war entscheidend, dies bezeichnete BROWN als „expressed emotions".

Zur Objektivierung des emotionalen Verhaltens wurde ein Familieninterview entwickelt, das *„Camberwell Family Interview"* (CFI; BROWN & RUTTER, 1966; RUTTER & BROWN, 1966), bei welchem ein Angehöriger (meist die Mutter des Patienten) befragt wird. Bei der Analyse des Interviews werden Feindseligkeit und Wärme, positive Bemerkungen, kritische Bemerkungen und der Ausdruck von Unzufriedenheit berücksichtigt. Zunächst wurden Kritik, Feindseligkeit und emotionales Überengagement zu einem Index „Expressed Emotions" zusammengefaßt. In einer Kurzform des Interviews (VAUGHN & LEFF, 1976 b) wurde auf die Variable „Feindseligkeit" wegen ihrer hohen Korrelation mit „Kritische Kommentare" verzichtet. Die Skalen „Kritische Kommentare" und „Emotionales Überengagement" haben sich als die bedeutungsvollsten erwiesen (SZMUKLER et al., 1987).

In einer Replikationsstudie fanden BROWN et al. (1972) ihre ursprüngliche Beobachtung bestätigt. Die Rückfallrate der Patienten mit hohem EE-Index in der Familie lag bei 58 %, für die Patienten mit niedrigem EE-Index bei nur 16 %.

Ähnliche Werte ermittelten VAUGHN und LEFF (1976 a) (bei hoher EE-Belastung eine Rückfallrate von 50 % gegenüber 12 % bei niedriger EE-Belastung). Zusätzlich zeigten sie erstmalig, daß eine regelmäßige Neuroleptika-Medikation das Risiko für ein Rezidiv senkt (von 78 % auf 25 %), allerdings nur bei hoher EE-Belastung. Die Rückfallquote war am höchsten (92 %) bei jenen Patienten, die bei hoher EE-Belastung viel Kontakt mit ihren Angehörigen hatten und keine Medikamente nahmen. Sie sank bis zu jenen Patienten, die bei hoher EE-Belastung weniger Kontakt zu ihren Angehörigen hatten und eine neuroleptische Medikation erhielten. Bei niedriger EE-Belastung trägt die Medikation nicht mehr entscheidend zur Rezidivprävention bei.

In einer weiteren Studie, die auf die ursprünglichen Interviews zurückgeht, beschreiben VAUGHN und LEFF charakteristische *Kommunikationsstile* in Familien schizophrener Patienten mit niedriger und hoher EE-Belastung. Danach gestatten Familien mit *niedriger EE-Belastung* dem Patienten Rückzugsmöglichkeiten, sie sehen die psychotische Symptomatik als Ausdruck einer ernsten Erkrankung an und begegnen dem Patienten rücksichtsvoll, tolerant und mit Verständnis für seine Verhaltensauffälligkeiten und Defizite. Hingegen versuchen Familien mit einer *hohen EE-Belastung* ständig auf den Patienten einzuwirken und seine Selbständigkeit einzuengen und reagieren auf seine Symptomatik verständnislos und gereizt. Sie haben häufig Zweifel, ob es sich um eine echte Krankheit handelt, und zeigen kaum Verständnis für die ungewöhnlichen Symptome und die Leistungsdefizite des Patienten.

Inzwischen liegen zum Konzept der expressed emotions zahlreiche weitere Untersuchungen vor, die seine Bedeutung im Grundsatz bestätigt haben (LEFF & VAUGHN, 1985; OLBRICH, 1983). Wie bei anderen Befunden in der Schizophrenieforschung muß man sich aber auch hier die Frage stellen, wie *spezifisch* das Konzept der expressed emotions die Genese schizophrener Erkrankungen oder ihre Rezidive erklären kann.

Bereits VAUGHN und LEFF (1976 a) bezogen in ihre Untersuchung Patienten mit einer neurotischen Depression ein. Auch bei diesen Patienten war ein Rezidiv weitaus häufiger bei hoher familiärer EE-Belastung (67 % gegenüber 22 % bei niedriger EE-Belastung). In der Folgezeit wurden mit Hilfe dieses Konzeptes Untersuchungen an verschiedenen Gruppen mit psychiatrischen Erkrankungen durchgeführt, z. B. an Familien mit anorektischen Patienten (SZMUKLER et al., 1987), mit zyklothymen und neurotischen Patienten (MÜLLER et al., 1988) oder mit asthmakranken Kindern (HERMANNS, 1989).

Man versuchte u. a., den Einfluß einer hohen EE-Belastung auf die Patienten durch die *Ableitung neurophysiologischer Parameter* (z. B. Herzfrequenz, Hautwiderstand) zu objektivieren (TARRIER et al., 1979, 1988). In diesen Untersuchungen, die allerdings nicht unwidersprochen geblieben sind, zeigten Schizophrene mit einer hohen EE-Belastung stärkere Fluktuationen bei der Hautwiderstandsmessung. Diese werden als Indikator für ein höheres Erregungsniveau angesehen, das wiederum die Grundlage der erhöhten Vulnerabilität Schizophrener für Umweltereignisse darstellt und als „organismische Variable" aufgefaßt werden kann. Auf diese Weise kämen sich erhöhte Vulnerabilität und erhöhte Belastung im Sinne einer Ergänzungsreihe entgegen.

Da *erhöhte EE-Belastungen auch bei anderen psychiatrischen Erkrankungen* negative Auswirkungen zeigen, kann dieser Merkmalsbereich nicht als spezifisch für schizophrene Erkrankungen angesehen werden, sondern allenfalls als wichtige verlaufsbestimmende Einflußgröße, die im übrigen durch das Verhalten des Patienten und den Krankheitsverlauf in ihrer Intensität gesteigert werden kann (GRUNEBAUM, 1986; MÜLLER et al., 1988). So erscheint es denkbar, daß je nach Verlaufstyp der jeweiligen Erkrankung die Reaktion der familiären Umgebung in unterschiedlicher Weise verändert wird. So gesehen, wäre das Ausmaß von expressed emotions möglicherweise keine primäre, für die jeweilige Familie charakteristische Größe, sondern würde auch sekundär durch die Erfahrungen mit dem Kranken entstehen oder intensiviert werden.

Zusammenfassend ergeben sich aus den vorliegenden Ergebnissen zum Konzept der expressed emotions zwei Tendenzen:

— Eine *Spezifität für schizophrene Erkrankungen läßt sich nicht nachweisen.* Ein hohes Ausmaß an expressed emotions wirkt sich auch bei anderen psychiatrischen Erkrankungen negativ auf den Verlauf aus.
— Es scheint eine *Rückwirkung seitens des Krankheitsverlaufs* auf das Ausmaß an expressed emotions in der Familie zu bestehen. Dies bedeutet, daß bei der Schizophrenie wie auch bei anderen Erkrankungen eine lineare Kausalität zwischen der EE-Belastung und der Verursachung bzw. dem Rezidiv der jeweiligen Erkrankungen nicht nachgewiesen werden kann.

In diesem Sinne scheint sich das EE-Konzept ähnlich wie alle anderen Familientheorien zur Genese schizophrener Erkrankungen als nicht spezifisch für die Schizophrenie zu erweisen. Gleichwohl stellt es einen wichtigen Schritt in der Ätiologieforschung dar, der empirisch besser fundiert ist als seine familientheoretischen Vorläufer.

(2) Affektiver Stil

Die Variable „expressed emotions" wird aufgrund von Interviews über den Patienten erfaßt und stellt insofern ein *Einstellungsmaß* dar. Dagegen ist die zweite Dimension zur Erfassung emotionaler Einstellungen, der negative affektive Stil (affective style, AS), ein *Interaktionsmaß*, das aus direkt beobachteten Familieninteraktionen bei der Diskussion kontroverser Probleme abgeleitet wird (s. DOANE et al., 1981). In mehreren Untersuchungen wurde nachgewiesen, daß hohe EE-Werte und negativer affektiver Stil miteinander korrelieren.

Die Auswirkung der elterlichen Variablen Kommunikationsstörung (CD), negativer affektiver Stil (AS) und Grad des emotionalen Engagements (expressed emotion, EE) auf die Wahrscheinlichkeit, an Schizophrenie zu erkranken, wurde in der prospektiven UCLA-High-Risk-Studie untersucht (GOLDSTEIN, 1987, 1988 a u. b). Verhaltensauffällige, nicht psychotische Jugendliche mit nicht psychiatrisch auffälligen Eltern wurden über einen Zeitraum von 15 Jahren nachuntersucht; bei der letzten Nachuntersuchung waren sie im Durchschnitt 30 Jahre alt. Während die Art der Störung in der Adoleszenz nur begrenzten prognostischen Wert hatte, ließ sich aus den Variablen Kommunikationsstörung und affektiver Stil in hohem Maße das Auftreten von Erkrankungen aus dem schizophrenen Formenkreis vorhersagen. Dabei erwies sich das Interaktionsmaß AS als besserer Prädiktor als das Einstellungsmaß „expressed emotion“.

Die besprochenen Maße scheinen einen prädiktiven Wert zu haben, wenn ein Kind schon an einer Verhaltensstörung leidet. Ob sie auch generelle Risikofaktoren sind, müßte die weitere Forschung zeigen. Unklar ist auch ihre Beziehung zur elterlichen Psychopathologie. Die Daten zeigen, daß bestimmte Muster von gestörter Kommunikation und Affekt in der Familie dem Beginn der Schizophrenie vorausgehen. Sie zeigen nicht, wie diese Muster beginnen oder mit der Vulnerabilität des Risikokindes interagieren.

2.3.2.8 Life Events

Auslösende Ereignisse sind vor der Erstmanifestation einer schizophrenen Erkrankung relativ häufig. Bei Kindern und Jugendlichen sind dies meist Ereignisse wie Schulausflüge, Enttäuschungen in einer Freundschaft bzw. Partnerschaft, Ehescheidung der Eltern, Tod eines nahen Angehörigen oder Wohnortwechsel. Derartige Belastungsfaktoren werden vielfach als life events oder belastende Lebensereignisse (auch lebensverändernde Ereignisse) bezeichnet (s. KATSCHNIG & NOUZAK, 1992). Hierzu zählen sowohl Ereignisse, die in der Regel zum normalen Leben gehören (Heirat, Umzug, Arbeitsplatzwechsel, Tod nahestehender Personen), als auch mehr oder weniger katastrophale Ereignisse. Die Life-event-Forschung geht davon aus, daß bei einer gewissen Häufung oder Intensität der Belastung durch derartige Ereignisse die notwendige Anpassung an diese Veränderungen nicht mehr erbracht werden kann und somit psychische und körperliche Erkrankungen wahrscheinlicher werden.

Seit der Entwicklung des ersten standardisierten Erhebungsinstrumentes hierfür (HOLMES & RAHE, 1967) fanden sich zahlreiche Zusammenhänge zwischen life events und dem Auftreten einer Krankheit. So scheinen Depressionen vor allem durch Verlustereignisse ausgelöst zu werden (BROWN & HARRIS, 1978), während vor dem Ausbruch schizophrener Episoden sich Lebensveränderungen jeder Art häufen (DAY et al., 1987). Solche Ereignisse können nicht der ausschließliche Grund für die Entstehung einer Schizophrenie sein. Sie können aber bei bestehendem Schizophrenierisiko die Manifestation der Erkrankung begünstigen bzw. auslösen. Vom Gesichtspunkt der Informationsverarbeitungsstörung aus kann dies so erklärt werden, daß sich Schizophrene mit ihren reduzierten kognitiven Bewältigungsmöglichkeiten Veränderungen jeder Art weniger gut anpassen können.

Bei der Beurteilung der Rolle von life events müssen allerdings zahlreiche weitere Aspekte berücksichtigt werden (GOODYER, 1990; KATSCHNIG & NOUZAK, 1992; PELLEGRINI, 1990):

— Life events wirken sich je nach ihrem Kontext unterschiedlich aus, wobei sowohl der persönliche Lebenskontext als auch die jeweiligen kulturellen Bedingungen bedeutsam sind. Beispielsweise haben unerwartete Ereignisse andere Wirkungen als erwartete. Bei manchen Ereignissen wie z. B. Unfällen sind entsprechende Folgewirkungen zusätzlich zu bewältigen: ein Ereignis wie Krankheit oder Tod des Familienernährers kann abhängig von der materiellen Lage der Familie mehr oder weniger gravierende Folgen haben.
— Die Intensität der „Bedrohung“ durch ein und dasselbe life event ändert sich in Abhängigkeit vom Entwicklungs- bzw. Lebensstadium.
— Intervenierende Variablen bzw. Vulnerabilitätsfaktoren können dazu beitragen, daß life events krankheitsauslösend wirken.
— Insbesondere erwünschte life events (z. B. Erfolg im sozialen oder schulischen Bereich) können sich positiv auswirken, indem sie das Kind widerstandsfähiger gegen die Entwicklung psychischer Störungen machen.

Auch gibt es zahlreiche weitere Gruppen von Einflüssen, die sich nachteilig auswirken auswirken können. Hierzu gehören z. B. sich über längere Zeit hinziehende Probleme mit Freundschaften, chronische Notlagen, ständige kleine Alltagsprobleme oder die Furcht vor künftigen Ereignissen.

2.4 Untersuchungen mit genetischen Fragestellungen

2.4.1 Genetische Familienuntersuchungen

Die oft belegte Tatsache, daß Schizophrenien familiär gehäuft auftreten, hat zu einer großen Zahl von Familienuntersuchungen geführt. Deren Ziel ist es, die Häufigkeit schizophrener Erkrankungen bei Verwandten verschiedenen Grades festzustellen, möglichst über mehrere Generationen.

Auch wurde überprüft, ob schizophrene Erkrankungen transkulturell in unterschiedlicher Häufigkeit vorkommen. Eine WHO-Studie fand eine etwa gleich hohe Prävalenz der Schizophrenie in sehr unterschiedlichen Ländern wie China, Dänemark, Indien und den USA (SARTORIUS et al., 1986). Je nachdem, ob ein eng definierter oder weiter ausgelegter Krankheitsbegriff zugrunde gelegt wird, ergeben sich unterschiedliche Jahresinzidenzraten (0.07 bis 0.2) und unterschiedliche lebenslange Morbiditätsrisiken (bis ca. 1 %).

Tabelle 2.3: Empirische Wiederholungsrisiken für Schizophrenie, wie sie sich aus europäischen Studien ergeben haben, die ähnliche diagnostische Kriterien verwendeten. Das lebenslange Morbiditätsrisiko in der Allgemeinbevölkerung, mit dem die Ziffern verglichen werden müssen, liegt bei ca. 1 %. (nach GOTTESMAN & SHIELDS, 1982; aus P. PROPPING: Psychiatrische Genetik. Springer, Berlin 1989, S. 146)

Verwandschaftsgrad zum Probanden	Anzahl der Studien	Anzahl der Verwandten (Bezugsziffer)	Anzahl Schizophrener (einschl. wahrscheinlicher Fälle)	Lebenslanges Morbiditätsrisiko (%)
Verwandte 1. Grades				
Eltern	14	8020	447	5,6
Geschwister				
alle	13	9920,7	1002	10,1
Eltern nicht schizophren	9	7264	698	9,6
ein Elter schizophren	5	623,5	104	16,7
Kinder	7	1577,3	202	12,8
Verwandte 2. Grades				
Halbgeschwister	5	499,5	21	4,2
Onkel/Tanten	3	2421	21	4,2
Neffen/Nichten	6	3965,5	120	3,0
Enkel	5	739,5	27	3,7
Verwandte 3. Grades				
Vettern	3	1600,5	39	2,4

Seit der ersten Studie von RÜDIN (1916) wurde mehrfach das Risiko für die Familienangehörigen Schizophrener untersucht, selbst an einer Schizophrenie zu erkranken. Aus verschiedenen europäischen Studien geht hierzu hervor (s. Tab. 2.3, PROPPING, 1989):

- Das Risiko, daß Verwandte von Schizophrenen einschlägig erkranken, ist weitaus höher als das der Durchschnittsbevölkerung, jedoch nicht so hoch, wie man es für eine überwiegend genetisch determinierte Erkrankung erwarten würde.
- Das Erkrankungsrisiko für eine Schizophrenie sinkt deutlich mit abnehmender Nähe der Verwandtschaft.
- Für Geschwister und für Kinder Schizophrener ist das Risiko etwa gleich (12.8 % bzw. 10.1 %).
- Das Risiko der Eltern eines Schizophrenen, einschlägig zu erkranken, ist niedriger als das der Kinder und der Geschwister. Dieser Befund erklärt sich durch ein Selektionsphänomen, denn infolge der geringeren Heiratsraten Schizophrener, insbesondere der Männer, ist deren Kinderzahl geringer als in der allgemeinen Bevölkerung.

Insgesamt erhöht eine Häufung familiärer Belastungen mit psychiatrischen Erkrankungen in der Familie das Risiko der Kinder schizophrener Eltern, selbst einschlägig zu erkranken. Während das Erkrankungsrisiko für Kinder bei einem erkrankten Elternteil bei etwa 10 bis 15 % liegt, steigt es bei zwei an einer Schizophrenie erkrankten Eltern auf 35 bis 50 % (ERLENMEYER-KIMLING, 1968; ROSENTHAL, 1966). Das Risiko steigt ferner in Familien mit mehreren schizophrenen Angehörigen verglichen mit Familien, in denen nur eines oder einige wenige Mitglieder an Schizophrenie leiden; das Schizophrenierisiko steigt auch als Funktion des Schweregrades der Erkrankung des jeweiligen Verwandten (HANSON et al., 1977).

Besonders aufschlußreich für die genetische Determinierung der Schizophrenien sind jene Fälle, in denen beide Eltern an einer Schizophrenie erkrankt sind. Das Morbiditätsrisiko für die Kinder zweier schizophrener Eltern liegt bei ca. 40 %. Diese Zahlen sprechen für eine genetische Verursachung im Sinne einer multifaktoriellen Vererbung. Sie beweisen aber ebenfalls nicht eine überwiegend genetische Determinierung der Schizophrenie.

Als Argument gegen eine genetische Verursachung wurden immer wieder die *symbiotischen Psychosen* angeführt, bei denen ein psychotischer Patient seinem Partner (z. B. Ehepartner, Kind oder Elternteil) eine schizophreniforme Psychose „induziert". Eine genauere Untersuchung (SCHARFETTER, 1968) hat jedoch gezeigt, daß in der Verwandtschaft der Induzierten sowie in der Verwandtschaft der Induzierenden schizophrene Erkrankungen gleich häufig vorkamen. Demnach scheint eine genetische Disposition die Voraussetzung dafür zu sein, daß eine schizophreniforme Psychose „induziert" werden kann.

Auch bei Patienten mit sogenannten schizophrenen Reaktionen, die im Zusammenhang mit auslösenden Ereignissen oder besonderen Lebenskrisen beschrieben werden, finden sich unter den Verwandten ersten Grades überdurchschnittlich viele (8.3 %) mit einer Disposition zum Auftreten einer Schizophrenie (SCHARFETTER et al., 1979). Die Ergebnisse gehen also in die gleiche Richtung wie bei den symbiotischen Psychosen: für die Entwicklung einer schizophrenen Symptomatik scheint es eine genetisch determinierte Disposition zu geben.

Im Rahmen der genetischen Familienuntersuchungen wurden noch eine Reihe weiterer Resultate erarbeitet:

— Unter den Verwandten ersten Grades schizophrener Patienten kommen der Schizophrenie nahestehende Erkrankungen gehäuft vor (sogenannte schizophreniforme Störungen, schizoaffektive Störungen, paranoide Psychosen, atypische Psychose). Das Risiko für Verwandte ersten Grades, an einer nicht-affektiven psychotischen Störung zu erkranken, beträgt 7.8 %, bei einer Kontrollgruppe chirurgischer Patienten dagegen 0.6 % (KENDLER et al., 1985).

— Persönlichkeitsstörungen, die der Schizophrenie nahestehen (paranoide, schizoide, schizotypische Persönlichkeitsstörungen), kommen unter den Verwandten ersten Grades Schizophrener im Vergleich zu einer Kontrollgruppe gehäuft vor (BARON et al., 1985).
— Hingegen konnte man bislang im familiären Milieu keinen spezifischen Faktor auffinden, „der bei 10% der Menschen eine Schizophrenie verursachen kann“ (PROPPING, 1989, S. 152). Faktoren wie die nachgewiesenen Kommunikationsbesonderheiten und sprachlichen Auffälligkeiten in Familien Schizophrener sind mit einer genetischen Disposition vereinbar und können keine Spezifität im Sinne einer psychogenen Verursachung der Schizophrenie beanspruchen.

2.4.2 Zwillingsuntersuchungen

Nach der ersten systematischen Zwillingsuntersuchung zur Ätiologie der Schizophrenie (LUXENBURGER, 1928) wurden in einer Reihe von Studien stets eineiige (EZ) und zweieiige (ZZ) Zwillinge hinsichtlich der Konkordanzrate für eine schizophrene Erkrankung verglichen. Zwischen 1928 und 1982 gab es insgesamt 12 Zwillingsstudien zur Schizophrenie (PROPPING, 1989).

Die Konkordanzraten variieren sowohl bei den eineiigen als auch bei den zweieiigen Zwillingen zum Teil erheblich (s. Tab. 2.4). Sie sind jedoch stets bei den eineiigen Zwillingen wesentlicher höher als bei den zweieiigen, im Mittel 52.6% gegenüber 15.5%. Damit unterscheiden sie sich um den Faktor 3.5.

Nach PROPPING (1989) können für die Unterschiede zwischen den Untersuchungsergebnissen vier Faktoren verantwortlich gemacht werden:

a) *Verschiedene Zusammensetzung der Zwillingsserien:* In den älteren Studien wurden meist nur Klinikspatienten einbezogen, die natürlich eine Selektion darstellen. In den skandinavischen Serien wurden dagegen Fallregister verwendet, die mehr oder weniger auslesefrei alle Zwillingspaare zu erfassen erlauben, von denen einer schizophren erkrankt ist. Auch die Art der Erfassung hat einen Einfluß auf die Höhe der Konkordanzraten.
b) *Unterschiedliche Diagnostik:* Je nachdem, wie weit oder wie eng der Schizophreniebegriff definiert ist, erhält man höhere oder niedrigere Konkordanzraten.
c) *Kurze Beobachtungsdauer und niedriges Lebensalter der Zwillinge:* Da die meisten Untersuchungen Querschnittsuntersuchungen sind, besteht bei einem niedrigen Lebensalter der Zwillinge die Gefahr, eine eventuell später auftretende schizophrene Erkrankung nicht zu erfassen. Deshalb ist es wünschenswert, die Zwillingspaare im Längsschnitt nachzuuntersuchen.
d) *Echte Unterschiede zwischen den Zwillingen und Heterogenität der Populationen:* Prinzipiell können auch Unterschiede zwischen den Zwillingsserien bestehen wie Unterschiede in den Genfrequenzen oder mehr oder weniger manifestationsfördernde Umweltbedingungen. Dies kann man bei derartigen Untersuchungen allerdings nicht kontrollieren.

Tabelle 2.4: Probanden-Konkordanz-Raten (in %) für Schizophrenie bei eineiigen (EZ) und gleichgeschlechtlichen zweieiigen (ZZ) Zwillingen (ohne Alterskorrektur). Es wurden nur solche Zwillingsstudien verwendet, bei denen die Probanden eindeutig bezeichnet waren.
N^a = Gesamtzahl Co-Zwillinge der primär erfaßten Indexzwillinge (Probanden).
N^b = Anzahl Co-Zwillinge mit Schizophrenie.
(nach PROPPING, 1989. S. 155)

Autor	EZ			Gleichgeschlechtliche ZZ		
	N^a	N^h	Probanden-Konkordanzrate (%)	N^a	N^h	Probanden-Konkordanzrate (%)
Essen-Møller (1941), Schweden	11	7	64	27	4	15
Slater (1953), England	41	32	78	61	14	23
Inouye (1961), Japan	55	33	60	11	2	18
Kringlen (1967), Norwegen	69	31	45	96	14	15
Fischer et al. (1969), Dänemark	23	14	61	43	12	28
Gottesman & Shields (1972), England	26	15	58	34	4	12
Allen et al. (1972), USA	111	42	38	130	11	8
Tienari (1975), Finnland	21	7	33	42	6	14
Leonhard (1982), DDR	44	30	68	34	7	21
Summe	401	211	52.6	478	74	15.5

Die wichtigsten Vorgehensweisen und Ergebnisse der Zwillingsmethode sind darüber hinaus (nach PROPPING, 1989):

(1) *Analyse getrennt aufgewachsener eineiiger Zwillinge:* Größere Serien getrennt aufgewachsener eineiiger Zwillinge lassen sich wegen ihrer Seltenheit kaum untersuchen. Kasuistische Mitteilungen sind wiederum nicht verallgemeinerungsfähig. Die größte Serie derartiger Zwillingspaare trugen GOTTESMAN und SHIELDS (1982) zusammen. Sie analysierten 12—14 solcher Paare, von denen sie 7—9 als konkordant für Schizophrenie beurteilten. Alle Paare waren in frühester Kindheit getrennt worden, später erkrankte jeweils mindestens einer von beiden an einer Schizophrenie. Insgesamt wurde eine Paarkonkordanz von 58 % ermittelt (7 von 12). Dieser Wert ist in etwa gleichzusetzen mit der Konkordanzrate gemeinsam aufgewachsener Zwillingspaare.

(2) *Analyse diskordanter eineiiger Zwillinge:* FISCHER (1971) untersuchte die Kinder von eineiigen Zwillingspaaren, die für Schizophrenie diskordant waren. Die Kinder eineiiger Zwillinge, die mit verschiedenen Partnern verheiratet sind, sind genetisch gesehen Halbgeschwister. Das Wiederholungsrisiko bei den Kindern, deren Eltern eineiige Zwillinge waren, war gleich hoch, unabhängig vom Gesundheitszustand der Eltern.

(3) *Konkordanz-Diskordanz-Relation und Schweregrad der Erkrankung:* Die ursprünglich von ROSENTHAL (1959) aufgestellte These, wonach konkordante eineiige Zwillinge früher erkranken und der Verlauf ungünstiger ist als bei diskordanten Zwillingen, wurde in Nachuntersuchungen nicht bestätigt (WAHL, 1976). PROPPING (1989) kommt nach einer Analyse der vorliegenden Studien zu dem Schluß, daß sich aus dem Konkordanz-Diskordanz-Verhältnis keine Aussage über die Schwere einer schizophrenen Erkrankung ableiten lasse und die

Krankheitsschwere nicht unerheblich von äußeren Bedingungen beeinflußt werde.

(4) *Exogene Einflüsse auf die Konkordanz-Diskordanz-Relation:* Aus der Konkordanz für Schizophrenie von nur rund 50 % bei eineiigen Zwillingen hat man geschlossen, daß äußere Ereignisse dafür verantwortlich sind, ob bei einem Paarling eine schizophrene Erkrankung auftritt oder nicht. Folgende Einflußfaktoren wurden diskutiert, hinsichtlich derer der später schizophren erkrankende Zwillingspartner stärker belastet sein könnte: perinatale Ereignisse (Geburtsgewicht, Geburtskomplikationen), beeinträchtigende Ereignisse in den ersten Lebensjahren, Persönlichkeitsstruktur, elterliche Erziehungshaltung, früh auftretende (nicht schizophrene) Verhaltensauffälligkeiten. Die Zwillingsstudie von POLLIN und STABENAU (1968) an 16 diskordanten eineiigen Zwillingspaaren schien diese These zu bestätigen. Der später schizophren erkrankte Paarling war jeweils durch ein niedriges Geburtsgewicht sowie durch weitere Auffälligkeiten gekennzeichnet wie Schlafstörungen, Eßstörungen und eine Reihe von Erkrankungen. Jedoch wurde dieser Befund durch andere Studien nicht repliziert. Auch konnten elterliche Interaktionsmuster nicht als maßgeblicher exogener Einfluß auf die Konkordanz-Diskordanzrate nachgewiesen werden.

Bei aller Problematik derartiger retrospektiver Analysen müssen aufgrund der genetischen Identität eineiiger Zwillinge letztlich doch Umweltereignisse für die nur rund 50 %ige Konkordanzrate verantwortlich gemacht werden. Möglicherweise kommt es nicht nur auf Art und Anzahl der beeinträchtigenden prä- und perinatalen Faktoren sowie der psychischen und physischen Traumen bis zur Manifestation der schizophrenen Erkrankung an, sondern auch auf deren Sequenz im zeitlichen Verlauf. Diese These ließe sich mit einem Schwellenmodell gut in Einklang bringen.

2.4.3 Adoptionsuntersuchungen

Mit Hilfe von Adoptionsstudien versucht man die Bedeutung von Umweltereignissen für die Manifestation schizophrener Erkrankungen zu erkunden. Nach PROPPING (1989) kann man drei recht unterschiedliche Forschungsstrategien unterscheiden (s. Tab. 2.5), die sich aber in ihren Fragestellungen gegenseitig ergänzen.

Tabelle 2.6 gibt die wichtigsten Ergebnisse dreier Adoptionsstudien zur Ätiologie der Schizophrenie wieder. Die ersten beiden dieser Studien gehen der Frage nach, wie häufig die Schizophrenie bei kurz nach der Geburt fortadoptierten Kindern schizophrener Mütter ist. Entscheidend ist der Zeitpunkt der Nachuntersuchung. Die Ergebnisse von HESTON (1966) und TIENARI et al. (1985) entsprechen sich außer in der Kontrollgruppe.

Tabelle 2.5: Forschungsstrategien in Adoptionsstudien zur Genese der Schizophrenie. (aus P. PROPPING: Psychiatrische Genetik. Springer, Berlin 1989. S. 161.)

Stichprobe von Indexfällen	Kontrollen	Untersuchte Frage	Autoren
Fortadoptierte Kinder schizophrener Eltern	Fortadoptierte Kinder nichtschizophrener Eltern	Ist die Schizophreniehäufigkeit in beiden Stichproben fortadoptierter Kinder unterschiedlich?	Heston (1966), Rosenthal et al. (1968), Tienari et al. (1985)
Schizophren gewordene Adoptivkinder	Nichtschizophrene Adoptivkinder	Ist die Schizophreniehäufigkeit unter den Eltern beider Stichproben unterschiedlich?	Kety et al. (1975, 1978)
Kinder, die bei schizophrenen Adoptiveltern aufgewachsen sind	Kinder, die bei nichtschizophrenen Adoptiveltern aufgewachsen sind	Ist die Schizophreniehäufigkeit in beiden Stichproben von Adoptivkindern unterschiedlich?	Wender et al. (1974)

Tabelle 2.6: Ergebnisse von Adoptionsstudien zur Schizophrenie

Autor/Methode	**Ergebnisse**			
HESTON (1966) Fortadoption der Kinder schizophrener Mütter	5 von 47 adoptierten Kindern schizophrener Mütter wurden schizophren (16.6 % nach Alterskorrektur) Kontrollgruppe: 0 %			
TIENARI et al. (1985) Fortadoption der Kinder schizophrener Mütter	15 von 91 adoptierten Kindern schizophrener Mütter wurden als schizophren oder „borderline“ beurteilt (16.5 %) Kontrollgruppe: 7.7 %			
KETY et al. (1975, 1978) Alle realisierbaren Strategien	Diagnose der Eltern bzw. Adoptiveltern (in %)	Schizophrenie	Schizoide Persönlichkeitsstörung	Schizophrenie Spektrum
	Biologische Eltern			
	— schizophren erkrankter Adoptivkinder	13.9	7.5	21.4
	— nicht schizophren erkrankter Adoptivkinder	3.4	7.5	10.9
	Adoptiveltern			
	— schizophren erkrankter Adoptivkinder	2.7	2.7	5.4
	— nicht schizophren erkrankter Adoptivkinder	5.5	2.2	7.7

TIENARI et al. (1985) stellten neben dem psychopathologischen Befund der Adoptivkinder auch den der Adoptiveltern fest. Der Störungsgrad der Adoptivkinder schizophrener Mütter zeigte einen engen Zusammenhang mit der Psychopathologie der Adoptivfamilie: war diese schwer gestört, so waren auch die Kinder auffälliger. Dieser Befund ist nicht spezifisch für die adoptierten Kinder schizophrener Mütter. Er bedeutet, daß über die genetische Belastung hinaus Milieufaktoren wirksam sind im Sinne einer Steigerung der psychopathologischen Beeinträchtigung. Da dieser Einfluß bei den Indexfällen größer war als bei den Kontrollkindern, kann von einer Interaktion zwischen genetischer Vulnerabilität und familiären Belastungsfaktoren gesprochen werden.

KETY et al. (1975, 1978) verwendeten im Rahmen der dänisch-amerikanischen Adoptionsuntersuchung alle realisierbaren Strategien der Adoptionsmethode. Sie fanden insgesamt die höchste Rate an Auffälligkeiten bei den biologischen Eltern der schizophren erkrankten Adoptivkinder, und zwar Schizophrenie (13.9 %), schizoide Persönlichkeitsstörung (7.5 %) und eine im weiten Sinne definierte „schizophrene Spektrumerkrankung" (21.4 %) (s. Tab. 2.6). Lediglich die Rate der schizoiden Persönlichkeitsstörung unterschied sich nicht von der bei den biologischen Eltern der nicht erkrankten Adoptivkinder.

Ebenfalls im Rahmen der dänisch-amerikanischen Studie wandten WENDER et al. (1974) die *„Crossfostering-Strategie"* an. Dabei werden Kinder nicht schizophrener Eltern untersucht, die von später schizophren erkrankten Eltern adoptiert wurden. Im Sinne der Psychogenese bzw. Umwelttheorie der Schizophrenie müßte man erwarten, daß diese Kinder, die kein genetisches Risiko für eine schizophrene Erkrankung tragen, durch die Einwirkung des schizophrenen Elternteils häufiger schizophren erkranken. Dies ist jedoch nicht der Fall. Höhere Auffälligkeitsraten wiesen die biologischen Kinder schizophrener Eltern auf, die von psychisch gesunden Eltern adoptiert worden waren.

Zusammenfassend zeigen die Adoptionsuntersuchungen:

a) Aufgrund der genetischen Belastung haben die fortadoptierten Kinder schizophrener Eltern ein höheres Risiko für eine spätere schizophrene Erkrankung als die Adoptivkinder nicht schizophrener Eltern. Das erhöhte Risiko gilt nicht nur für die Schizophrenie im engeren Sinne, sondern ebenso für schizoide Persönlichkeitsstörungen und ein weiter definiertes Spektrum schizophreniformer Erkrankungen.
b) Neben der genetischen Disposition spielt das Milieu der Adoptionsfamilie eine wichtige Rolle. Je höher deren Belastung in psychopathologischer Hinsicht ist, um so auffälliger sind die Adoptivkinder. Dabei sind die fortadoptierten Kinder schizophrener Eltern am stärksten betroffen.
c) Da Kinder gesunder Eltern, die von später schizophren erkrankten Adoptiveltern aufgezogen wurden, keine erhöhten Schizophrenieraten aufweisen, kann das Milieu nicht die dominante Rolle in der Schizophreniegenese spielen. Es ist aber von Bedeutung im Hinblick auf die Manifestation nicht-schizophrener psychopathologischer Auffälligkeiten.

2.4.4 Andere Studien mit genetischer Fragestellung

Anhand von Parametern aus sehr verschiedenen Bereichen verfolgen zahlreiche weitere Untersuchungen ebenfalls eine genetische Fragestellung:

- Unter den *neurophysiologischen* Untersuchungen sind insbesondere Studien zum EEG und zu den langsamen Augenfolgebewegungen zu erwähnen. Auf sie wurde bereits eingegangen.
- *Psychologische* Untersuchungen mit genetischer Fragestellung beziehen sich vor allem auf das familiäre Vorkommen von Denkstörungen und Kommunikationsbesonderheiten. Auch auf sie wurde bereits eingegangen.
- Die *biochemischen* Untersuchungen (z. B. zur Dopamin-Hypothese oder zur Katecholamin-Hypothese) konzentrieren sich in der Regel nicht auf genetische Fragestellungen. Ihre stärkere Einbeziehung in einen genetischen Forschungsansatz wäre aber sinnvoll.
- Unter den *pharmakologischen* Studien ist auf Ergebnisse zu einer Art „Schizophreniedisposition" hinzuweisen, die bei Verwandten Schizophrener durch pharmakologische Einwirkungen manifest werden kann. So kann z. B. LSD bei Schizophrenen die psychopathologischen Auffälligkeiten akzentuieren (VARDY & KAY, 1983). Bei einem Teil der Verwandten ersten Grades schizophrener Patienten erzeugt es eine akute paranoide Symptomatik, bei einem anderen Teil lediglich die auch bei gesunden Versuchspersonen typischen Wahrnehmungsveränderungen (ANASTASOPOULOS & PHOTIADES, 1962). Dieser Befund kann nur so interpretiert werden, daß ein Teil der Verwandten ersten Grades schizophrener Patienten aufgrund ihrer Disposition zur Schizophrenie mit einer entsprechenden Symptomatik reagiert (PROPPING, 1989). Derartige Experimente sollten aus ethischen Gründen allerdings nicht durchgeführt werden.

2.5 Kontinuität oder Diskontinuität schizophrener Erkrankungen

Im Hinblick auf die Psychosen des Kindesalters, insbesondere die schizophrenen Psychosen, stellt sich die Frage, ob sie Vorstufen schizophrener Erkrankungen des Erwachsenenalters sind oder nicht. Um dies beantworten zu können, sind eine sorgfältige Beschreibung bzw. Klassifikation psychotischer Zustandsbilder im Kindesalter und entsprechende Nachuntersuchungen erforderlich.

Seit den 50er und 60er Jahren hat sich die Ansicht durchgesetzt, daß Alter und Entwicklungsstand wichtige Kriterien für die Klassifikation sind. Sie prägen das klinische Bild kindlicher Psychosen am stärksten, wenn man von den körperlich begründbaren Psychosen absieht (ANTHONY, 1958, 1962; BOSCH, 1972; STUTTE, 1960, 1969 b; KOLVIN, 1971 a—e; KOLVIN et al., 1971; WERRY, 1979).

Unter den Gesichtspunkten Alter und Entwicklungsstand sind verschiedene Klassifikationen versucht worden. Weitgehende Einigkeit besteht darüber, daß zumindest eine Dreiteilung kindlicher Psychosen nach dem am Lebensalter orientierten Manifestationszeitpunkt zweckmäßig ist. Tabelle 2.7 gibt eine Übersicht über die psychotischen Syndrome im Kindes- und Jugendalter, ihre Manifestationszeitpunkte und die Beziehungen zur Schizophrenie des Erwachsenenalters.

Die zuerst von ANTHONY (1958, 1962) vorgeschlagene Klassifikation (Gruppe I bis III in Tab. 2.7) läßt sich nach oben durch die präpuberalen Psychosen und die Psychosen der Adoleszenz erweitern, so daß fünf Gruppen nach Maßgabe ihres Manifestationszeitpunktes unterschieden werden können (s. Tab. 2.8; Übersicht bei REMSCHMIDT, 1988 b).

Tabelle 2.7: Verschiedene psychotische Syndrome im Kindes- und Jugendalter (Gruppe I bis III nach ANTHONY, 1958, 1962), ihre Manifestationszeitpunkte und ihre Beziehung zur Schizophrenie (nach REMSCHMIDT, 1988 b, 1993 b)

Klinisches Syndrom	Manifestationsalter	Verlaufscharakteristik	Beziehung zur Schizophrenie
Gruppe I: Frühkindliche Psychosen (early onset psychoses)	vor dem 3. Lebensjahr	chronisch	keine
Autismus Kanner (KANNER, 1943)			
Pseudodefektive Psychose (BENDER, 1947, 1959)			
„No-onset-type" (DESPERT, 1938)			
Frühkindliche Katatonie (LEONHARD, 1986)	vor dem 3. Lebensjahr möglich		wahrscheinlich
Gruppe II: Psychosen der frühen und mittleren Kindheit	3. bis 5.(6.) Lebensjahr	akut; regressives Verhalten	fraglich
Dementia infantilis (HELLER, 1908)			
Dementia praecocissima (De SANCTIS, 1908)			
Pseudoneurotische Schizophrenie (BENDER, 1947, 1959)			
„Acute-onset type" (DESPERT, 1938)			
Symbiotische Psychose (MAHLER, 1949, 1952)			
Autismus Asperger (ASPERGER, 1944, 1968)			
Frühkindliche Katatonie (LEONHARD, 1986)	gewöhnlich in den ersten 6 Lebensjahren		wahrscheinlich
Gruppe III: Psychosen der mittleren und späten Kindheit	nach dem 5.-7. Lebensjahr einschließlich Präpubertät	fluktuierend, subakut	ja; zur Schizophrenie der Adoleszenz u. des Erwachsenenalters²)
Psychosen (late-onset psychoses) (KOLVIN, 1971)			
Pseudopsychopathische Schizophrenie (BENDER, 1959)			
Präpuberale Schizophrenie¹) (STUTTE, 1969 b; EGGERS, 1973)	Präpubertät		eindeutig
Gruppe IV: Psychosen der Adoleszenz	Pubertät und Adoleszenz		eindeutig

¹) Da fraglich ist, ob die präpuberale Schizophrenie eine eigene Gruppe darstellt, wird sie hier unter Gruppe III subsumiert.

²) ANTHONY, 1958, 1962; EISENBERG, 1957; RIMLAND, 1964; RUTTER, 1967.

(1) Frühkindliche Psychosen (early onset psychoses)
(1.—3. Lebensjahr)

Diese sehr früh einsetzenden psychotischen Störungen hindern das Kind daran, die normalen altersadäquaten Entwicklungsprozesse zu durchlaufen. Zu dieser Gruppe werden die pseudodefektive Psychose (BENDER, 1959), der „No-onset-type" von DESPERT (1938) sowie der frühkindliche Autismus (Synonym: Autismus KANNER, Autismus infantum) (KANNER, 1943) gezählt. Diese Störungen werden heute überwiegend den „tiefgreifenden Entwicklungsstörungen" zugerechnet.

Für diese Störungen werden nach KOLVIN (1971) als Kriterien das Einsetzen vor dem 3. Lebensjahr und selbstisolierendes soziales Verhalten herausgestellt sowie mindestens zwei der folgenden Kriterien: panikartige Reaktionen bei Veränderungen in der Umgebung oder bestimmte Formen von Stereotypien (Kopfschlagen, Rotationsbewegungen, Fingertremor sowie Selbststimulation).

Ein Übergang zur kindlichen Schizophrenie wurde bislang nicht beschrieben. Es besteht also Diskontinuität zur Schizophrenie des Jugendlichen- und des Erwachsenenalters.

Tabelle 2.8: Klassifikation psychotischer Störungen im Kindes- und Jugendalter nach verschiedenen Kriterien (nach REMSCHMIDT, 1988 b)

- Alter und Entwicklungsstand
  - Frühkindliche Psychosen (Early-onset-psychoses) (Geburt bis 3. Lebensjahr)
  - Psychosen der frühen und mittleren Kindheit (3. bis 5. Lebensjahr)
  - Spätkindliche Psychosen (Late-onset-psychoses) (5. bis 15. Lebensjahr)
  - Präpuberale Psychose (10.—14. Lebensjahr)
  - Psychosen der Adoleszenz
- Phänomenologie
  - affektive Syndrome
  - halluzinatorische Syndrome
  - oneiroide Syndrome
  - Verwirrtheitssyndrome
  - Wahnsyndrome
  - schizophrene Syndrome
- Ätiologie
  - funktionell (endogen)
    - schizophren
    - endogen-phasisch
  - exogen (körperlich begründbar)
    - bei Demenzprozessen
    - bei heredodegenerativen Erkrankungen
    - bei entzündlichen Erkrankungen und Intoxikationen
    - bei Oligophrenien
    - bei Epilepsien
  - psychogen? (Zustandsbilder von psychotischer Valenz)
    - hysterisch-abulische Zustandsbilder
    - phobische Bilder mit extremer Angstentwicklung

(2) Psychosen im Kleinkindes- und Vorschulalter
(3./4. — 5./6. Lebensjahr)

Bei den Psychosen im Kleinkindes- und Vorschulalter handelt es sich häufig um akut einsetzende Krankheitsbilder nach bis dahin weitgehend normaler Entwicklung, die zu einer Regression, einem Entwicklungsstillstand oder einer Demenz führen. Hierzu zählen die Dementia infantilis HELLER (HELLER, 1908, 1930; STUTTE, 1969 a; STUTTE & HARBAUER, 1965), identisch mit der Demenz nach WEYGANDT, die Dementia praecocissima nach De SANCTIS (1908), die pseudoneurotische Schizophrenie (BENDER, 1959), der „Acute-onset-type" nach DESPERT (1938) und die symbiotische Psychose nach MAHLER et al. (1949) und MAHLER (1952).

Auch bei diesen psychotischen Krankheitsbildern ist ein Übergang in die Schizophrenie des Jugendlichen- oder Erwachsenenalters nicht eindeutig nachgewiesen und zumindest sehr fraglich.

(3) Psychosen der mittleren und späten Kindheit (late-onset psychoses)
(nach dem 5.—7. Lebensjahr)

Zu den Psychosen der mittleren und späten Kindheit gehören Psychosen, die meist einen subakuten, fluktuierenden Verlauf zeigen. Ihre Symptomatik nähert sich der Schizophrenie des Erwachsenenalters an. Zu dieser Gruppe rechnet man die hebephreniform und die katatoniform verlaufenden Schizophrenien des Kindesalters (BOSCH, 1972). Sie manifestieren sich in der Regel zwischen dem 5. und dem 15. Lebensjahr und zeigen Symptome ersten Ranges nach Kurt SCHNEIDER (1967) sowie andere schizophrenietypische Symptome des Erwachsenenalters (KOLVIN, 1971). Die pseudopsychopathische Schizophrenie nach BENDER (1959) gehört ebenfalls in diesen Zusammenhang.

Für diese Erkrankungen ist eine Beziehung zur Schizophrenie des Jugendalters und auch zur Schizophrenie des Erwachsenenalters gegeben.

(4) Präpuberale schizophrene Psychosen
(10.—14. Lebensjahr)

Die präpuberalen schizophrenen Psychosen (STUTTE, 1969 b) haben deutliche Beziehungen zur Schizophrenie des Erwachsenenalters und einen Manifestationsgipfel in der Präpubertät, weshalb ihre Abgrenzung von den Psychosen der Adoleszenz gerechtfertigt erscheint (EGGERS, 1967, 1973). Sie zeigen einen klaren Übergang in die Schizophrenie des Erwachsenenalters, so daß hier das Kontinuitätsmodell gilt. Die präpuberalen Schizophrenien können der Gruppe III nach ANTHONY (1958, 1962) zugeordnet werden (vgl. Tab. 2.7).

WERRY (1992) übt Kritik am Begriff der präpuberalen Schizophrenie, da von vielen

Untersuchern, die diesen Begriff verwenden, die Pubertätsentwicklung nicht angemessen erfaßt wurde. Er schlägt deshalb vor, die Schizophrenien mit frühem Beginn lediglich nach dem Manifestationsalter in sehr früh beginnende (vor dem 13. Lebensjahr) und früh beginnende (vor dem 16./17. Lebensjahr) einzuteilen (Übersicht hierzu s. REMSCHMIDT, 1993 a).

(5) Psychosen der Adoleszenz

Sie gehören zum Typus der in der Adoleszenz neu auftretenden Erkrankungen (RUTTER et al., 1976; REMSCHMIDT, 1975 a, 1975 b). Sie zeigen meist keine psychotische Vorläufersymptomatik im Kindesalter, aber häufig eine Reihe von prämorbiden Verhaltensauffälligkeiten, wie sie durch die High-Risk-Forschung beschrieben wurden. Diese präschizophrene Symptomatik hat sich auch für die Prognose und für den Erfolg einer Rehabilitationsbehandlung als bedeutsam erwiesen: Schizophrene Jugendliche mit erheblichen prämorbiden Auffälligkeiten haben eine schlechtere Prognose als solche ohne derartige Auffälligkeiten (MARTIN, 1991).

Es wird angenommen, daß sich unter dem Einfluß der somatischen und psychischen Veränderungen in Pubertät und Adoleszenz eine genetische Prädisposition manifestiert, wobei aufgrund der fortgeschrittenen Entwicklung die Ausdrucksmittel zur Verfügung stehen, um eine dem Erwachsenen ähnliche Symptomatik zu zeigen (REMSCHMIDT, 1988 b).

Die Psychosen in der Adoleszenz sind eine eigenständige Gruppe, die als früh manifestierte schizophrene Erkrankung mit nahezu ähnlicher Symptomatik wie im Erwachsenenalter aufgefaßt werden kann.

2.6 Gibt es biologische oder psychologische Marker für eine schizophrene Erkrankung?

Die Suche nach biologischen oder psychologischen Markern, die das Auftreten einer schizophrenen Erkrankung vorauszusagen erlauben, hat eine lange Vorgeschichte. Immer wieder wurden solche Marker postuliert. Meist handelte es sich um Zufallsergebnisse, um situationsabhängige Befunde oder unspezifische Merkmale, die auch bei anderen Erkrankungen festzustellen waren, zuweilen sogar bei gesunden Vergleichspersonen. Dies gilt für biochemische wie elektrophysiologische, psychologische und psychosoziale Parameter. Man kann mit einiger Wahrscheinlichkeit von schizophrenietypischen Markern nur sprechen, wenn eine Reihe von Voraussetzungen vorliegen:

(1) Der Befund muß eindeutig definierbar sein. Für viele bislang beschriebene Parameter wie z. B. das Double-bind-Paradigma trifft dies nicht zu.
(2) Der Parameter muß weitgehend spezifisch sein, also schizophrene Patienten von anderen Patientengruppen und nicht nur von Gesunden deutlich differenzieren

können. Man kann dabei nicht unbedingt eine überschneidungsfreie Trennung verlangen, da eine Reihe von Besonderheiten der schizophrenen Symptomatik in Verdünnung auch bei anderen Erkrankungen vorkommen.

(3) Der Befund muß in mehreren Stichproben sorgfältig definierter Gruppen schizophrener Patienten repliziert worden sein.

(4) Man kann nicht erwarten, daß es Markiervariablen gibt, die für die ganze Gruppe der Schizophrenien spezifisch sind. Vielmehr muß nach Untergruppen gesucht werden, die sich nach operationalisierten Kriterien definieren lassen. Ein großer Teil der nicht übereinstimmenden Befunde läßt sich nämlich auf unterschiedliche Diagnosekriterien zurückführen.

Legt man diese Kriterien an die bislang beschriebenen mutmaßlichen Marker für eine schizophrene Erkrankung an, wobei wir die biochemischen Parameter ausklammern, so bleiben nicht viele übrig. Von den besprochenen *intrinsischen Faktoren* (s. a. Tab. 2.2) haben sich am ehesten als fragliche Marker herauskristallisiert:

— die langsamen Augenfolgebewegungen;
— Besonderheiten der ereigniskorrelierten Potentiale;
— bestimmte Störungen der Aufmerksamkeit und Informationsverarbeitung und vielleicht
— bestimmte Formen von Denkstörungen.

Auf diese Kennzeichen treffen die o. a. Kriterien in gewissen Grenzen zu. Sie wurden jedenfalls bereits repliziert und lassen sich gut beschreiben. Ihre Prädiktorwirkung wurde in einigen Studien nachgewiesen.

Von den in Tabelle 2.2 angeführten *extrinsischen und interaktiven Faktoren* kann bislang keiner die Eigenschaft eines Markers beanspruchen. Am ehesten trifft dies noch auf die Kommunikationsstörungen der Eltern bzw. der Familie zu, die mit den Denkstörungen des Risikokindes in Verbindung zu stehen scheinen (SASS et al., 1984). Die übrigen Faktoren sind als zusätzliche Risikofaktoren zu betrachten, die, insbesondere wenn mehrere gleichzeitig vorkommen, die Manifestation einer schizophrenen Erkrankung beim Kind begünstigen können.

Man muß sich überhaupt fragen, ob die Suche nach spezifischen Markern, die eine schizophrene Erkrankung vorauszusagen erlauben, sinnvoll und aussichtsreich ist. Möglicherweise gibt es solche einzelnen Marker gar nicht, wenn man von der genetischen Disposition einmal absieht, sondern eine Vielzahl *gleichsinniger* Risikofaktoren, die über einen längeren Zeitraum zusammenwirken, heben die genetische Disposition über die Manifestationsschwelle. Geht man von diesem Modell aus, so sind Anzeichen dafür vorhanden, daß viele der in Tabelle 2.2 angeführten Risikofaktoren im Einzelfall gleichsinnig und richtunggebend zusammenwirken können. Diese Vorstellung läßt sich mit dem Konzept eines neurointegrativen bzw. biobehavioralen Defizits (ERLENMEYER-KIMLING & CORNBLATT, 1984 a, 1984 b; FISH, 1984; MEEHL, 1962, 1972) bzw. der „pandysmaturation“ (PDM) (FISH et al., 1992) vereinbaren.

Unter Berücksichtigung dieser Gesichtspunkte und der bislang vorhandenen empirischen Daten kann man sich die Manifestation einer schizophrenen Erkrankung wie folgt vorstellen (REMSCHMIDT, 1988 b):

Im Zentrum der Entstehung schizophrener Erkrankungen steht ein *Regulationssystem zur Informationsverarbeitung*, das von verschiedenen Seiten störbar ist: durch organische Einflüsse (Infektionen, Sauerstoffmangel), durch intrapsychische Faktoren (Persönlichkeit, Ich-Struktur), durch genetische Faktoren und durch familiäre und psychosoziale Einflüsse (deviante Kommunikation, expressed emotions, soziale Schichtzugehörigkeit, life events). Dieses System zur Selektion und Verarbeitung von Informationen steht mit dem *limbischen System* in Zusammenhang. Das limbische System ist gegen Sauerstoffmangel besonders empfindlich, also auch gegen prä- und perinatale Schädigungsmöglichkeiten. Weiterhin hat das Zytomegalie-Virus, dessen Antikörpertiter im Liquor Schizophrener wesentlich höher ist als bei Gesunden, als neurotropes Virus eine besondere Affinität zum limbischen System (ALBRECHT et al., 1980; TORREY et al., 1982). Dies betonen jene Forscher, die die „Infektionstheorie" der Schizophrenie propagieren. Wird das limbische System durch verschiedene Einflüsse geschwächt, so sind die Betroffenen einer Vielzahl von belastenden Faktoren stärker ausgesetzt. Sie erkranken vor allem dann an einer schizophrenen Psychose, wenn sowohl eine genetische Disposition als auch belastende familiäre Verhältnisse vorliegen. Diese Vorstellungen sind weitgehend mit dem seit mehreren Jahren diskutierten Diathese-Streß-Modell der Schizophrenie vereinbar.

3 Kinder endogen-depressiver Eltern

3.1 Allgemeine Gesichtspunkte

Im Vergleich zur Beschäftigung mit den Kindern schizophrener Eltern hat sich die High-Risk-Forschung relativ spät den Kindern depressiver Eltern zugewandt. Mittlerweile liegen jedoch auch hierzu eine Reihe von Studien vor, die allerdings in ihren Ergebnissen noch sehr widersprüchlich sind. Die älteren Forschungsergebnisse und methodischen Probleme zu diesem Thema werden von BEARDSLEE et al. (1983) referiert. Neuere Übersichten liegen u. a. von FOREHAND et al. (1987), GELFAND und TETI (1990), DOWNEY und COYNE (1990) und HAMMEN (1991) vor sowie von KEITNER und MILLER (1990) zum Zusammenhang von Familie und Depression allgemein.

Zu Beginn der High-Risk-Forschung dienten die Kinder Depressiver lediglich als Kontrollgruppe zu den Kindern Schizophrener, wobei beide Gruppen gleichermaßen gestört schienen (s. a. DOWNEY & COYNE, 1990). Im Anschluß an die Kritik von BEARDSLEE et al. (1983) an häufig fehlenden Kontrollgruppen, an uneinheitlichen diagnostischen Kriterien und an den Erhebungsmethoden wurden methodisch besser fundierte Studien durchgeführt. Darin wurde deutlich, daß die Kinder depressiver Eltern ein spezifisches Risiko für Depression haben und eine Vielzahl weiterer Störungen entwickeln können.

Meist wird von der Hypothese ausgegangen, daß die Probleme der Kinder direkt aus dem Zusammenleben mit einem depressiven Elternteil, speziell der Mutter, resultieren. Es gibt aber auch Belege dafür, daß eine dritte Bedingung wie z. B. Ehekonflikte oder familiärer Streß sowohl die Depression der Mutter als auch die Probleme des Kindes verursachen kann. Genetische Faktoren können den Zusammenhang höchstens teilweise erklären.

Im folgenden werden zunächst einige der methodischen Probleme angeführt, die im Zusammenhang mit Untersuchungen zu diesem Thema zu beachten sind. Die Probleme sind ähnlich gelagert wie bei der Untersuchung der Kinder schizophrener Eltern.

3.1.1 Zur Problematik der Gewinnung relevanter Stichproben

Die Kinder endogen-depressiver Eltern sind nicht unbedingt repräsentativ für alle an einer endogenen Depression erkrankenden Kinder. Insofern mögen Zweifel bestehen, ob die an dieser Gruppe gefundenen Ergebnisse auf Kinder bzw. Jugendliche mit affektiven Psychosen generell übertragbar sind. Die Untersuchung dieser Kinder ist jedoch aus zwei Gründen sinnvoll: Einmal ist bei ihnen das Risiko für eine spätere depressive Erkrankung erhöht, so daß es mit vertretbarem Aufwand möglich erscheint, bei ihnen Vorstufen schwerer depressiver Erkrankungen (affektiver Psychosen) zu finden. Zum anderen ist das Vorgehen ökonomischer, als eine auslesefreie Kinderpopulation im Hinblick auf die spätere Manifestation einer endogen-phasischen Psychose zu untersuchen. Eine Reihe von Gesichtspunkten sind bei solchen Studien zu beachten:

Rekrutierung einer geeigneten Stichprobe: Es gibt zwar viele depressive Mütter, es ist aber nicht einfach, sie zu finden, und je schwerer die Depression ist, desto weniger sind sie bereit, an Forschungsprojekten teilzunehmen (GELFAND & TETI, 1990). Einige Gruppen sind zudem klein, besonders wenn es um die bipolare Störung geht. Frühere Studien des National Institute of Mental Health (NIMH) der USA hierzu umfaßten lediglich 7 Familien (z. B. ZAHN-WAXLER et al., 1984), sie haben allerdings weitere Forschung mit größeren Stichproben angeregt. Manche Forscher versuchten die Stichproben zu vergrößern, indem sie die Altersspanne der Kinder sehr weit faßten (z. B. 8 bis 16 Jahre). Dabei müssen aber Alterseffekte kontrolliert werden, zumal die Störungen der Kinder auf jeder Altersstufe anders sind.

Berücksichtigung des sozialen Kontextes: Hier sind zahlreiche Umstände in Betracht zu ziehen. Depressionen sind besonders häufig bei Müttern kleiner Kinder (s. DOWNEY & COYNE, 1990; GELFAND & TETI, 1990). Sie sind zudem oft verknüpft mit anderen Problemen, die Kinder beeinträchtigen können. Hierzu gehören Ehekonflikte, familiärer Zwist, mit Streß verbundene life events, die soziale Isolierung der Mutter und fehlende soziale Unterstützung. Ein ebenfalls psychisch kranker (Ehe-)Partner kann die soziale Situation der Familie und die Auswirkungen auf die Kinder erheblich verändern. MERIKANGAS et al. (1988) fanden bei den Partnern von 37% der normalen gegenüber 69% der depressiven Probanden die Kriterien für Depression, Angststörung oder Alkoholismus erfüllt; die elterliche Konkordanz in bezug auf die Diagnosen, besonders in bezug auf Angststörungen, erhöhte zudem deutlich das Risiko für major depression und Angststörungen bei ihren Kindern.

Berücksichtigung und Auswahl von Kontrollgruppen: Hinsichtlich der Kontrollgruppen bieten sich verschiedene Möglichkeiten an: Kinder gesunder Eltern, Kinder von körperlich kranken Eltern, Kinder von Eltern, die an anderen psychiatrischen Erkrankungen leiden. In allen Fällen muß auf eine sorgfältige Parallelisierung geachtet werden (nach Alter, evtl. auch Erkrankungsalter der Eltern, Geschlecht, sozialer Schicht usw.). Es ist außerordentlich schwierig, wirkliche Vergleichbarkeit herzustellen, wenn man auch Faktoren wie Familienklima, familiäre Belastungsfaktoren, eheliche Konflikte usw. berücksichtigen will.

3.1.2 Diagnostische Probleme

Vergleicht man die Ergebnisse von Untersuchungen an Kindern depressiver Eltern, so müssen auch die jeweils zum Ausgangspunkt gewählten elterlichen Diagnosen vergleichbar sein. Die Erkrankung der Eltern wird jedoch recht unterschiedlich klassifiziert, z. B. als „affektive Psychosen", „affektive Erkrankungen", „depressive Erkrankungen", „major depression", "endogen-depressive Erkrankungen" und „manisch-depressive Erkrankungen". Insbesondere in älteren Publikationen sind zudem die Kriterien für die Diagnose manchmal nicht angegeben (BEARDSLEE et al., 1983).

Auch wegen der Einführung neuer Diagnosensysteme oder neuer diagnostischer Kriterien sind Untersuchungen aus unterschiedlichen Zeiträumen nur schwer vergleichbar. Dies gilt z. B. für früher durchgeführte Untersuchungen an Kindern manisch-depressiver Eltern gegenüber solchen an Kindern von Eltern mit einer „major depression" nach DSM-III bzw. DSM-III-R.

Häufig wurde zudem nicht unterschieden zwischen unipolaren und bipolaren Erkrankungen, was nach heutigem Kenntnisstand gefordert werden muß und in verschiedenen Studien bereits berücksichtigt wurde (z. B. CONNERS et al., 1979; HAMMEN, 1991; LAROCHE et al., 1981; REMSCHMIDT et al., 1973).

Als methodische Probleme nennen GELFAND und TETI (1990) in diesem Zusammenhang die heterogene Natur der Depression, ihre unterschiedlichen operationalen Definitionen und Probleme in der Diagnostik kindlicher Psychopathologie. Zwar unterscheidet die American Psychiatric Association (APA) Subtypen der Depression, aber zusätzliche Unterscheidungen könnten wegen ihrer möglicherweise spezifischen Wirkung nützlich sein; z. B. nach der Anzahl von Rückfällen, genetisch vs. nichtgenetisch, exogen vs. endogen.

GELFAND und TETI (1990) stellen fest, daß die meisten Untersuchungen von Müttern ausgehen, die wenigstens leicht klinisch depressiv waren. Die älteren Untersuchungen zogen oft diagnostisch heterogene Gruppen heran, damit die Stichprobe groß genug wurde für eine Hypothesentestung. Die Depression variierte sehr in Typ und Intensität, sie reichte von leichter Verstimmung bis zu schweren, wiederkehrenden Episoden, die eine Hospitalisierung erforderlich machen. Einige Mütter wurden erstmals depressiv nach der Geburt ihres Kindes, viele waren vorher depressiv. Die strengsten Untersuchungen wenden DSM- oder ICD-9-Kriterien an in Kombination mit standardisierten Interviews und Fragebögen. Einige Forscher kontrollieren auch die Reliabilität der Expertenurteile.

In fast allen Untersuchungen wird verlangt, daß die Mütter aktuell depressiv sind, denn der aktuelle depressive Status der Mütter hängt enger mit der psychologischen Anpassung des Kindes zusammen als eine Depressionsanamnese (HAMMEN et al., 1987a). Von daher sollte die Wirkung des *gegenwärtigen* (depressiven) Verhaltens der Mutter auf das Kind untersucht werden. Auch kann der Schweregrad wichtiger sein als die Art der Depression. Die depressiven Symptome sind sehr ähnlich, ob die Störung bipolar oder unipolar ist, primär oder sekundär in bezug auf eine andere psychiatrische Bedingung. Bipolare wie unipolare Formen sind verknüpft mit erhöhten Auffälligkeitsraten der Kinder.

Um größere Stichproben zu erhalten, werden manchmal *nichtklinische Stichproben* von Müttern mit dysphorischer Stimmung verwendet, diagnostiziert über Skalen wie z. B. den Beck Depression Inventory. Man ist sich uneinig über die Brauchbarkeit derartiger Stichproben, da nicht klar ist, ob depressive Störungen ein Kontinuum von normal bis schwer depressiv bilden oder ob klinische Depressionen sich grundlegend von normaler wie auch von depressiver Verstimmung unterscheiden. Leichtere depressive Verstimmungen und dysthymische Störungen erhöhen möglicherweise nicht das Risiko für Auffälligkeiten der Kinder.

Nicht nur die depressive Erkrankung der Eltern als solche wirkt sich auf die Kinder aus. Auch das *Geschlecht* des erkrankten Elternteils spielt ähnlich wie bei der Schizophrenie eine wesentliche Rolle. So haben mehrere Untersuchungen gezeigt, daß die depressive Erkrankung der Mutter die Entwicklung psychopathologischer Symptome bei den Kindern stärker beeinflußt als diejenige des Vaters (z. B. KELLER et al., 1986).

Ebenso hat sich der *Schweregrad* bzw. die Chronifizierung der Erkrankung als wichtiger Einflußfaktor für die psychopathologische Auffälligkeit der Kinder erwiesen (BILLINGS & MOOS, 1983; KELLER et al., 1986; REMSCHMIDT et al., 1973; ROGERS & FOREHAND, 1983), er ist jedoch in den meisten Untersuchungen nicht berücksichtigt.

Ebenso wie für die Eltern sind auch für die *Untersuchung der Kinder* einheitliche Kriterien zu fordern. Überwiegend wird mit Symptomlisten gearbeitet, oder die Diagnose wird im Rahmen einer allgemeinen Exploration der Kinder gestellt. Manche Untersuchungen stützen sich auf Fragebögen (z. B. CONNERS et al., 1979) oder ausschließlich auf die Befragung der Eltern ohne persönliche Untersuchung des Kindes (z. B. WEISSMAN et al., 1984 b). Mittlerweile werden jedoch auch bei der Untersuchung der Kinder einheitliche Kriterien verwendet (WEISSMAN et al., 1987).

Wichtig ist in diesem Zusammenhang die Frage nach der Validität des elterlichen (meist mütterlichen) Urteils über die Auffälligkeiten der Kinder sowie nach der Validität der Aussagen der Kinder über sich selbst. Hinzu kommt das Problem der Stabilität der Diagnose bei den Kindern.

Validität des mütterlichen Urteils: GELFAND und TETI (1990) stellen fest, daß man sich häufig zu sehr auf den Bericht der depressiven Mutter über das Kind verläßt. Depressive Mütter tendieren dazu, mehr Verhaltensprobleme zu berichten und ihre Kinder unnötigerweise in psychiatrische Kliniken zu bringen. Daher sollten die Berichte der Mütter über die Kinder ergänzt (jedoch nicht ersetzt) werden durch Interviews, Tests und Einschätzungen nicht-depressiver, objektiver Beobachter.

Selbstbeurteilung der Kinder: Die sorgfältige Untersuchung der Kinder ist unverzichtbar. Diese können schon im Grundschulalter gut über ihre innere Befindlichkeit und ihre Probleme berichten. Vielfach registrieren die Eltern die depressive Verstimmung ihres Kindes nicht, sogar Suizidgedanken und Suizidversuche der Kinder sind ihnen nicht immer bekannt (WALKER et al., 1990). Diese Sachverhalte und die daraus folgende häufig geringe Übereinstimmung des elterlichen und des kindlichen Urteils haben zu dem Vorschlag geführt, depressive Symptome dann als besonders zuverlässig anzusehen, wenn beide Urteile übereinstimmen (BIRD et al., 1992).

Stabilität der Diagnose des Kindes: Emotionale Symptome sind in jüngeren Altersgruppen (unterhalb des 10. Lebensjahres) recht unstabil (CHAMBERS et al., 1985). Daher ist es notwendig, Informationen aus verschiedenen Quellen einzuholen und die Entwicklung des Kindes längerfristig zu beobachten (FENDRICH et al., 1991).

3.1.3 Probleme des Untersuchungsdesigns

Querschnitt- und Längsschnittuntersuchungen haben in aller Regel einen sehr breiten Zugang und versuchen im allgemeinen psychopathologische Auffälligkeiten über die Untersuchung der Kinder und der Eltern sowie die Urteile von Lehrern und Gleichaltrigen zu objektivieren.

Bei den ursprünglich durchgeführten Längsschnittstudien standen die Kinder schizophrener Eltern im Mittelpunkt, wobei manchmal die Kinder depressiv erkrankter Elternteile als Kontrollgruppe dienten. Diese Studien erlauben in der Regel keine fundierte Aussage hinsichtlich der psychopathologischen Auffälligkeiten von Kindern endogen-depressiver Eltern. Erst in neuerer Zeit werden die Kinder Depressiver gezielt untersucht.

Genetische Untersuchungen verfolgen eine spezifischere Fragestellung als Quer- bzw. Längsschnittuntersuchungen. Sie fragen nach der Manifestation und dem Zeitpunkt des Auftretens gleichsinniger oder ähnlicher Erkrankungen bei den Kindern (WEISSMAN et al., 1987).

Der Untersuchungsansatz der Familienforschung, die bei schizophrenen Erkrankungen eine lange Tradition aufweist, wurde erst relativ spät auf die Familien depressiv Erkrankter angewandt. Derartige Untersuchungen zur *Familienstruktur* und *Familiendynamik* stehen nicht im Gegensatz zu genetischen Untersuchungen, sondern können sie ergänzen. Widrige familiäre Umstände, deren negative Auswirkungen auf Kinder vielfältig belegt sind, können auch in Familien mit einem depressiv erkrankten Elternteil eine große Rolle spielen.

3.2 Psychiatrische Auffälligkeiten der Kinder

Die Probleme der Kinder depressiver Mütter umfassen ein weites Spektrum (GELFAND & TETI, 1990) von emotionaler Dysregulation, unsicherer emotionaler

Bindung, Aggression und oppositionellem Verhalten bis zu Defiziten in der Aufmerksamkeit, niedrigem Selbstwertgefühl, schlechten Beziehungen zu Gleichaltrigen und depressiver Stimmung. Man weiß weniger über die Wirkung auf die Adoleszenten; diese scheinen im wesentlichen altersspezifisches oppositionelles und antisoziales Verhalten und Verstimmungen zu zeigen.

3.2.1 Allgemeine und spezielle Auffälligkeitsraten

Die Mehrzahl der Untersuchungen an Kindern endogen-depressiver Eltern zielt darauf ab, die allgemeine Auffälligkeitsrate hinsichtlich psychopathologischer Störungen sowie die Häufigkeit spezieller Symptome und Syndrome bei den Kindern festzustellen.

3.2.1.1 Allgemeine Auffälligkeitsraten

In den letzten Jahren wurden zahlreiche Untersuchungen zu dieser Frage durchgeführt, die auch Kontrollgruppen verwenden. Die Rate allgemeiner psychopathologischer Auffälligkeiten liegt bei Kindern depressiver Eltern relativ hoch. Sie variiert etwa zwischen 30 % und 45 %, wobei je nach Stichprobe und Untersuchungsmethode auch höhere oder niedrigere Werte vorkommen können. So ergibt sich eine Lebenszeitprävalenz für DSM-III-Diagnosen bei Kindern depressiver Eltern von 65 % bis 73 % gegenüber 53 % bis 65 % in Kontrollfamilien (KELLER et al., 1986; WEISSMAN et al., 1987).

WEISSMAN et al. (1984 b) fanden eine Auffälligkeitsrate für alle DSM-III-Diagnosen von 24.2 % bei Kindern von Eltern mit major depression gegenüber 8.1 % bei der Kontrollgruppe. Damit sind Kinder von Eltern mit depressiven Erkrankungen deutlich häufiger psychisch auffällig als Kinder gesunder Eltern. Major depression steht dabei an erster Stelle (13.1 % gegenüber 0 % in der Kontrollgruppe), gefolgt von Aufmerksamkeitsstörungen, Trennungsangst und weiteren Symptomen. Rund 25 % der Risikokinder befanden sich zum Untersuchungszeitpunkt bereits in Behandlung gegenüber 9.2 % in der Kontrollgruppe.

WEISSMAN et al. (1984 b) fanden die psychopathologischen Auffälligkeiten unter den Risikokindern unter folgenden Bedingungen erhöht: bei a) frühem Beginn der elterlichen Depression, b) einer größeren Zahl von Verwandten ersten Grades mit Depression oder einer anderen psychischen Störung oder c) wenn der depressive Elternteil verwitwet, geschieden oder getrennt lebte. Die familiäre Atmosphäre und genetische Vulnerabilität können demnach gemeinsam die psychische Stabilität der Kinder affektiv gestörter Eltern bestimmen.

Darüber hinaus zeigen sich in den vorliegenden Studien folgende Tendenzen im Hinblick auf die psychischen Auffälligkeiten von Kindern depressiver Mütter:

— *Erhöhte Rate an emotionalen Störungen, Verhaltensauffälligkeiten und Entwicklungsverzögerungen* (COX et al., 1987; LEE & GOTLIB, 1989): Dies wird zum Teil auf die Unfähigkeit der depressiven Mütter zur Aufrechterhaltung einer adäquaten Kommunikation mit ihren Kindern zurückgeführt. Insbesondere können die Mütter nicht angemessen auf die Bedürfnisse der Kinder reagieren.
— *Zusammenhang zwischen Akuität und Schweregrad der mütterlichen Erkrankung und psychopathologischer Auffälligkeit der Kinder:* Mehrere Studien haben gezeigt, daß die aktuelle depressive Symptomatik der Mütter die Kinder am stärksten beeinflußt (z. B. HAMMEN et al., 1987 a) und daß eine schwere elterliche depressive Erkrankung die Rate psychopathologischer Auffälligkeiten der Kinder erhöht (GRIGOROIU-SERBANESCU et al., 1991; REMSCHMIDT et al., 1973).
— *Negatives Selbstkonzept:* Kinder depressiver Mütter haben negativere Kognitionen über sich selbst als andere Kinder (JAENICKE et al., 1987). Es besteht ein Zusammenhang dieser Kognitionen mit Streß und mit negativen, nicht-stützenden Beziehungen zu den Kindern, was die Selbsteinschätzung beeinflußt haben könnte.

3.2.1.2 Spezielle Symptome und Syndrome

(1) Depressive Erkrankungen

Nahezu alle Untersuchungen zu diesem Thema finden eine erhöhte Rate depressiver Erkrankungen bei Kindern depressiver Eltern. Die ermittelte Häufigkeit schwankt erheblich: Sie liegt zwischen 7 % (WELNER et al., 1977) und 75 % (McKNEW et al., 1979), gewöhnlich jedoch zwischen 23 % und 38 % im Unterschied zu 11 % bis 24 % in Kontrollfamilien (KEITNER & MILLER, 1990). HAMMEN et al. (1990) sowie WEISSMAN et al. (1992) fanden jeweils bei über 50 % der Risikokinder eine major depression (67 % bzw. 52 %), bevor diese 20 Jahre alt wurden (im Unterschied zu 12 % bzw. 28 % in der Kontrollgruppe). Die Unterschiede zwischen den Untersuchungsergebnissen hängen u. a. vom methodischen Vorgehen, von der untersuchten Altersgruppe sowie vom Schweregrad und der Art der elterlichen Erkrankung ab.

(a) Untersuchung unterschiedlicher Altersgruppen

Zwar können Kinder auch vor der Pubertät an einer Depression erkranken, und Hilfskonstruktionen wie „maskierte Depression“ oder „depressive Äquivalente“ haben sich als nicht stichhaltig erwiesen (s. Abschnitt 3.2.2.1). Dennoch sind depressive Erkrankungen bei jüngeren Kindern selten; sie steigen nach Eintritt der Pubertät signifikant an, besonders bei den Kindern depressiver Eltern (WEISSMAN et al., 1992). Außerdem liegt der Erkrankungsgipfel für eine major depressive disorder nach DSM-III bei Kindern mit erkrankten Eltern im Durchschnitt früher als für Kinder mit nicht einschlägig erkranktem Elternteil (bei WEISSMAN et al., 1987: 12 gegenüber 16 Jahre).

Die geringere Anzahl von Depressionen bei Kindern kann ein wesentlicher Grund für die unterschiedlichen Raten depressiver Erkrankungen in den verschiedenen Untersuchungen sein. So gingen WELNER et al. (1977) von einer verhältnismäßig jungen Stichprobe aus (Durchschnittsalter 11.8 Jahre). Die Risikokinder in der Untersuchung von WEISSMAN et al. (1984 b, 1987) waren im Durchschnitt wesentlich älter (6—23 Jahre), wobei die 12- bis 23jährigen über 88 % ausmachten und 38.9 % sogar 19 bis 23 Jahre alt waren.

Eine ungewöhnlich hohe Rate an unipolar-depressiven Erkrankungen (75 %) fanden McKNEW et al. (1979) bei einer zudem relativ jungen Stichprobe (5 bis 15 Jahre). Es handelte sich um 30 Kinder von 14 konsekutiv stationär aufgenommenen bipolar oder unipolar depressiv erkrankten Eltern. 5 der 14 Jungen sowie 4 der 16 Mädchen waren in beiden Interviews und 3 der Jungen sowie 11 der Mädchen nur in einem unipolar-depressiv. Die Depressionsrate für Jungen und Mädchen zusammen beträgt bezogen auf beide Interviews 30 %, bei Zugrundelegung nur jeweils eines Interviews 46 %. Zu der hohen Auffälligkeitsrate könnte die sehr genaue (mit Hilfe eines Interviews und mit Hilfe von Rating-Skalen) und jeweils zweimalige (im Abstand von 4 Monaten) Untersuchung beigetragen haben. Hinzu kommt der hohe Schweregrad der elterlichen Erkrankung, der sich auch in anderen Studien als bedeutsam herausgestellt hat (KELLER et al., 1986; REMSCHMIDT et al., 1973).

(b) Unterschiedliches methodisches Vorgehen bei der Untersuchung der Kinder

Ein Vergleich zweier Untersuchungen von WEISSMAN et al. (1984 b, 1987) zeigt beispielhaft, wie sehr sich Art, Methodik und Intensität der Untersuchung der Kinder in der Auffälligkeitsrate hinsichtlich einer depressiven Erkrankung niederschlagen können. In der ersten Untersuchung (1984) stützte sich die Diagnose der Kinder lediglich auf die Angaben der Eltern. In der zweiten Untersuchung (1987) wurden zusätzlich zur Elterninformation ein Interview der Kinder und eine psychologische Testuntersuchung herangezogen. Die Risikokinder wiesen in der ersten Untersuchung zu 13.1 % depressive Erkrankungen auf, in der zweiten Untersuchung hingegen zu 37.6 %. Zusätzlich unterschied sich allerdings auch die erfaßte Altersgruppe: sie umfaßte in der ersten Untersuchung das 6.—18., in der zweiten das 6.—23. Lebensjahr.

(c) Schweregrad und Art der elterlichen Erkrankung

Manche Studien beziehen hinsichtlich der elterlichen Erkrankung Depressionen unterschiedlichen Schweregrades ein, wobei die Hospitalisierung als höchster Schweregrad angesehen wird (WEISSMAN et al., 1984 b). Andere Studien legen ausschließlich den maximalen Schweregrad zugrunde (McKNEW et al., 1979). Entsprechend unterschiedlich ist die Häufigkeit depressiver Erkrankungen bei den Kindern. Auch die Art der depressiven Erkrankung (unipolar oder bipolar) dürfte eine Rolle spielen.

Der Schweregrad und die Auswirkung der elterlichen Erkrankung hängt auch davon ab, ob und welche zusätzlichen Erkrankungen bei den Eltern vorliegen. Damit ist die Frage der Komorbidität angeschnitten. Depressive Syndrome gehen bei Erwachsenen wie auch bei Kindern gehäuft mit zusätzlichen Symptomen oder gar Syndromen einher. Zu ihnen gehören bei Erwachsenen vor allem Angst- und Paniksyndrome, hypochondrische Befürchtungen und Eßstörungen (Anorexia nervosa und Bulimia nervosa), bei Kindern und Jugendlichen darüber hinaus Störungen des Sozialverhaltens, Hyperaktivität, Lern- und Leistungsstörungen und Schulverweigerung (BERNSTEIN, 1991).

Die Wirkung der Komorbidität von Angst bzw. Panik und Depression der Eltern auf die Kinder wurde mehrfach untersucht (z. B. BIEDERMAN et al., 1991; MUFSON et al., 1992; WEISSMAN et al., 1984 a). MUFSON et al. (1992) überprüften die Spezifität der Übertragung der major depression und von Angststörungen. Die Kinder von Eltern mit major depression und Panikstörung wiesen das größte Risiko für jede der beiden Störungen auf. Die Kinder von Eltern mit major depression mit oder ohne zusätzliche Panikstörung waren stärker beeinträchtigt als die Kinder von Eltern mit anderen oder ohne psychiatrische Störungen. Sie erhielten mehr psychiatrische Behandlung und mehr psychiatrische Diagnosen.

Zu den depressiven Syndromen gehört auch die Suizidalität. In vielen Untersuchungen wird darauf nicht dezidiert eingegangen, auch deshalb, weil sie in den herkömmlichen Klassifikationsschemata (DSM-III, DSM-III-R, ICD-9, ICD-10) nicht als Diagnose vorkommt. WEISSMAN et al. (1984 b) stellten bei 6.5 % ihrer Stichprobe Suizidgedanken fest und bei 0.9 % Suizidversuche. WEISSMAN et al. (1992) fanden Suizidversuche bei 7.8 % der Risikogruppe gegenüber 1.4 % bei der Kontrollgruppe.

(2) Angstsyndrome

Den depressiven Zustandsbildern verwandt sind eine Reihe von Angstsyndromen, die bei Kindern depressiver Eltern ebenfalls gehäuft beobachtet werden. BILLINGS und MOOS (1983) fanden bei 44.4 % der Risikogruppe (gegenüber 19.4 % bei der Kontrollgruppe) klinisch bedeutsame Angstzustände. WEISSMAN et al. (1987) stellten bei 36.8 % der Risikogruppe Angstzustände fest, wobei allerdings die Rate bei der Kontrollgruppe mit 27.4 % ebenfalls hoch ist. WEISSMAN et al. (1992) fanden bis zum Alter von 18 Jahren bei 38 % der Risikogruppe (gegenüber 11 % bei der Kontrollgruppe) Angststörungen sowie einen deutlichen Anstieg der Angststörungen ab dem Alter von 10 Jahren bei den Risikokindern, also vor dem Beginn der major depression. Trennungsängste registrierten WEISSMAN et al. (1984 b) in 10.3 % der Fälle (gegenüber 0 %), WEISSMAN et al. (1992) bis zum Alter von 19 Jahren bei 23 % der Risikogruppe gegenüber 11 % bei der Kontrollgruppe.

(3) Andere Syndrome

Verschiedene Studien weisen bei Kindern depressiver Eltern ein erhöhtes Risiko für Drogenmißbrauch nach (WEISSMAN et al., 1984 b, 1992), ferner eine erhöhte Rate an Aufmerksamkeitsstörungen (CONNERS et al., 1979; ORVASCHEL et al., 1988; WEISSMAN et al., 1984 b), an schulischen Lern- und Leistungsstörungen (BILLINGS & MOOS, 1983) sowie an dissozialen Verhaltensstörungen (HAMMEN et al., 1990; WEISSMAN et al., 1992).

Es stellt sich die Frage, ob solche Symptome Auswirkungen der depressiven Erkrankung sind oder ob sie eine eigene, zusätzliche Wertigkeit haben. Die Einnahme von Drogen wird häufig im Sinne einer „Eigentherapie" zur Behebung depressiver Zustandsbilder angewandt. Schulische Leistungsstörungen lassen sich ebenfalls als Auswirkungen einer depressiven Erkrankung erklären. Inwieweit dies auch auf Aufmerksamkeitsstörungen zutrifft, besonders wenn sie mit hyperaktivem Verhalten verquickt sind, muß vorerst offenbleiben.

Das Risiko für eine Verhaltensstörung bzw. antisoziale Persönlichkeit ist bei Kindern depressiver Eltern signifikant erhöht im Vergleich zu Kindern gesunder Eltern, weit größer ist das Risiko jedoch bei Eltern mit zusätzlichem Alkoholismus (MERIKANGAS et al., 1985).

WEISSMAN et al. (1992) fanden bei Kindern depressiver Eltern eine enge Verknüpfung von Verhaltensstörung und Drogenabhängigkeit. Diese enge Verknüpfung entspricht Ergebnissen anderer Untersuchungen zur Übertragung dieser Störungen zwischen Eltern und Kindern. Aufgrund der Verhaltensstörung bzw. der Drogenabhängigkeit ließ sich spezifisch der Beginn der jeweils anderen Störung innerhalb der folgenden 2 Jahre voraussagen, aber weder Depression noch Angststörung. Verhaltensstörung und Drogenabhängigkeit waren mit zusätzlichen familiären Risikofaktoren wie Ehekonflikten, Eltern-Kind-Konflikt, emotional kühlem Verhalten und geringer Kohäsion verknüpft, dies traf aber weder für Depression noch für Angst zu.

3.2.2 Symptomatik in Abhängigkeit von Alter und Geschlecht

3.2.2.1 Symptomatik und Lebensalter

Bereits im Kindesalter gibt es depressive Erkrankungen, auch solche, die heute als major depression oder als endogen-phasische Psychosen bezeichnet werden. Allerdings sind sie im Kindesalter relativ selten und werden in der Präpubertät bzw. Pubertät, vor allem nach der Pubertät, signifikant häufiger.

Die relative Seltenheit depressiver Syndrome bei jüngeren Kindern hat zu der Frage geführt, ob sie im frühen Kindesalter unter einer anderen Symptomatik auftreten als im Jugendlichen- oder Erwachsenenalter, z. B. als Verhaltensstörung, somatische

Beschwerde oder Delinquenz. Gegen diese Annahme der „depressiven Äquivalente" oder der „maskierten Depressionen" wird eingewandt, daß die Störungen, die die Depression „maskieren" sollen, mehr oder weniger den ganzen Bereich der möglichen psychopathologischen Störungen des Kindesalters abdecken. Außerdem ist die Art ihrer Verknüpfung mit der angenommenen Depression unklar. Es sind keine Kriterien bekannt, mit der eine Störung ohne zugrundeliegende Depression von einer solchen abgegrenzt werden soll, der eine Depression zugrundeliegt. Von daher hat sich dieses Konzept als unbrauchbar erwiesen (CARLSON & GARBER, 1986).

Zum Verlauf der depressiven Symptomatik ergaben Längsschnittuntersuchungen folgendes:

— In der mittleren und späten Kindheit nehmen sowohl depressive Verstimmungen als auch Störungen des Sozialverhaltens zu. Diese Störungen scheinen bei den Kindern von unipolar erkrankten Müttern früher aufzutreten (RADKE-YARROW et al., 1992).
— Depressive Kinder haben ein höheres Risiko als nicht-depressive Kinder, als Erwachsene eine affektive Erkrankung zu entwickeln und stationär psychiatrisch behandelt zu werden. Hingegen ist ihr Erkrankungsrisiko für nicht-depressive Störungen nicht erhöht (HARRINGTON et al., 1990, 1991).

CARLSON und KASHANI (1988) untersuchten den Wandel depressiver Symptome vom Kindes- bis zum Erwachsenenalter (Vorschulalter, vor der Pubertät, Adoleszenz, Erwachsenenalter), indem sie die Ergebnisse von drei unabhängigen, aber nach vergleichbaren Methoden durchgeführten Untersuchungen zusammenfaßten. In allen Altersgruppen sind depressive Stimmung, verminderte Konzentration, Schlaflosigkeit und Suizidgedanken ähnlich häufig. Anhedonie, Tagesschwankungen, Hoffnungslosigkeit, psychomotorische Verlangsamung und Wahnsymptome nehmen mit dem Alter zu; äußerlich sichtbares depressives Erscheinungsbild, niedriges Selbstwertgefühl und somatische Beschwerden nehmen ab.

Bei Kindern mit depressiv erkrankten Eltern treten die depressiven Erkrankungen (major depression) unabhängig vom Geschlecht früher auf als bei einer normalen Kontrollgruppe. Als Erstmanifestationszeitpunkt fanden WEISSMAN et al. (1987) das Alter von ca. 12 Jahren, für die Kontrollgruppe dagegen von ca. 16 Jahren. Die Symptomatik der depressiven Erkrankung unterscheidet sich bei den Kindern depressiver Eltern in Abhängigkeit davon, ob sie sich vor bzw. nach Vollendung des 15. Lebensjahrs manifestiert (Tab. 3.1; WEISSMAN et al., 1987). Die Symptomatik bei Beginn nach dem 15. Lebensjahr ist der von erwachsenen Depressiven bereits sehr ähnlich.

Es wird die Ansicht vertreten, daß die mütterliche Depression als eher unspezifischer Stressor die Häufigkeit der geschlechts- und altersspezifischen Pathologie erhöht. Das hieße, vor der Pubertät zeigen die Söhne gehäuft dissoziales Verhalten, Hyperaktivität

Tabelle 3.1: Häufigkeit depressiver Symptome bei Kindern depressiver Eltern in Abhängigkeit vom Alter der Kinder bei Beginn der major depression (Mehrfachnennungen möglich; s. = statistisch signifikant; p = Signifikanzniveau) (nach WEISSMAN et al., 1987, S. 850)

Art der depressiven Symptome	**Alter bei Beginn der major depression**				
	< 15 J. (n = 24)		> 15 J. (n = 28)		
	n	%	**n**	%	Signifikanz
depressive Verstimmung	17	73.1	19	73.1	
Mangel an Reagibilität	6	25.0	7	25.0	
morgendliches Tief	6	25.0	10	35.7	
Gewichtsverlust	8	33.3	20	71.4	s ($p < 0.01$)
Gewichtszunahme	8	33.3	2	7.2	s ($p < 0.05$)
Einschlafstörungen	6	25.0	18	64.3	s ($p < 0.01$)
Durchschlafstörungen	5	20.8	11	39.3	
frühmorgendliches Erwachen	3	12.5	10	35.7	s ($p < 0.10$)
übermäßiger Schlaf	8	33.3	12	42.9	
Innere Unruhe, Reizbarkeit	9	37.5	14	50.0	
Psychomotorische Hemmung	11	45.8	9	33.3	
Verlust von Freude	20	83.3	25	89.3	
Interessensverlust	20	83,3	25	89.3	
Langeweile	14	58.3	23	82.1	s ($p < 0.10$)
Müdigkeit	19	79.2	21	75.0	
Schuldgefühle	15	62.5	12	42.9	
Gefühl der Wertlosigkeit	14	58.3	17	60.7	
Konzentrationsstörungen	19	79.2	20	71.4	
Todesgedanken	14	58.3	12	42.9	
Suizidgedanken	12	50.0	9	32.1	
Suizidversuch	5	20.8	3	11.1	

und Schulprobleme, während die Töchter vermehrt unter Verstimmungen leiden. Hierzu gibt es jedoch keine vergleichende Untersuchung. Ebenso fehlen Untersuchungen dazu, wie sich der Zeitpunkt, an dem die mütterliche Depression beginnt, auf die Kinder auswirkt (GELFAND & TETI, 1990).

Unter einer altersübergreifenden Sicht, die das ganze Kindes- und Jugendalter umfaßt, erscheinen folgende allgemeine Aussagen erlaubt (s. a. GELFAND & TETI, 1990):

— Kinder aller Altersstufen zeigen ein erhöhtes Risiko für emotionale und Verhaltensprobleme, wenn ihre Mütter depressiv sind.
— Die Art der Störungen steht in Beziehung zu Alter und Entwicklungsstufe des Kindes und zur mütterlichen Psychopathologie. Sehr junge Kinder zeigen Störungen in der emotionalen Bindung, in der Hinwendung zu den Eltern und in ihrer Fähigkeit, auf das Verhalten der Eltern angemessen zu reagieren. Ältere Kinder entwickeln Probleme in der Schulleistung und in ihren Beziehungen zu Lehrern und Gleichaltrigen.

(1) Säuglingsalter und Kleinkindesalter

Der Aufbau emotionaler Bindungen ist eine der Hauptaufgaben des Kleinkindesalters. Kinder depressiver Eltern haben hierzu keine hinreichenden Möglichkeiten. Sogar geringfügige, experimentell induzierte depressive Verstimmungen der Mütter reduzieren die Empfänglichkeit der Kleinkinder gegenüber ihren Müttern und die Fähigkeit der Mütter, positive Reaktionen bei den Kindern auszulösen. Kleinkinder und Säuglinge dürften besonders empfindlich für die mütterliche Stimmung sein, da sie die meiste wache Zeit in ihrer Nähe verbringen. Bei depressiven Eltern haben die Kleinkinder Schwierigkeiten, den emotionalen Ausdruck zu regulieren, aggressive Impulse zu kontrollieren und mit anderen zu teilen und zu kooperieren (ZAHN-WAXLER et al., 1984).

Depressive Mütter reagieren weniger selektiv und langsamer auf ihre Kinder als nichtdepressive Mütter (zusammenfassend s. GELFAND & TETI, 1990). Sie sprechen weniger mit ihren Kindern und hemmen so deren Sprachentwicklung. Zweijährige Kinder depressiver Mütter weisen deutliche emotionale und Verhaltensstörungen und eine verzögerte expressive Sprachentwicklung auf (COX et al., 1987). Depressive Mutter-Kind-Interaktionen sind gekennzeichnet durch eine mütterliche Unempfänglichkeit für die „Schlüsselreize" des Kindes und enden oft mit der Enttäuschung des Kindes oder mütterlichen Kontrollversuchen. Insgesamt treten negative Wirkungen bei Kindern depressiver Mütter sehr früh auf, und sie umfassen Störungen in der Bindung, der emotionalen Regulation und der expressiven Sprache.

In der Studie von GRUNEBAUM et al. (1975), in der die Probleme psychotischer (primär schizophrener) Mütter im Vordergrund stehen, wiesen die Kinder depressiver Mütter in den ersten Jahren Rückstände in der emotionalen Entwicklung sowie kognitive Defizite auf (COHLER et al., 1977; GAMER et al., 1977).

Mütter mit psychiatrischen, darunter auch depressiven Erkrankungen bzw. deren Kinder zeigen gehäuft Komplikationen und Belastungsfaktoren in der perinatalen Phase (SAMEROFF et al., 1984). Auch das Ausmaß der mütterlichen Depression während der Schwangerschaft ist verknüpft mit Auffälligkeiten der Neugeborenen: diese weinen häufiger und lassen sich schwerer trösten (ZUCKERMAN et al., 1990).

Sowohl schizophrene als auch depressive Mütter zeigten sich in einer Untersuchung von GOODMAN (1987) weniger affektiv involviert und weniger „responsiv" in der Mutter-Kind-Interaktion als gesunde Mütter. Die schizophrenen Mütter boten ihren Kindern die geringsten Anregungen und Reaktionen. Protektive Faktoren waren höheres Alter, höhere Bildung, höherer IQ und Berufserfahrung der Mutter sowie die Beteiligung eines Ehegatten, Freundes oder Verwandten an der Versorgung des Kindes. Die Kinder (0—5 Jahre alt) schizophrener bzw. depressiver Mütter sowie gesunder Mütter wurden in bezug auf psychopathologische Symptome und Sozialverhalten dreimal im Abstand von jeweils einem Jahr untersucht. Die Kinder Depressiver zeigten eine geringere soziale Kompetenz zu Hause und waren zu klein für ihr Alter.

Die Kinder Schizophrener hatten die meisten Probleme, vor allem insgesamt geringe soziale Kompetenz und zum ersten Testzeitpunkt niedrige IQs.

(2) Schulalter

Die Befunde zu dieser Altersgruppe sind uneinheitlich (GELFAND & TETI, 1990). Die Kinder depressiver Mütter zeigen in diesem Alter soziale und Leistungsstörungen, wobei der Bereich der Psychopathologie sehr vielfältig ist. Die Lehrer schätzen diese Kinder als aggressiv und störend ein und als kognitiv und sozial weniger kompetent als ihre Mitschüler. Die Mitschüler beurteilen sie als anstrengend, zurückgezogen und unglücklich (WEINTRAUB et al., 1986).

(a) Kognitive Auffälligkeiten

Zu kognitiven Auffälligkeiten liegen widersprüchliche Ergebnisse vor. Bei einer Analyse der Schulleistungen wiesen die Kinder psychotischer Eltern im Vergleich zu einer Kontrollgruppe durchweg Leistungsschwächen auf, die Kinder depressiver Eltern eingeschlossen (ROLF & GARMEZY, 1974).

Demgegenüber stellten FISHER und JONES (1980) fest, daß die Kinder von Eltern mit affektiven Psychosen im Vergleich zu ihren Klassenkameraden in ihrer kognitiven Leistungsfähigkeit höher eingeschätzt wurden. Hingegen waren die Kinder von nicht psychotischen, aber wegen einer psychischen Störung hospitalisierten Eltern eher in ihrem Sozialverhalten auffällig.

GRUNEBAUM et al. (s. COHLER et al., 1977; GAMER et al., 1977) wiederum fanden die Kinder depressiver Mütter im Alter von 5—6 Jahren bei kognitiven Aufgaben stärker intellektuell beeinträchtigt und unaufmerksamer als die Kinder schizophrener oder gesunder Eltern. Für die reduzierte schulische Leistung können teilweise Aufmerksamkeitdefizite verantwortlich sein (s. GELFAND & TETI, 1990), die bei komplexen oder schwierigen Aufgaben, wie sie in der Schule vorkommen, besonders deutlich werden. Es gibt auch Hinweise darauf, daß das Risiko für Hyperaktivität mit Aufmerksamkeitsstörung bei Kindern von Eltern mit wiederkehrender major depression erhöht ist (ORVASCHEL et al., 1988).

(b) Emotionale Auffälligkeiten

In mehreren Studien werden bei Kindern von Eltern mit affektiven Psychosen im Schulalter gehäuft emotionale Störungen nachgewiesen. Die Ergebnisse sind weniger widersprüchlich als hinsichtlich kognitiver Fähigkeiten. Insgesamt wird bei diesen Kindern eine hohe emotionale Labilität beobachtet. Dies gilt allerdings auch für die Kinder schizophrener Eltern, und in vielen Studien sind die Gruppen nicht hinreichend getrennt.

Neben einer Depressionsneigung finden sich Isolation, Rivalität mit Gleichaltrigen, Hyperaktivität und Einnässen (WEISSMAN et al., 1972) sowie aggressives Verhalten und Rückzug (WEINTRAUB et al., 1978). Kinder depressiver Mütter haben ein ungünstiges Selbstkonzept und negative Attribuierungsstile ähnlich ihren depressiven Müttern (JAENICKE et al., 1987; SELIGMAN & PETERSON, 1986). Vermehrte Ängstlichkeit und ein weniger ausgeprägtes Selbstwertgefühl fanden auch POLITANO et al. (1992) bei 7- bis 11jährigen Kindern depressiver Mütter.

(c) Sozialverhalten und Beziehungen zu Gleichaltrigen

Auch hinsichtlich des Sozialverhaltens sind die Ergebnisse unterschiedlich. Beim Vergleich mit Kindern schizophrener Eltern sind jedoch fast durchweg die Kinder schizophrener Eltern auffälliger. Ebenso steigt die Auffälligkeit der Kinder, wenn die Eltern stationär aufgenommen waren, was im Sinne reaktiver Auffälligkeiten verständlich ist.

Bereits ROLF (1972) und ROLF und GARMEZY (1974) stellten bei Kindern schizophrener Eltern im Lehrer-Rating deutlich mehr Auffälligkeiten fest als bei Kindern depressiver Mütter, die der Kontrollgruppe am meisten ähnelten.

Demgegenüber fanden WEINTRAUB et al. (1975) zwar Unterschiede zwischen Kindern kranker Eltern (schizophrene und depressive Mütter) und der Kontrollgruppe, jedoch keinen spezifischen Unterschied zwischen den Kindern schizophrener und depressiver Mütter. Die Unterschiede bezogen sich auf Einschätzungen der Lehrer hinsichtlich Störverhalten im Klassenzimmer, Unaufmerksamkeit, Rückzug, Ungeduld und oppositionellem Verhalten. Die Kinder der kranken Eltern zeigten darüber hinaus weniger Initiative und Kreativität.

Bei den Beziehungen zu Gleichaltrigen fanden ROLF (1972) sowie ROLF und GARMEZY (1974) keinen wesentlichen Unterschied zwischen den Kindern depressiver Mütter (Mütter mit internalisierten Erkrankungen) und den Kindern der Kontrollgruppe. Die Töchter depressiver Mütter zeigten anders als die Söhne eher eine Tendenz zu internalisierten Symptomen, die denen ihrer Mütter glichen.

Überdurchschnittlich positiv wurden die Söhne von Eltern mit affektiven Psychosen in der Rochester-Studie hinsichtlich ihres Sozialverhaltens eingeschätzt, ganz im Gegensatz zu den Söhnen von nicht-psychotischen, aber stationär aufgenommenen Eltern (FISHER et al., 1980; HARDER et al., 1980).

(3) Adoleszenz

Zu den Problemen der Kinder depressiver Eltern in der Adoleszenz liegen weniger Untersuchungen vor (GELFAND & TETI, 1990). Man nimmt jedoch an, daß das Risiko für psychische Störungen auch in der Adoleszenz erhöht ist, da die neuen Entwicklungsaufgaben (Sexualität, Beruf, Unabhängigkeit von der Familie) diese von ihren Eltern zu wenig unterstützten Jugendlichen überfordern können. Die Heranwachsenden nehmen selbst wahr, daß ihre affektiv gestörten Eltern keine angemessenen Modelle und Handlungsanweisungen hinsichtlich sozialer Fähigkeiten bieten. Ressentiments gegen die Eltern, das Fehlen elterlicher Kontrolle und soziale Benachteiligung wegen der sozialen Isolierung der Eltern kann diese Jugendlichen zusätzlich behindern.

Nimmt man an, daß sie die für ihre Altersstufe typischen Störungen entwickeln, dann müßten Verhaltensstörungen und Verstimmungen überwiegen; Verhaltensstörungen während des ganzen Schulalters und affektive Störungen nach der Pubertät. In teilweiser Unterstützung dieser Hypothese zeigten HOPS et al. (1987), daß Töchter depressiver Frauen in und vor der Adoleszenz deutliche Verstimmungen zeigten, während die Töchter nichtdepressiver Mütter oft unauffällig waren. Nach der Übersicht von BEARDSLEE et al. (1983) konzentrieren sich die meisten Konflikte der Kinder depressiver Eltern in der Adoleszenz um alterstypische Auseinandersetzungen, die in auffälligen Meinungsverschiedenheiten mit den Eltern kulminieren. Insofern dürfte kein großer Unterschied zu den Kinder gesunder Eltern bestehen.

In bezug auf die schulische und berufliche Laufbahn fanden GARMEZY und DEVINE (1984) bei Kindern depressiver Mütter erhebliche Probleme. Rund 22 % brachen in der Adoleszenz die Schullaufbahn ab (10 % in der Kontrollgruppe), und nur 43 % wurden bezüglich ihrer Lebensbewährung bis dahin positiv eingeschätzt (69 % der Kontrollgruppe).

3.2.2.2 Symptomatik und Geschlecht

Vor der Pubertät sind psychopathologische Auffälligkeiten bei Kindern depressiver Eltern bei Jungen in der Regel häufiger oder gleich häufig wie bei Mädchen (WEISSMAN et al., 1987). Entsprechend finden mehrere Studien eine Gleichverteilung depressiver Syndrome vor der Pubertät zwischen Jungen und Mädchen (KOVACS et al., 1984 a, 1984 b), während in der Pubertät das weibliche Überwiegen evident wird, das sich auch bei der Depression Erwachsener findet (KASHANI et al., 1987; WEISSMAN et al., 1987). Zudem steigt die Häufigkeit depressiver Störungen in der Adoleszenz bei Jungen graduell und bei Mädchen wesentlich steiler an (WEISSMAN et al., 1987).

Nach HARRINGTON (1992) ist die Anzahl von Depressiven in Bevölkerungsstichproben zu klein, um das Alter genau zu schätzen, in welchem sich diese Veränderung des Geschlechterverhältnisses abspielt. Daten aus anderen Quellen wie beispielsweise aus klinischen Stichproben legen jedoch nahe, daß der Wechsel etwa im Alter von 10 Jahren erfolgt.

3.2.3 Symptomatik in Abhängigkeit von Art und Schweregrad der elterlichen Erkrankung

3.2.3.1 Unipolare und bipolare Erkrankungen

Die Frage, ob Kinder unipolar oder bipolar erkrankter Eltern psychiatrisch auffälliger sind, wird in der Literatur unterschiedlich beantwortet. In den meisten Studien wird eine entsprechende Unterscheidung nicht vorgenommen. Auch hängt das Ergebnis mit davon ab, ob die Bezugspersonen befragt oder die Kinder direkt untersucht wurden.

(1) Ergebnisse anhand der Befragung von Bezugspersonen

Häufig wurden nur die Eltern befragt, ohne daß die Kinder persönlich untersucht wurden (CONNERS et al., 1979; GREENHILL & SHOPSIN, 1980; KUYLER et al., 1980). Die Einschätzung der psychiatrischen Auffälligkeiten der Kinder durch ihre Eltern hat jedoch Einschränkungen. Das Ergebnis dürfte u. a. davon abhängen, in welchem Zustand sich der erkrankte Elternteil zu diesem Zeitpunkt befindet. Auch das Alter der Kinder spielt eine Rolle. Jüngere Kinder sind in aller Regel durch ihre Eltern besser beurteilbar als ältere bzw. bereits erwachsene Kinder. In manchen Studien wurden aber Eltern über ihre bereits erwachsenen Kinder befragt. So betrug das mittlere Alter der Kinder in der Studie von GREENHILL und SHOPSIN (1980) 22 Jahre.

In einigen Studien, die auf der Befragung von Eltern und Bezugspersonen basieren (GREENHILL & SHOPSIN, 1980; JANES et al., 1983; O'CONNELL et al., 1979), wurden die Kinder bipolar Erkrankter als auffälliger beurteilt. So fanden GREENHILL und SHOPSIN (1980) aufgrund des CONNERS Parent Questionnaire (CPQ) (CONNERS, 1970) bei einem Drittel der Kinder bipolar erkrankter Eltern und einem Viertel der Kinder unipolar erkrankter Eltern psychiatrische Auffälligkeiten. Dies betraf bei beiden Gruppen Ängste, Hypochondrie, Impulsivität, Stimmungslabilität und motorische Auffälligkeiten.

Im Gegensatz dazu wurden in der Untersuchung von CONNERS et al. (1979) die Kinder unipolar Erkrankter von ihren Eltern aufgrund des gleichen Fragebogens als deutlich auffälliger im Vergleich zu den Kinder bipolar Erkrankter eingeschätzt, und zwar in den Dimensionen Ängstlichkeit, hyperkinetisches Verhalten, Impulsivität und Störungen des Sozialverhaltens. Auch waren die Töchter auffälliger als die Söhne.

CONNERS et al. (1979) deuten die von ihnen gefundene stärkere Auffälligkeit der Kinder unipolar Erkrankter im Sinne einer ausgeprägteren Sensibilität und Reagibilität gegenüber ihrer Umgebung, die möglicherweise auch eine Charakteristik ihres autonomen Nervensystems ist, bei Mädchen wiederum stärker als bei Jungen. Die Kinder bipolar Erkrankter hingegen scheinen, solange sie noch nicht einschlägig erkrankt sind, eher resistent gegenüber Belastungen und zeigen insofern fast ein „hypernormales“ Verhalten. Sie erkranken offenbar erst, wenn ihre genetische Belastung nach der Pubertät „durchschlägt“.

(2) Ergebnisse anhand persönlicher Untersuchungen der Kinder

Studien, in denen die Kinder bipolar und unipolar Erkrankter persönlich untersucht worden sind, haben eine höhere Aussagekraft. In manchen wurden zusätzlich die Eltern befragt. Nur wenige Studien vergleichen direkt die Kinder bipolar Erkrankter mit den Kindern unipolar Erkrankter. Häufiger werden die Kinder bipolar oder unipolar erkrankter Eltern jeweils mit den Kindern anderer Gruppen psychisch Kranker verglichen, darunter auch mit den Kindern Schizophrener.

HARVEY et al. (1981, 1982) verglichen drei Risikogruppen (Kinder von bipolar erkrankten, von unipolar erkrankten und von schizophrenen Eltern) mit den Kindern gesunder Eltern. Die Kinder unipolar erkrankter Eltern waren jeweils am auffälligsten. Die Kinder Schizophrener und die Kinder unipolar Erkrankter waren am leichtesten ablenkbar und störbar, während die Kinder bipolar Erkrankter sich in verschiedenen Maßen von der Kontrollgruppe nicht unterschieden (HARVEY et al., 1981).

Auch in der sprachlichen Kompetenz (HARVEY et al., 1982) waren die Kinder Schizophrener und die Kinder unipolar Erkrankter deutlich stärker beeinträchtigt als die Kinder Gesunder und die Kinder bipolar Erkrankter. Mit Abstand am auffälligsten waren die Kinder Schizophrener. Die Unterschiede bezogen sich sowohl auf eine geringere verbale Produktivität als auch auf verschiedene sprachliche Besonderheiten wie geringere Kohäsion, Herstellen unklarer und doppeldeutiger Beziehungen und Hinzufügungen ohne ausreichenden Kontext (s. Abschnitt 2.3.1.11).

Auch in der Studie von HAMMEN et al. (1987 b) wiesen 42 % der Kinder unipolarer Eltern eine major depression auf gegenüber jeweils 25 % bei bipolaren und High-Streß-Familien. Die Kinder unipolar depressiver Mütter waren deutlich psychisch gestört und im sozialen Bereich, im Leistungsbereich und in der Mutter-Kind-Beziehung beeinträchtigt, während die Kinder bipolarer Mütter sich in vielen Bereichen kaum von den Kindern normaler Mütter unterschieden (HAMMEN, 1990, 1991).

3.2.3.2 Schweregrad und Chronizität der elterlichen Erkrankung

In wenigen Untersuchungen wurde bislang der Schweregrad der elterlichen Erkrankung berücksichtigt (u. a. BILLINGS & MOOS, 1983; KELLER et al., 1986; REMSCHMIDT et al., 1973; ROGERS & FOREHAND, 1983). BILLINGS und MOOS (1983) sowie REMSCHMIDT et al. (1973) kommen zu dem Ergebnis, daß dieser sich deutlich auf die Psychopathologie der Kinder auswirkt.

REMSCHMIDT et al. (1973) fanden einen klaren Zusammenhang zwischen psychopathologischer Auffälligkeit der Kinder und dem Erkrankungsgrad der Eltern hinsichtlich der Symptome Gehemmtheit, Kontaktstörung, Ängstlichkeit und psychosomatische Reaktionen.

Statistisch signifikante Zusammenhänge zwischen dem Schweregrad der elterlichen Depression und der Einschätzung der Kinder durch die Eltern stellten auch ROGERS und FOREHAND (1983) fest. Jedoch gab es keine Zusammenhänge zwischen dem Schweregrad der elterlichen Depression und den von externen Beobachtern festgestellten psychopathologischen Auffälligkeiten der Kinder. Die Autoren folgern, daß die elterliche Wahrnehmung der Eltern-Kind-Interaktion während der Depression verändert ist, und interpretieren dies im Sinne der Veränderung kognitiver Prozesse nach BECK (1967).

Die psychischen Störungen der Kinder stehen in einem klaren Zusammenhang zum Schweregrad der elterlichen depressiven Erkrankung, ermittelt u. a. über die Kriterien Anzahl der depressiven Episoden, Anzahl der Behandlungen, Anzahl der Hospitalisierungen, Anzahl der Suizidversuche, Dauer der Erkrankung (Dauer aller Episoden), gewichtete Dauer der depressiven Episoden (KELLER et al., 1986). 47 der 72 Risikokinder erhielten nach sorgfältiger persönlicher Untersuchung DSM-III-Diagnosen. An der Spitze standen „major depression" (24 %), oppositionelles Verhalten (18 %), Störung des Sozialverhaltens (8 %), Dysthymie (8 %) und Aufmerksamkeitsstörung mit Hyperaktivität (7 %). 25 Kinder (= 35 %) erhielten jeweils mehr als drei Diagnosen. 79 % der Kinder (37 von 47) erhielten ihre erste DSM-III-Diagnose, unmittelbar nachdem ein Elternteil eine depressive Episode erlitten hatte. Ferner wirkte sich die Depression der Mutter signifikant stärker auf die Manifestation psychopathologischer Auffälligkeiten bei den Kindern aus als die Depression des Vaters.

In Abhängigkeit vom Schweregrad der elterlichen Erkrankung sowie von zusätzlichen Belastungsfaktoren nimmt die Rate psychisch auffälliger Kinder kontinuierlich zu (BILLINGS & MOOS, 1983). Diese Rate betrug 2.7 %, wenn kein bekannter Risikofaktor in der Familie vorhanden war. Sie betrug 26.2 % bei einem depressiven Elternteil und stieg auf 32.9 %, wenn dieser Elternteil akut depressiv erkrankt war. Sie stieg weiter auf 38.1 %, wenn zur akuten Depression eines Elternteils noch eine anderweitige hohe familiäre psychiatrische Belastung hinzukam, und auf 41.2 %, sofern zusätzlich die familiäre Unterstützung der Kinder gering war.

Einer der zusätzlichen Belastungsfaktoren kann Kindesmißhandlung sein. In der Untersuchung von KASHANI et al. (1985) waren die Kinder depressiver Eltern, die selbst depressiv wurden, signifikant häufiger mißhandelt worden. Außerdem fanden KASHANI et al. (1987) einen Zusammenhang zwischen der Schwere der elterlichen depressiven Erkrankung und zusätzlicher Kindesmißhandlung mit allgemeiner Psychopathologie beim Kind.

3.3 Ergebnisse von Untersuchungen mit genetischer Fragestellung

Die Untersuchungen mit genetischer Fragestellung lassen sich in drei Gruppen einteilen: Zwillingsstudien, Adoptionsstudien und eine Vielzahl anderer, heterogener Studien. Sie versuchen zum einen das genetische Risiko für die Nachkommen bzw. Angehörigen depressiv Erkrankter festzustellen, zum anderen den genetischen Anteil und den Umweltanteil an der Manifestation depressiver Erkrankungen abzuschätzen.

Nach älteren Übersichten (Zusammenfassung bei ROSENTHAL, 1970) beträgt das Morbiditätsrisiko für manisch-depressive Erkrankungen bei Eltern 7 %, bei Geschwistern 8.8 % und bei Kindern 11.2 %. Vergleicht man damit die Lebenszeit-Prävalenz von 0.8 %, so bedeutet dies, daß das Risiko für Verwandte ersten Grades, manisch-depressiv zu erkranken, etwa zehnfach erhöht ist. Dies entspricht etwa dem genetischen Risiko für Schizophrenie. Dieses Morbiditätsrisiko besagt jedoch noch nichts über die differentielle Ätiologie, z. B. die Abgrenzung genetischer gegenüber familiären oder anderen Umweltfaktoren. Zur Klärung dieser Fragen wurden vor allem Zwillings- und Adoptionsstudien durchgeführt.

Nach heutigem Kenntnisstand muß man das empirische Wiederholungsrisiko für unipolare und bipolare Erkrankungen voneinander unterscheiden. Es ist für die Verwandten bipolarer Indexfälle deutlich höher (mindestens 18.2 %) als für die Verwandten unipolar Erkrankter (mindestens 7.1 %) (PROPPING, 1989). Sind beide Eltern an einer affektiven Psychose erkrankt (unipolare und bipolare Erkrankungsform zusammengenommen), beträgt das alterskorrigierte empirische Erkrankungsrisiko für affektive Psychosen rund 55 %.

Eine weitere interessante Fragestellung, auf die hier jedoch nicht näher eingegangen werden kann, berührt die These einer genetischen Verknüpfung zwischen schizophrenen Psychosen und affektiven Erkrankungen (CROW, 1990). Nach ROSENTHAL (1970), PENROSE (1968) u. a. ist das Schizophrenierisiko bei Kindern affektiv kranker Eltern erhöht. So fanden z. B. DECINA et al. (1991) bei Eltern-Kind-Paaren, die jeweils beide psychotisch waren, keine affektive Störung bei den Kindern schizophrener Eltern, dagegen waren 50 % der Kinder affektiv kranker Eltern schizophren. Diese Ergebnisse seien mit der Ansicht vereinbar, daß in den betroffenen Familien die Schwere der Psychopathologie von Generation zu Generation zunehme und die elterliche affektive Erkrankung zur Schizophrenie bei den Kindern disponiere.

3.3.1 Zwillingsstudien

Zwischen 1928 und 1977 wurden zu dieser Fragestellung 10 Zwillingsstudien durchgeführt (s. PROPPING, 1989). Danach ergeben sich Paar-Konkordanzraten unipolar zu unipolar und bipolar zu bipolar von 58 % für eineiige und 14 % für zweieiige Zwillinge. BERTELSEN et al. (1977) z. B. konnten in Dänemark 110 Zwillingspaare identifizieren, von denen jeweils wenigstens ein Paarling an einer unipolaren oder bipolaren Erkrankung litt. Sie fanden eine Konkordanzrate für eineiige Zwillinge von 67 % (n = 55) und für zweieiige Zwillinge von 20 % (n = 52).

Im allgemeinen wird die höhere Konkordanz der eineiigen Zwillinge im Vergleich zu den zweieiigen im Sinne eines ausschließlich genetischen Einflusses, die Nicht-Konkordanz im Sinne nicht-genetischer Einflüsse interpretiert. Zahlreiche Umwelteinflüsse wirken sich jedoch über biologische Mechanismen aus (Geburtsschädigung, Infektanfälligkeit, Diät usw.) (WENDER et al., 1986). Insofern sind nicht-genetische keineswegs mit psychosozialen Einflüssen gleichzusetzen.

3.3.2 Adoptionsstudien

Adoptionsstudien sind eher geeignet, eine Aussage zum Anlage-Umwelt-Problem zu machen. Dies gilt besonders, wenn die Kinder psychisch kranker Eltern sehr früh adoptiert wurden und man sie selbst sowie ihre biologischen Eltern und ihre Adoptiveltern nachuntersuchen kann. Derartige Studien wurden von KETY et al. (1968) in die Schizophrenieforschung eingeführt und später auf andere Fragestellungen übertragen.

Allerdings wird gegen Adoptionsuntersuchungen eingewandt, daß sie eher zu einer Unterschätzung genetischer Faktoren führen, weil auch die adoptierten Kontrollgruppen auffälliger sein dürften als die Allgemeinbevölkerung und weil häufig nur die Informationen aus Krankenakten zur Verfügung stehen (PROPPING, 1989).

Bislang liegen nur wenige Adoptionsstudien zu diesem Thema vor. Insgesamt haben sie eine deutliche genetische Komponente für die Manifestation affektiver Psychosen erwiesen. Sie ist jedoch nicht so ausgeprägt, daß sie sich als ausschließlich oder ganz überwiegend genetisch determiniert betrachten ließen.

MENDLEWICZ und RAINER (1977) erhoben einen psychopathologischen Befund bei den biologischen und den Adoptiveltern von bipolar erkrankten und gesunden Adoptierten, die alle im Säuglingsalter adoptiert worden waren. Alle Adoptierten wurden im Erwachsenenalter untersucht. Als zusätzliche Vergleichsgruppen dienten die Eltern von nicht adoptierten Manisch-Depressiven und — um die Auswirkung der Behinderung eines Kindes auf die Eltern zu kontrollieren — die Eltern von nicht adoptierten Poliomyelitis-Erkrankten. Die Prävalenzen für affektive Erkrankungen betrugen: 31 % bei den biologischen Eltern bipolar Erkrankter gegenüber 2 % bei den biologischen Verwandten „normaler“ Adoptierter; 12 % bei den Adoptiveltern bipolar Erkrankter gegenüber 10 % bei den Adoptiveltern „normaler“ Adoptierter und ebenfalls 10 % bei den biologischen Eltern der nicht adoptierten Polioerkrankten.

Im Rahmen der „Stockholm Adoption Study“ untersuchten KNORRING et al. (1983) die biologischen und die Adoptiveltern von Adoptierten mit affektiven Störungen (affektive Psychosen oder nichtpsychotische Depression) bzw. mit Drogenabhängigkeit und verglichen sie mit den Eltern von psychisch nicht auffälligen Adoptierten. Ein persönliches Interview wurde nicht durchgeführt. Die psychisch kranken Adoptierten als Gesamtgruppe hatten fünfmal häufiger als die Kontrollgruppe psychisch kranke Adoptivväter. Dabei überwogen die affektiven Störungen, unabhängig von Geschlecht oder Diagnose des Adoptivkindes. Die biologischen Mütter der weiblichen Patienten hatten dreimal häufiger eine psychische Krankheit als die Mütter der Kontrollgruppe und viermal häufiger als die Mütter männlicher Adoptierter. Es gab aber keine signifikante Übereinstimmung (Konkordanz) zwischen den spezifischen Diagnosen der biologischen Eltern und ihren fortadoptierten Kindern. Die Unterteilung der depressiven Patienten unter dem Gesichtspunkt psychotisch-nichtpsychotisch bzw. reaktiv-nichtreaktiv ergab keinen genetisch unterschiedlichen Hintergrund.

CADORET et al. (1985) gingen verschiedenen psychopathologischen Auffälligkeiten bei Adoptierten nach, nicht speziell depressiven Erkrankungen. Die Stichprobe umfaßte 8 Adoptierte mit affektiv psychotischen biologischen Eltern, 75 mit Eltern, die verschiedene andere psychiatrische Erkrankungen bzw. eine geistige Behinderung aufwiesen, und 43 mit gesunden Eltern. Depressive Erkrankungen waren häufiger bei den Adoptierten, von denen ein Elternteil eine affektive Psychose aufwies, als bei den beiden Kontrollgruppen. In keinem Fall wurde eine Manie oder eine bipolare Erkrankung festgestellt. Allerdings hatten noch nicht alle Adoptierten das Manifestationsalter für eine Depression erreicht (etwa 40 Jahre), und die Diagnosen bei den biologischen Eltern beruhten zum Teil auf Angaben der Adoptionsagenturen.

WENDER et al. (1986) führten auf der Grundlage des dänischen Adoptionsregisters die bislang umfangreichste Adoptionsuntersuchung in bezug auf affektive Störungen durch. Adoptierte mit verschiedenen depressiven Syndromen (reaktive Depressionen, neurotische Depressionen, bipolare und unipolare Erkrankungen) und eine Kontrollgruppe Adoptierter sowie jeweils deren biologische Verwandte und „Adoptivverwandte" wurden untersucht. Sie waren im Durchschnitt 40 bis 45 Jahre alt, es konnte also weitgehend davon ausgegangen werden, daß eine Erkrankungsdisposition bis zu diesem Lebensalter sich bereits durchgesetzt hatte. Die psychischen Störungen der Verwandten wurden unabhängig und blind aufgrund der Krankengeschichten und anderer Befundberichte eingeschätzt. Unter den biologischen Verwandten der adoptierten Indexfälle waren unipolare Depressionen sowie Suizide und Suizidversuche signifikant häufiger als in den anderen Gruppen. Die Autoren leiten daraus einen bedeutsamen genetischen Beitrag zur Ätiologie unipolarer Depressionen und zum vollendeten Suizid ab, betonen aber auch, daß Umgebungseinflüsse eine Rolle spielen können.

3.3.3 Andere Studien mit genetischer Fragestellung

Eine Reihe von anderen Familienuntersuchungen versuchen das statistische Erkrankungsrisiko für die Kinder von Eltern mit affektiven Psychosen bzw. anderen depressiven Erkrankungen sowie generell für Verwandte unterschiedlichen Grades zu ermitteln. Dabei wird allerdings oft nicht unterschieden zwischen einer gleichsinnigen

Erkrankung der Kinder und anderen psychiatrischen Auffälligkeiten. Auf entsprechende Ergebnisse wurde bereits hingewiesen.

Es ist schwer zu sagen, inwieweit andere psychiatrische Erkrankungen, also im Vergleich zu den erkrankten Eltern nicht gleichsinnige Erkrankungen, Ausdruck einer genetischen Belastung sind. Verschiedene Ergebnisse deuten darauf hin, daß dies bei Kindern unipolar erkrankter Eltern der Fall sein könnte (CONNERS et al., 1979; HARVEY et al., 1981, 1982). Dagegen werden die Kinder bipolar erkrankter Eltern bis zur Manifestation der gleichsinnigen Erkrankung eher als resistent angesehen (CONNERS et al., 1979). Gegenüber dieser These gibt es allerdings Zweifel. So fanden ZAHN-WAXLER et al. (1984) bei Söhnen bipolar erkrankter Eltern im Alter von 2 Jahren gegenüber einer parallelisierten Kontrollgruppe signifikant größere Probleme im Umgang mit Aggressionen sowie Einschränkungen im Kontakt- und Sozialverhalten gegenüber Gleichaltrigen. In die gleiche Richtung weisen Ergebnisse der Lund-Studie, in der Kinder von Müttern mit nicht-organischen Psychosen von Geburt an kontinuierlich untersucht wurden. Die zykloid erkrankten Mütter sprachen mit dem einjährigen Kind in der Fütterungssituation weniger und nahmen wenig Blickkontakt auf, umgekehrt nahmen auch die Kinder seltener Kontakt zur Mutter auf (PERSSON-BLENNOW et al., 1986).

3.4 Ergebnise von Untersuchungen zur Familienstruktur und Familiendynamik

3.4.1 Allgemeine Gesichtspunkte

Verglichen mit den zahlreichen Studien zu dieser Fragestellung in Familien mit schizophrenen Eltern bzw. schizophrenen Kindern existieren weniger Untersuchungen zu Familien mit einem affektiv erkrankten Elternteil. Diese Studien zentrieren sich um folgende Fragestellungen:

— Interaktionsverhalten zwischen Mutter und Kind sowie
— Familiensituation und Verhalten der Eltern.

3.4.2 Interaktionsverhalten zwischen Mutter und Kind

Empirische Untersuchungen stützen die Hypothese, daß Depressive in ihren Funktionen als Eltern eingeschränkt sind (zusammenfassend s. GELFAND & TETI, 1990). Bestimmte Aspekte ihrer Einstellungen und ihres Verhaltens gehen mit einer schlechten Anpassung des Kindes einher. Viele Aspekte der Depression stehen im Widerspruch zu einem angemessenen elterlichen Verhalten, z. B. die verringerte Energie der Mutter, ihre Mißstimmung, Pessimismus, Unaufmerksamkeit und Irritierbarkeit. Viele Untersuchungen zeigen eine Tendenz depressiver Mütter, unsensibel, unengagiert, mißbilligend und feindselig gegenüber dem Kind zu sein. Sie bieten ihren Kindern selten angemessene Regeln, Struktur und Führung. In ihrer

Beziehung zum Kind gibt es nur wenig Wechselseitigkeit der Gefühle, zeitliche Abstimmung und Freude am Zusammensein.

Die Mutter-Kind-Interaktion kann bereits sehr früh im Leben des Kindes ungewöhnlich sein. So blicken depressive Mütter ihren Neugeborenen wenig in das Gesicht. Gegenüber ihren älteren Kindern zeigen sie wenig affektive Reaktionen, ein niedriges Aktivitätsniveau und wenig kontingente Reaktionen oder einen Wechsel von fehlendem Engagement und Aufdringlichkeit. Die Kinder reagieren mit Nervosität und verringerter physischer Aktivität oder mit Rückzug, häufigem Wegschauen und reduziertem positivem Affekt.

GELFAND und TETI (1990) berichten von einer auffallenden Unfähigkeit depressiver Mütter, die Aktivitäten ihrer Kinder kontinuierlich zu beobachten und sie vor möglichen Gefahren zu schützen; dies sei möglicherweise verantwortlich für die große Unfallrate dieser Kinder.

Die depressive Stimmung der Mutter ist nur einer von vielen belastenden Faktoren. Eheliche und familiäre Konflikte und die Tatsache, ein krankes oder schwieriges Kind zu haben, können hinzukommen. Auch kann die Art des Denkens und Handelns der Mütter ihre Fähigkeit zur Kindererziehung verringern, so etwa die pessimistische Wahrnehmung des Kindes und der eigenen Person.

Entsprechend der kognitiven Depressionstheorie (BECK, 1967; SELIGMAN, 1975) ist ein Hauptcharakteristikum depressiver Kognitionen eine generalisierte negative Einstellung zu sich selbst und zu anderen. Die depressive Mutter sieht sich und ihr Kind unrealistisch hart und streng. Sie hat Schuldgefühle, Ressentiments und eine ambivalente Einstellung dem Kind und anderen Familienmitgliedern gegenüber und empfindet wenig Zuneigung. All dies zusammen macht positive Interaktionen wenig wahrscheinlich. WEISSMAN (1983) nimmt an, daß die Mutter das Kind wegen fehlender emotionaler Beteiligung und ihrer Unfähigkeit, Zuneigung zu ihm zu empfinden, hart behandelt, was wiederum zu Schuldgefühlen, Angst und Feindseligkeit führt.

Die Mutter-Kind-Interaktion wurde in der schwedischen *Lund-Studie* umfassend untersucht (McNEIL et al., 1983; NÄSLUND et al., 1984a, 1984b; PERSSON-BLENNOW et al., 1986). Die Stichprobe umfaßte Kinder von Frauen, die an einer nicht-organischen Psychose litten (schizophrene, zykloid erkrankte und affektiv erkrankte sowie Mütter mit anderen psychotischen Erkrankungen), sowie exakt parallelisierte Kontrollkinder. Die Untersuchung begann in der Schwangerschaft, die Kinder wurden in regelmäßigen Abständen nachuntersucht.

Das Bindungsverhalten zwischen Mutter und Kind wurde anhand des Ainsworth-Paradigmas untersucht und das Verhalten der Kinder nach den drei von AINSWORTH herausgestellten Bindungstypen eingeschätzt (AINSWORTH et al., 1978): ängstlich-vermeidendes (Typ A), sicheres (Typ B) und ängstlich-ambivalentes Bindungsverhalten (Typ C). Die Kinder psychotischer Mütter insgesamt zeigten abgesehen von einem etwas häufigeren ängstlichen Bindungsverhalten (Typ A und C) keine signifikanten Unterschiede zur Kontrollgruppe. Die Kinder schizophrener Mütter wiesen das ängstliche Bindungsverhalten allerdings signifikant häufiger auf als die Kontrollgruppe. Es fand sich kein Geschlechterunterschied, kein Zusammenhang des Bindungstyps mit affektiven Erkrankungen, mit dem psychotischen Zustand, der Hospitalisierung sowie der Schwere der Störung der Mütter im 1. Lebensjahr des Kindes (NÄSLUND et al., 1984 a).

Manche Aspekte der Mutter-Kind-Interaktion während des Fütterns und während einer unstrukturierten Spielsituation im Alter von einem Jahr fielen bei der Indexgruppe signifikant negativer aus als bei der Kontrollgruppe (PERSSON-BLENNOW et al., 1986). Die Indexmütter waren häufiger ängstlich gespannt und unsicher bezüglich der Bedürfnisse ihrer Kinder und zeigten eine Diskrepanz zwischen dem Inhalt der verbalen Kommunikation mit dem Kind und der damit einhergehenden Ausdrucksqualität. Die Indexkinder hingegen unterschieden sich in ihrem Interaktionsverhalten nicht von den Kindern der Kontrollgruppe. Bereits während des gesamten ersten Lebensjahres der Kinder und ebenfalls in dieser Untersuchung unterschieden sich die Mütter mit einer schizophrenen oder zykloiden Erkrankung am meisten von den Müttern der Kontrollgruppe. Die affektiv psychotischen Mütter zeigten erstmals nach einem Jahr, und zwar ausschließlich in der Fütterungssituation, mehr „negative Züge“ als die Mütter der Kontrollgruppe. Dies äußerte sich u. a. in geringerer verbaler Kommunikation und weniger Blickkontakt mit dem Kind, was sich umgekehrt von seiten der Kinder in selteneren sozialen Kontaktaufnahmen zur Mutter niederschlug.

Auf ähnliche Weise untersuchten CYTRYN et al. (1984) die Söhne bipolarer Eltern und eine Kontrollgruppe von gesunden Kindern im Längsschnitt. Innerhalb der ersten beiden Lebensjahre nahm das ängstlich vermeidende und unsichere Bindungsverhalten der Risikokinder zu, und sie zeigten eine geringere Kapazität zur Selbstregulation ihres emotionalen Verhaltens, insbesondere in bezug auf Angst und Ärger. Im Alter von 2 Jahren waren Fehlanpassung, Aggressionsneigung und Einschränkungen im Kontakt- und Sozialverhalten gegenüber Gleichaltrigen signifikant häufiger (ZAHN-WAXLER et al., 1984).

Bei der Diskussion mit ihren Kindern über ein von Mutter und Kind gewähltes, zwischen diesen strittiges Thema verhielten sich unipolar depressive Frauen negativer (z. B. abwertend), weniger positiv (z. B. nicht bestätigend) und weniger aufgabenbezogen gegenüber ihren Kindern als bipolare, körperlich kranke oder gesunde Frauen (GORDON et al., 1989). Die gegenwärtige Verstimmung und chronischer Streß waren für den Interaktionsstil bedeutsamer als die psychiatrische Vorgeschichte.

3.4.3 Familiensituation und Verhalten der Eltern

In mehreren Studien wurde gezeigt, daß sowohl der Schweregrad der Erkrankung der Eltern als auch die Familiensituation (geschiedene Eltern, wenig unterstützende Familie) das Auftreten psychiatrischer Symptome bei den Kindern signifikant beeinflussen (BILLINGS & MOOS, 1983; REMSCHMIDT et al., 1973).

KUYLER et al. (1980) fanden zwar keinen Zusammenhang zwischen dem Schweregrad einer bipolaren Erkrankung und den psychischen Auffälligkeiten der Kinder, wohl aber nahm die Wahrscheinlichkeit für psychopathologische Auffälligkeiten der Kinder zu, wenn die Eltern geschieden waren, und ebenso, wenn beide Eltern erkrankt waren.

Nur in wenigen Untersuchungen wurden Variablen wie das Familienklima objektiviert oder die kompensatorische Funktion des nicht erkrankten Elternteils angemessen berücksichtigt.

BILLINGS und MOOS (1983) verglichen Kinder depressiver Eltern mit einer Kontrollgruppe und untersuchten dabei auch das familiäre Milieu mit Hilfe der Family Environment-Scale (FES) (MOOS & MOOS, 1981). Diese Skala erlaubt eine Beschreibung des Familienmilieus in den Bereichen interpersonelle Beziehungen (Kohäsion, Expressivität, Konflikt), personale Orientierung an Entwicklungszielen (Unabhängigkeit, Leistungsorientierung, intellektuelle und religiöse Orientierung) und Stabilisierung (Organisation, Kontrolle).

Die Familien mit einem depressiven Elternteil unterschieden sich in 7 von 10 Dimensionen von der Kontrollgruppe. Sie wiesen einen geringeren familiären Zusammenhalt auf, eine geringere Expressivität und stärkere Konfliktbelastung, niedrigere Werte auf der Dimension Unabhängigkeit, ebenso hinsichtlich moralisch-religiöser Orientierung und Organisationsgrad der Familie.

Ferner fand sich ein klarer Zusammenhang zwischen dem Schweregrad der depressiven Erkrankung des jeweiligen Elternteils und der psychopathologischen Auffälligkeit der Kinder. Einschränkend muß allerdings darauf hingewiesen werden, daß die gesamte Untersuchung auf der Fragebogenmethode beruht, wobei die Fragebögen von den Eltern ausgefüllt wurden. Die Ergebnisse stimmen aber zum Teil mit jenen der Lund-Studie sowie von CYTRYN et al. (1984) überein.

3.5 Kontinuität oder Diskontinuität depressiver Erkrankungen

Die Frage der Altersabhängigkeit depressiver Störungen (s. Kapitel 3.2.2) soll hier fokussiert auf das Kontinuitäts- bzw. Diskontinuitäts-Paradigma noch einmal zusammenfassend erörtert werden. Aus den bisherigen Ausführungen geht hervor, daß Kinder von Eltern mit affektiven Psychosen eine Risikopopulation für depressive Erkrankungen darstellen. Ihre kontinuierliche Nachuntersuchung könnte auch eine

Antwort auf die Frage der Kontinuität oder Diskontinuität schwerer depressiver Erkrankungen geben. Diese Frage ist noch nicht definitiv beantwortet. Der derzeitige Wissensstand hierzu läßt sich wie folgt zusammenfassen:

(1) Affektive Psychosen im Säuglingsalter?

Es gibt keine gesicherten Anhaltspunkte dafür, daß schwerwiegende depressive Erkrankungen im Sinne von affektiven Psychosen bereits im Säuglingsalter vorkommen. Jedoch können Kinder auch im 1. Lebensjahr bei massiver Belastung Zustandsbilder entwickeln, die durch Rückzug, Verweigerung der Kontaktaufnahme und sogar Nahrungsverweigerung gekennzeichnet sind. Derartige Zustandsbilder wurden von René SPITZ als *„anaklitische Depression“* beschrieben. Sie treten frühestens in der zweiten Hälfte des 1. Lebensjahres auf (SPITZ & WOLF, 1946).

(2) Bedeutung der frühkindlichen Deprivation

Deprivationssyndrome aufgrund der Trennung der Kinder von ihren Müttern können im Alter von 6 Monaten bis 4 Jahren auftreten. Derartige Zustandsbilder wurden von BOWLBY (1980) beschrieben. Diese auch als *„psychischer Hospitalismus“* bezeichneten Störungsbilder durchlaufen, wenn die Trennungssituation nicht rückgängig gemacht wird, verschiedene Phasen (Protest, Rückzug, Verzweiflung). Sie zeigen sich klinisch als Traurigkeit, sozialer Rückzug, Essensverweigerung und unmotiviertes Weinen. Dieses Zustandsbild muß als reaktiv bezeichnet werden. Es gibt keine Anhaltspunkte dafür, daß derartige Zustände in einem späteren Lebensalter in affektive Psychosen übergehen.

(3) Depressive Zustandsbilder im Vorschulalter

Auch im Vorschulalter sind depressive Zustandsbilder, die jenen des Erwachsenenalters oder der Adoleszenz gleichen, nicht festzustellen. Es gibt reaktiv-depressive Syndrome, die in einem klaren Zusammenhang mit einem entsprechenden Auslöser stehen (Verlust einer nahen Beziehungsperson, Deprivation und Vernachlässigung). Aber auch für diese Zustandsbilder ist ein Übergang in eine unipolare oder bipolare depressive Erkrankung bislang nicht nachgewiesen worden (CYTRYN et al., 1986).

In bezug auf die psychopathologischen Auffälligkeiten von Kindern endogen-depressiv erkrankter Eltern vor dem 10. Lebensjahr stellt sich jeweils die Frage, ob sie als eine Art „Vorläufer-Symptomatik“ einer affektiven Erkrankung aufgefaßt werden können. Sie könnten auch unspezifische Symptommuster darstellen, die Ausdruck einer allgemein erhöhten Vulnerabilität sind, zu welcher sich nach der Pubertät die spezifische Vulnerabilität im Hinblick auf affektive Erkrankungen hinzugesellt.

(4) Depressive Syndrome in der Präpubertät

In dieser Entwicklungsphase sind die endogenen Depressionen vorwiegend unipolar. Jedoch sind sie vor der Pubertät relativ selten und steigen danach deutlich an. Je älter die erkrankten Kinder sind, um so mehr gleicht die Symptomatik derjenigen der Erwachsenen.

In der Präpubertät läßt sich eine Verschiebung zugunsten des weiblichen Geschlechtes nicht feststellen. Diese entwickelt sich erst nach der Pubertät. Mögliche Erklärungen für diese Alterstrends und Geschlechterunterschiede ab der Pubertät sind nach HARRINGTON (1992) neben Meßartefakten eine Zunahme der Risikofaktoren (z. B. hormonelle Änderungen, genetische Faktoren, eine Zunahme an ungünstigen life events) sowie eine Abnahme protektiver Faktoren (z. B. Verlust sozialer Unterstützung, Änderungen in der Fähigkeit, depressive Kognitionen wahrzunehmen).

Vor der Pubertät scheint die klassische Manie sehr selten zu sein. Einige Autoren argumentieren, daß manische Störungen häufiger sind als angenommen, aber daß sie in der Kindheit oft ein verwirrendes Bild bieten und daher meist verkannt werden. Die Diagnose manischer bzw. bipolarer Störungen kann im Kindes- und Jugendalter sehr schwierig sein, insbesondere die Abgrenzung von Verhaltensstörungen, Hyperaktivität und Schizophrenie (ANGOLD, 1990; HARRINGTON, 1992). Beispielsweise fand ISAAC (1991) 5 bipolare Kinder vor der Pubertät, deren Zustand sich trotz jahrelanger Behandlung nicht gebessert hatte, und vermutet, daß die bipolare Störung in dieser Altersstufe insbesondere bei sehr schwierigen Kindern vielleicht doch häufiger vorkommt als allgemein angenommen.

(5) Depressive Syndrome in der Adoleszenz

Für die in der Adoleszenz auftretenden depressiven Syndrome, die sowohl unipolar als auch bipolar sein können, ist ein Zusammenhang mit den Depressionen im Erwachsenenalter anzunehmen. Hier gilt also das Kontinuitätsmodell. Auch zeigt sich hier bereits das typische Überwiegen der Mädchen und eine Reihe von Gemeinsamkeiten bezüglich der Symptomatik mit Erwachsenen, die einschlägig erkrankt sind. Das Erkrankungsalter für die bipolaren endogenen Depressionen liegt früher als für die unipolaren. Kinder von Eltern mit affektiven Psychosen erkranken ferner früher als Kinder ohne eine derartige Belastung (WEISSMAN et al., 1987; s. o.).

3.6 Zur Ätiologie und Genese depressiver Syndrome im Kindes- und Jugendalter

Berücksichtigt man die Vielzahl der bislang diskutierten Faktoren, so kann man sich die Genese depressiver Syndrome durch das Zusammenwirken verschiedener Faktoren entlang der Zeitachse vorstellen (s. Abb. 3.1).

Was die Kinder depressiver Eltern betrifft, so ist zunächst von einer genetischen Disposition auszugehen, die möglicherweise durch traumatische Erfahrungen und Verlusterlebnisse sowie aktuelle psychosoziale Belastungen gleichsinnig ergänzt wird.

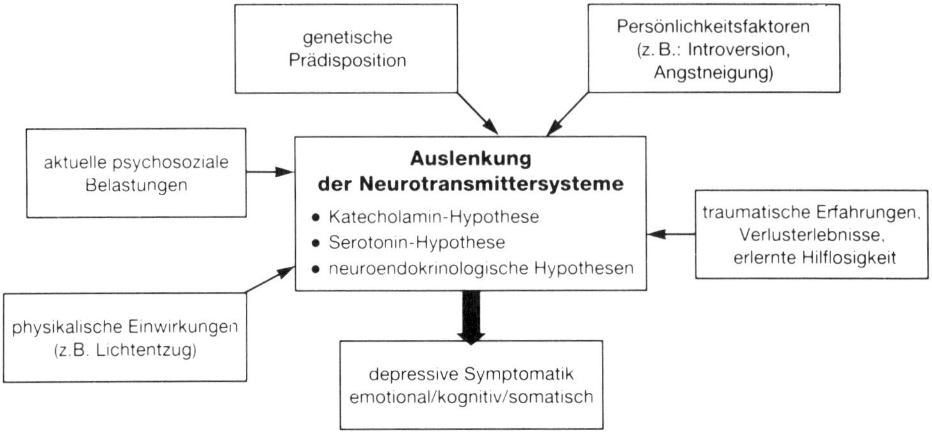

Abbildung 3.1: Zusammenwirken verschiedener Faktoren in der Genese depressiver Syndrome
Aus H. REMSCHMIDT: Depressive Syndrome im Kindes- und Jugendalter. In: Lungershausen, E.; Joraschky, P.; Barocka, A. (Hrsg.): Depression. Neue Perspektiven der Diagnostik und Therapie. Springer, Berlin 1993. (duphar med communication, Bd. 6.) S. 66.

Aber auch die Genese anderer Arten von Depressionen kann man sich nach diesem Schema vorstellen. Dabei steht jeweils die eine oder die andere ursächliche Komponente mehr oder weniger im Vordergrund. So ist es denkbar, daß bei reaktiven und neurotischen (dysthymen) Depressionen eher traumatische Erfahrungen und langanhaltende Konflikte wirksam sind, während bei endogen-phasischen Depressionen eher die genetischen Einflüsse dominieren.

Außerdem können die in Abbildung 3.1 genannten Faktoren in Wechselwirkung treten. Sie führen letztlich zu einer Beeinträchtigung der Neurotransmittersysteme, die im Sinne einer „gemeinsamen Endstrecke" relativ einheitliche emotionale, kognitive und somatische Symptome einer Depression zur Folge haben. Dabei spielen auch psychophysiologische Vermittlungen (wie Angstzustände, Nervosität, Schwitzneigung, Veränderung des Hautwiderstandes, Habituation) eine Rolle.

Zwar ist diese Modellvorstellung noch nicht in allen Einzelheiten belegt, es sprechen jedoch zahlreiche empirische Befunde für sie. Vor allem erlaubt sie, die Genese von verschiedenen Formen depressiver Syndrome zu erklären und sehr unterschiedliche theoretische Ansätze zu integrieren.

4 Kinder psychotischer Eltern in der Population einer kinder- und jugendpsychiatrischen Klinik

In diesem Kapitel soll die Bedeutung der psychischen und körperlichen Gesundheit der Eltern für die Entwicklung der Kinder am Beispiel einer kinder- und jugendpsychiatrischen Klinikspopulation empirisch untersucht werden. Dies kann ein Licht darauf werfen, in welchem Umfange wir in der klinischen Praxis mit Problemen von Kindern, deren Eltern unter einer Psychose oder anderen psychischen Erkrankungen leiden, konfrontiert sind.

Hierbei beschäftigen wir uns insbesondere mit folgenden Fragen:

(1) Welchen Stellenwert haben elterliche Psychosen im Vergleich zu anderen psychischen und körperlichen Erkrankungen?
(2) Lassen sich Zusammenhänge zwischen der psychiatrischen Diagnose des Kindes und der elterlichen Erkrankung aufweisen?
(3) Finden sich Zusammenhänge zwischen objektiven sozialen Merkmalen wie z. B. der sozialen Schicht und elterlichen Erkrankungen?
(4) Lassen sich Zusammenhänge zwischen der elterlichen Erkrankung und familiären Beziehungsmerkmalen aufzeigen?

4.1 Beschreibung des Patientenkollektivs

Die Stichprobe, auf die wir uns beziehen, umfaßt die vollständige Inanspruchnahmepopulation aller Patienten, die in den Jahren 1983 bis 1987 in der Klinik und Poliklinik für Kinder- und Jugendpsychiatrie der Philipps-Universität Marburg stationär oder teilstationär untersucht und behandelt wurden. Bei unserer Untersuchung stützen wir uns auf die vom jeweils zuständigen Therapeuten ausgefüllte Dokumentation, in der neben Identifikationsdaten wie Alter, Geschlecht etc. auch die Symptomatik, die Diagnosen, anamnestische Daten und Merkmale des Behandlungsverlaufes festgehalten sind (zu dieser Dokumentation vgl. REMSCHMIDT, 1981 und 1988 a). In der untersuchten Stichprobe ist jeder Patient nur einmal vertreten. Wenn Patienten mehrfach aufgenommen wurden, beziehen wir uns auf die erste vorhandene Dokumentation.

4.1.1 Alter, Geschlecht, Intelligenz und psychiatrische Diagnose

Zur Charakterisierung der insgesamt 1295 Patienten, die in diesen 5 Jahren stationär oder teilstationär aufgenommen wurden, ist in Tabelle 4.1 die Altersverteilung dargestellt. Hieraus ist ersichtlich, daß die Kleinkinder und Grundschulkinder nur einen relativ geringen Teil ausmachen; der Altersschwerpunkt der Patienten liegt — wie in den meisten stationären kinderpsychiatrischen Inanspruchnahmepopulationen — in der Pubertät und Adoleszenz.

Tabelle 4.1: Altersverteilung in der untersuchten Inanspruchnahmepopulation

Altersgruppe	Häufigkeit	
	Absolut	Prozent
< 6 Jahre	34	2.6
6—10 Jahre	165	12.7
11—15 Jahre	530	40.9
16—20 Jahre	539	41.6
>20 Jahre	27	2.1
Summe	1295	100.0

Das Verhältnis zwischen Jungen und Mädchen ist in der Stichprobe relativ ausgeglichen; 694 männlichen Patienten (53.6 %) stehen 601 weibliche Patienten (46.4 %) gegenüber. Was die Intelligenz angeht, so ist die Verteilung nur geringfügig nach unten hin verschoben (siehe Tabelle 4.2). Etwas über 60 % der Patienten liegen im Durchschnittsbereich, 17 % darüber und etwas über 20 % darunter.

Tabelle 4.2: Intelligenzverteilung in der untersuchten Inanspruchnahmepopulation

Intelligenzbereich (IQ)	Häufigkeit	
	Absolut	Prozent
Überdurchschnittlich (> 114)	208	17.0
Durchschnittlich (85—114)	755	61.7
Niedrig (70—84)	152	12.4
Geistige Behinderung (< 70)	109	8.9
Summe	1224	100.0

Die verminderte Gesamtfallzahl bei den Intelligenzwerten erklärt sich durch die folgenden Umstände: Von den insgesamt 1295 Patienten waren 67 „Durchgangsfälle", das heißt, Patienten, die zum Beispiel zur Ableitung eines Schlaf-EEGs nur für eine Nacht bzw. für einen Tag aufgenommen wurden und bei denen keine ausführlichen Dokumentationsdaten erhoben werden konnten. Somit bleiben insgesamt 1228 Fälle, bei denen eine Diagnose vorliegt. Außerdem schwanken die Gesamtfallzahlen wegen möglicher fehlender Werte von Variable zu Variable geringfügig. So konnte zum Beispiel bei 4 Patienten von den 1228 „echten" stationären Fällen der Therapeut keine Angaben zur Intelligenz machen. Bei manchen Familienvariablen, zum Beispiel bei anamnestischen Angaben, ergibt sich in der Regel eine höhere Zahl von fehlenden Werten, zum Beispiel weil die Eltern für die Anamnese überhaupt nicht zur Verfügung standen oder weil die entsprechende Angabe irrelevant war, da der Patient nicht in einer Familie lebte.

Die Verteilung der Diagnosen nach ICD-9 ist in Tabelle 4.3 dargestellt. In der Dokumentation können auf der ersten Achse des Multiaxialen Klassifikationsschemas (MAS), auf der das „klinisch-psychiatrische Syndrom" verschlüsselt wird (vgl. REMSCHMIDT & SCHMIDT, 1986), zwei verschiedenen Nennungen gegeben werden; bei den in Tabelle 4.3 dargestellten Zahlen beziehen wir uns nur auf die erste

Nennung, das heißt, auf die Hauptdiagnose des Patienten auf der ersten Achse des MAS. Die verschiedenen Diagnosen sind hierbei in große diagnostische Gruppen zusammengefaßt.

54 Patienten erhielten keine Diagnose auf der ersten Achse; es handelt sich hierbei um Patienten, die zum Beispiel wegen eines umschriebenen Entwicklungsrückstandes (Verschlüsselung auf Achse II des MAS), wegen einer neurologischen Erkrankung (Verschlüsselung auf Achse IV des MAS) oder als Gutachtenfälle oder wegen schwerwiegender psychosozialer Probleme (zum Beispiel Mißhandlungsverdacht) aufgenommen wurden.

Die größte diagnostische Gruppe bilden die Patienten mit dissozialen Störungen des Sozialverhaltens, die ein Viertel der Klinikspopulation ausmachen; es folgen die Patienten mit spezifischen emotionalen Störungen des Kindes- und Jugendalters mit 14%; die nächsthäufigsten Diagnosen sind Anorexien, Schizophrenien und Neurosen. Diese Diagnosenverteilung ist ebenso wie die Verteilung der anderen dargestell-

Tabelle 4.3: Diagnosenverteilung in der untersuchten Inanspruchnahmepopulation

Diagnosengruppe Mit MAS-Nr. in Klammern	Häufigkeit Absolut	 Prozent
Keine Diagnose (000.0)	54	4.4
Sonstige Psychosen (292—294, 297, 298)	15	1.2
Schizophrenien (295)	132	10.7
Affektive Psychosen (296)	14	1.1
Autismus (299.0)	30	2.4
Neurosen (300)	107	8.7
Anorexien (307.1)	128	10.4
Sonstige spezielle Syndrome (307.0, 307.2—307.9)	77	6.3
Anpassungs- und Belastungsreaktionen (308, 309)	69	5.6
Störungen des Sozialverhaltens (312)	313	25.5
Spezifische emotionale Störungen (313)	176	14.3
Hyperkinetische Syndrome (314)	36	2.9
Andere klinisch-psychiatrische Syndrome (301—306, 310, 311, 316)	77	6.3
Summe	1228	100.0

ten Merkmale recht typisch für eine stationäre kinder- und jugendpsychiatrische Inanspruchpopulation (vgl. hierzu REMSCHMIDT & SCHMIDT, 1983; REMSCHMIDT, 1981) der Bundesrepublik und vergleichbarer Länder. Das heißt, wir können davon ausgehen, daß die Ergebnisse, die wir im folgenden darstellen — natürlich modifiziert durch die jeweiligen Besonderheiten und das Umfeld der jeweiligen Institution —, auch in anderen kinder- und jugendpsychiatrischen Kliniken gefunden werden können.

4.1.2 Behandlungsergebnis

Von allen 1228 Patienten, bei denen eine umfassende Diagnostik oder Behandlung durchgeführt wurde, wurden 1081, das sind 88.1 %, mit ärztlichem Einverständnis entlassen, 11.9 % (146 Patienten) haben die Behandlung vorzeitig abgebrochen. Für die Patienten, bei denen eine Behandlung durchgeführt wurde und der Behandlungserfolg einschätzbar war, sind die Erfolgswerte in Tabelle 4.4 dargestellt. Hierbei ist der Behandlungserfolg in drei Komponenten aufgeschlüsselt, Erfolg hinsichtlich der Symptomatik, hinsichtlich der allgemeinen Entwicklung der Persönlichkeit und hinsichtlich des sozialen Umfeldes; in der Regel bezieht sich die letzte Einschätzung auf die Familie des Patienten.

Tabelle 4.4: Behandlungserfolg in der untersuchten Inanspruchnahmepopulation

Stufen des Behandlungserfolges	Erfolg der Behandlung im Hinblick auf					
	Symptomatik		Persönlichkeit		Soziales Umfeld	
	Abs.	Proz.	Abs.	Proz.	Abs.	Proz.
Vollständig gebessert	73	7.0 %	6	0.6 %	21	2.2 %
Deutlich gebessert	481	45.9 %	232	22.9 %	233	24.6 %
Etwas gebessert	339	32.3 %	459	45.2 %	391	41.2 %
Unverändert	150	14.3 %	315	31.0 %	296	31.2 %
Verschlechtert	6	0.6 %	3	0.3 %	7	0.7 %
Summe*	1049	100.0 %	1015	100.0 %	948	100.0 %

* Die unterschiedlichen absoluten Zahlen ergeben sich dadurch, daß nicht bei allen Patienten der Behandlungserfolg im Hinblick auf Symptomatik, Persönlichkeit und das soziale Umfeld beurteilbar war.

Aus der Tabelle ist ersichtlich, daß hinsichtlich der Symptomatik bei 85 % der Patienten Verbesserungen festgestellt werden, deutliche symptomatische Verbesserungen oder ein vollständiges Verschwinden der Symptomatik werden immerhin bei über 50 % erreicht; nur bei 15 % können durch die Therapie keine Verbesserungen erreicht werden. Im Vergleich hierzu fallen die Veränderungswerte hinsichtlich der Persönlichkeitsentwicklung oder der Familie ungünstiger aus; bei etwa einem Drittel aller Patienten können in diesen Bereichen keine Fortschritte erzielt werden; bei über 40 % können leichte, bei etwa einem Viertel deutliche Fortschritte verzeichnet werden.

Bei der Interpretation dieser Daten ist zu berücksichtigen, daß es sich hier — wie bei allen anderen Daten — um Angaben des zuständigen Therapeuten handelt; gerade im

Hinblick auf den Therapieerfolg aber ist natürlich ein gewisser kritischer Vorbehalt gegenüber den Therapeutenratings angebracht, da hier besonders ein subjektiver „Beurteilungsfehler" zum Tragen kommen kann; überdies sind die Reliabilitäts- und Validitätswerte solcher globaler Therapieerfolgseinschätzungen häufig nicht befriedigend. In anderen Untersuchungen an derselben Klinik (vgl. REMSCHMIDT & MATTEJAT, 1988; REMSCHMIDT & SCHMIDT, 1988 a; MATTEJAT & REMSCHMIDT, 1988 a, 1988 b) konnten wir aber zeigen, daß die Therapeuteneinschätzungen den Therapieerfolg im Durchschnitt nicht günstiger darstellen als zum Beispiel externe Evaluatoren oder die Eltern. Außerdem können wir aufgrund unserer Ergebnisse davon ausgehen, daß zumindest die Einschätzung der symptomatischen Verbesserung eine hinreichende Reliabilität aufweist, das heißt, wir können unterstellen, daß die dargestellten Verteilungen den Therapieerfolg realistisch widerspiegeln.

Faßt man die drei eingeschätzten Erfolgskomponenten zu einem globalen Eindruck zusammen, so kommt man zu einem Verhältnis von etwa einem Drittel relativ erfolglosen Therapien bzw. nur geringfügigen Verbesserungen, einem Drittel leichten und einem Drittel sehr guten Verbesserungen. Diese Verhältnisse sind aus vielen anderen kinder- und jugendpsychiatrischen Untersuchungen bekannt. Somit stellt unsere Stichprobe nicht nur hinsichtlich der individuellen und diagnostischen Merkmale sondern auch hinsichtlich des Therapieverlaufes eine typische stationäre kinder- und jugendpsychiatrische Inanspruchnahmepopulation dar.

4.2 Familiensituation und familiäre Beziehungen

Zur Charakterisierung der allgemeinen psychosozialen und familiären Situation, aus der die Patienten stammen, haben wir eine Reihe von zentralen Merkmalen ausgewählt: Zum einen die objektive Familiensituation des Patienten, aus der er in die Klinik aufgenommen wird, und zum anderen die auf der Achse V des MAS erfaßten Familienmerkmale. Die soziale Schicht der Familien wird hier nicht gesondert aufgeführt, sondern in den nächsten Abschnitten dargestellt.

In Tabelle 4.5 ist die objektive Familiensituation der Patienten dargestellt. Unter die Kategorie 2 „Vollständige Familie, aber nicht beide leibliche Eltern" fallen Familien mit einem leiblichen Elternteil und einem Stiefelternteil, Pflegefamilien und Adoptivfamilien, jeweils mit zwei Elternteilen. Von den alleinerziehenden Eltern sind 182 alleinerziehende Mütter und 27 alleinerziehende Väter. Bei den Kindern und Jugendlichen, die nicht in Familien leben, handelt es sich um Kinder aus Heimen, nur in sehr wenigen Fällen lebten die Patienten in einer Wohngemeinschaft oder wohnten selbständig.

Aus der Tabelle ist ersichtlich, daß weniger als die Hälfte aller Patienten bei beiden leiblichen Eltern leben. Ein Viertel ist außerhalb der Familie untergebracht. Diese Verhältnisse zeigen, wie bedeutsam psychosoziale Probleme bei psychisch gestörten

Tabelle 4.5: Objektive Familiensituation der Patienten

Lebenssituation	Häufigkeit Absolut	Prozent
1 Bei beiden leiblichen Eltern	588	45.4
2 In „vollständiger“ Familie, aber nicht beide leibliche Eltern	171	13.2
3 Bei alleinerziehenden Eltern	209	16.1
4 Nicht in einer Familie	327	25.3
Summe	1295	100.0

Kindern und Jugendlichen sind, denn mit den „außergewöhnlichen“ Lebenssituationen sind ja in der Regel auch zusätzliche Probleme oder lebensgeschichtliche Belastungen (zum Beispiel Trennungen von den Eltern) verbunden.

Auf der Achse V des MAS können mehrere Nennungen vergeben werden, je nachdem, wie viele psychosoziale Belastungen sich beim betreffenden Patienten finden. Die Anzahl der Nennungen auf der Achse V kann als Indikator für das Ausmaß der psychosozialen Belastung und insbesondere der famililären Belastungen des Patienten interpretiert werden (s. Tabelle 4.6).

Tabelle 4.6: Ausmaß der psychosozialen und familiären Belastung der Patienten: Anzahl der Nennungen auf der Achse V des MAS

Anzahl der Nennungen auf der Achse V	Häufigkeit Absolut	Prozent
0	218	17.8
1	346	28.2
2	310	25.2
3	209	17.0
4	100	8.1
5	27	2.2
6	12	1.0
7	2	0.2
8	3	0.2
9	1	0.1
Summe	1228	100.0

Nur 17.8 % aller Patienten haben keine Nennung auf der Achse V. Oder umgekehrt: Bei über 80 % aller Patienten wurde mindestens eine belastende psychosoziale bzw. familiäre Bedingung festgestellt. Dies zeigt wiederum sehr deutlich, daß im stationären Klientel die sozialen und familiären Lebensumstände der Patienten eine wesentliche Problematik darstellen. Hier zeigen sich auch deutliche Unterschiede zur

poliklinischen Population der selben Einrichtung. Die Patienten mit den gravierenderen individuellen psychischen Störungen bzw. Krankheiten (die stationär behandelt werden) weisen auch deutlich mehr psychosoziale Belastungen auf als die ambulanten Patienten.

In Abbildung 4.1 schließlich ist die prozentuale Häufigkeit der Nennungen der einzelnen Kategorien der Achse V des MAS dargestellt. Die Kategorien Nr. 12, 15 und 16 liegen deutlich unter 1 % und sind deshalb nicht in der Abbildung aufgeführt.

Aus der Abbildung 4.1 ist zunächst einmal ersichtlich, daß durch die Achse V des MAS überwiegend familiendiagnostische Merkmale erfaßt werden; von den 16 Items beziehen sich 10 auf die Familie und 6 auf außerfamiliäre oder familienunabhängige Belastungen. Außerdem ist zu erkennen, daß von den außerfamiliären Belastungen (die Nummern 10—12 und 14—16) nur die „Belastungen oder Störungen in der Schule oder am Arbeitsplatz" eine gewisse quantitative Bedeutung haben, alle anderen kommen sehr selten vor. Die familiendiagnostischen Merkmale dagegen sind sehr viel häufiger. Die häufigsten Belastungen sind:

— Abnorme familiäre Verhältnisse (32 %),
— Disharmonie in der Familie (31 %) und
— Psychische Störungen bei anderen Familienmitgliedern (27 %).

Geordnet nach der Häufigkeit folgen dann die in Achse V erfaßten auffälligen familiären Beziehungsmerkmale:

— Übermäßig ausgeprägte oder abnorme familiäre Beziehungen (22 %),
— Unzureichende oder inkonsistente elterliche Kontrolle (18 %),
— Mangel an emotionaler Wärme in den intrafamiliären Beziehungen (17 %) und
— Unzureichende oder verzerrte intrafamiliäre Kommunikation (13 %).

Die Indikatoren für eine defizitäre Betreuung bzw. Lebenssituation der Kinder bzw. Jugendlichen

— Unzureichende Anregung im sozialen, sprachlichen oder Wahrnehmungsbereich (7 %) und
— Unzureichende objektive Lebensbedingungen (2 %)

sind dagegen seltener.

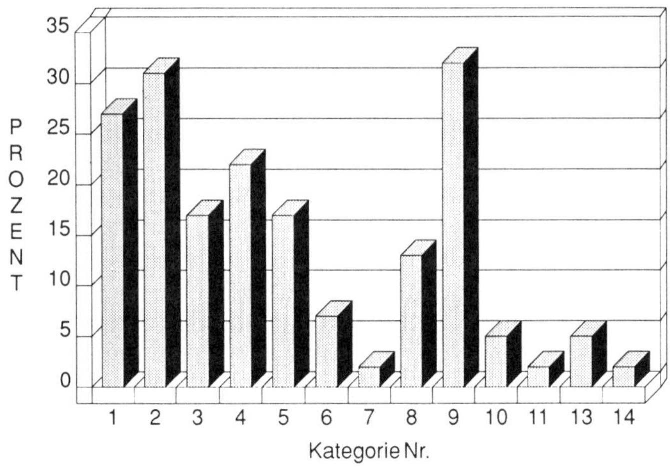

Abbildung 4.1: Häufigkeit der einzelnen Kategorien der Achse V des MAS in der stationären Inanspruchnahmepopulation

Legende:	
Nr.	Kategorien-Bezeichnung
1	Psychische Störungen bei anderen Familienmitgliedern
2	Disharmonie in der Familie
3	Mangel an emotionaler Wärme in den intrafamiliären Beziehungen
4	Übermäßig ausgeprägte oder abnorme familiäre Beziehungen
5	Unzureichende oder inkonsistente elterliche Kontrolle
6	Unzureichende Anregung im sozialen, sprachlichen oder Wahrnehmungsbereich
7	Unzureichende objektive Lebensbedingungen
8	Unzureichende oder verzerrte intrafamiliäre Kommunikation
9	Abnorme familiäre Verhältnisse
10	Belastungen oder Störungen in der Schule oder am Arbeitsplatz
11	Auswanderung oder soziale Verpflanzung
12	Naturkatastrophen*
13	Andere psychosoziale Verpflanzung
14	Abnorme psychosoziale Belastungen in der Familie
15	Verfolgung oder Diskriminierung*
16	Andere psychosoz. Störungen in den Lebensbedingungen d. Gesellschaft*

* In der Abbildung 4.1 nicht aufgeführt, da die Häufigkeit geringer als 1 % ist.

4.3 Psychosen und andere Erkrankungen bei den Eltern

Die zentrale Frage, mit der wir uns beschäftigen wollen, ist die nach psychotischen Erkrankungen der Eltern unserer Patienten. Die vorhandenen Daten über die Häufigkeit psychotischer Erkrankungen und über die Zusammenhänge zwischen elterlichen Psychosen und anderen Merkmalen unserer Inanspruchnahmepopulation können erst dann sinnvoll interpretiert werden, wenn wir sie in den Zusammenhang einer umfassenderen Fragestellung einordnen:

— Welchen Stellenwert nehmen elterliche Psychosen im Vergleich zu anderen psychischen und körperlichen Erkrankungen, Behinderungen und Auffälligkeiten bei den Eltern unserer Patienten ein?
— Welche Zusammenhänge zeigen sich in unserer Inanspruchnahmepopulation zwischen psychischen Erkrankungen, Behinderungen und Beeinträchtigungen und anderen relevanten individuellen und familiären Merkmalen?

In der Dokumentation wurden zum einen die wichtigsten Erkrankungen der leiblichen Eltern erhoben; da die Patienten wie oben dargestellt aber nur zum Teil bei ihren leiblichen Eltern leben, wurde außerdem der Gesundheitszustand der Eltern bzw. „Ersatzeltern“ der aktuellen Aufenthaltsfamilie der Patienten erfaßt. Dementsprechend unterscheiden wir auch bei der Darstellung der Ergebnisse zwischen der Aufenthaltsfamilie und den leiblichen Eltern.

4.3.1 Eltern und „Ersatzeltern“ der Aufenthaltsfamilie

Bei den Vätern (bzw. „Ersatzvätern“) wurden mehr körperliche Krankheiten bzw. Beeinträchtigungen, insbesondere mehr chronische körperliche Erkrankungen konstatiert als bei den Müttern (bzw. „Ersatzmüttern“); bei den Müttern (bzw. „Ersatzmüttern“) umgekehrt wird häufiger eine verringerte psychische Belastbarkeit festgestellt als bei den Vätern (bzw. „Ersatzvätern“) der Aufenthaltsfamilie. Die Häufigkeit der akuten oder chronischen psychischen Erkrankungen bei Vätern und Müttern ist fast genau gleich hoch bei 6.8 bzw. 6.9 %. Auch der Prozentsatz der gesunden Mütter ist etwa genauso hoch wie der gesunder Väter.

In Tabelle 4.7 ist der Gesundheitszustand der Eltern in der aktuellen Aufenthaltsfamilie komprimiert darstellt. Unter „körperlichen Beeinträchtigungen“ sind akute körperliche Erkrankungen, chronische körperliche Erkrankungen und eine eingeschränkte körperliche Belastbarkeit zusammengefaßt; die Kategorie „psychische Beeinträchtigungen“ setzt sich aus analogen Unterkategorien zusammen. Die Beeinträchtigungen für beide Eltern zusammengefaßt haben etwas geringere Werte als die Summe der Beeinträchtigungen bei Mutter und Vater, da in manchen Familien beide Elternteile entsprechende Beeinträchtigungen aufweisen. Aus der Tabelle ist ersichtlich, daß bei 35 % der Patienten (die überhaupt in einer Familie leben) mindestens ein Elternteil eine körperliche Erkrankung hat oder körperlich nur eingeschränkt

Tabelle 4.7: Gesundheitszustand der Eltern in der aktuellen Aufenthaltsfamilie

	Beeinträchtigungen (Chronische und akute Krankheiten und verringerte Belastbarkeit) körperlich		psychisch	
	Abs.	%	Abs.	%
Mutter	139	14.8	195	20.7
Vater	173	21.9	74	9.4
Eltern insges.	280	35.0	250	30.6

belastbar ist; bei 30.6 % der Patienten hat mindestens ein Elternteil eine psychische Erkrankung oder eine verringerte psychische Belastbarkeit.

4.3.2 Leibliche Eltern

In der Tabelle 4.8 ist die Verteilung der Belastungen mit Psychosen in der leiblichen Familie dargestellt, nach väterlicher und mütterlicher Linie und nach dem Verwandtschaftsgrad mit dem Patienten aufgeschlüsselt.

Tabelle 4.8: Familiäre Belastungen mit Psychosen in der leiblichen Familie

	Familiäre Belastungen mit Psychosen bei den leibl. Eltern*		Verwandten 2. Grades		Verwandten 3. Grades		Insgesamt	
	abs.	%	abs.	%	abs.	%	abs.	%
Väterlicherseits	41	3.7	21	1.9	6	0.5	68	6.1
Mütterlicherseits	52	4.5	23	2.0	4	0.3	79	6.8
Insgesamt	89	7.5	41	3.4	8	0.7	138	11.6

* Anmerkung: Psychosen bei den leiblichen Geschwistern — die ja für die Eltern ebenfalls Verwandte 1. Grades darstellen — wurden in der Dokumentation nicht gesondert erfaßt. Der Grund hierfür liegt darin, daß in den von uns hier untersuchten Altersgruppen Psychosen bei den leiblichen Geschwistern der Patienten extrem selten vorkommen. Dies ändert sich natürlich mit zunehmendem Alter der Patienten.

Die familiäre Belastung mit Psychosen ist in der Klinikspopulation erheblich: Bei insgesamt 11.6 % aller Patienten finden sich Psychosen in der leiblichen Familie; bei 7.5 % der Patienten hatte mindestens ein Elternteil eine Psychose. Die Zahlen bewegen sich für die Belastungen mütterlicherseits in einem ähnlichen Bereich wie für die Belastungen väterlicherseits. Daß die erfaßten Belastungen mit steigendem Verwandtschaftsgrad abnehmen, ist sicherlich auch darauf zurückzuführen, daß die Informationen bezüglich der Eltern noch relativ vollständig sind, bezüglich der weiteren Verwandtschaft aber ungenauer werden.

Um die Häufigkeitszahlen für Psychosen in der Aszendenz richtig bewerten zu können, sind in Abbildung 4.2 die prozentualen Häufigkeiten für alle erfaßten Erkrankungen dargestellt (die zugehörige Tabelle findet sich im Anhang, Tabelle A-4.1) Dabei sind nur noch die Erkrankungen der leiblichen Eltern berücksichtigt. Die erfaßten Krankheiten, Behinderungen und Auffälligkeiten sind in einen „körperlichen Bereich" (Erkrankungen, die auf den Achsen III und IV des MAS verschlüsselt werden würden) und in einen „psychischen Bereich" gegliedert. Darunter sind alle die Krankheiten und Auffälligkeiten erfaßt, die klinisch-psychiatrischen Syndromen zugeordnet werden können und somit auf der Achse I des MAS verschlüsselt werden würden.

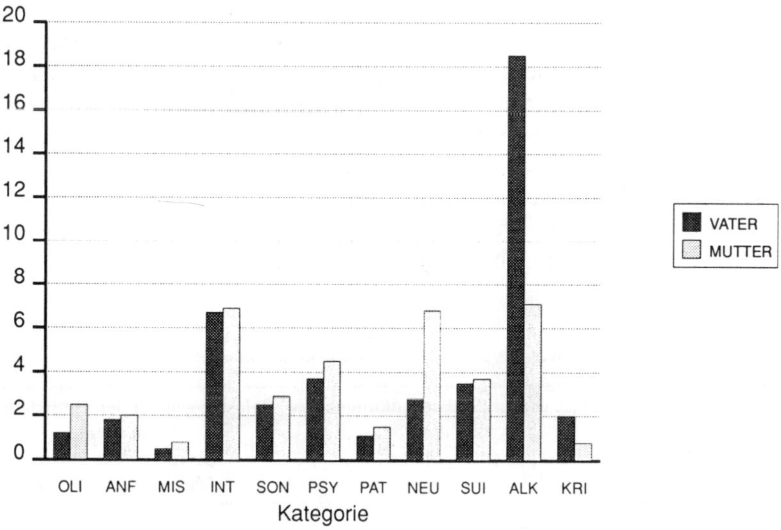

Abbildung 4.2: Häufigkeit von Erkrankungen und Belastungen bei den Eltern der Patienten in der kinder- und jugendpsychiatrischen Inanspruchnahmepopulation (Angaben in Prozent)

Legende:

Belastungen aus dem „körperlichen Bereich“:	Oli	Oligophrenien
	Anf	Anfallskrankheiten
	Mis	Mißbildungen
	Int	Interne Erkrankungen
	Son	Sonstige neurologische Erkrankungen
Belastungen aus dem „psychischen Bereich“:	Psy	Psychosen
	Pat	Psychopathien
	Neu	Neurosen
	Sui	Suizidale Handlungen
	Alk	Alkoholismus, Süchte
	Kri	Kriminalität

Rein quantitativ gesehen stehen bei den körperlichen Belastungen interne Erkrankungen im Vordergrund. Bei den psychischen Belastungen stellt der Alkoholismus die mit Abstand häufigste Belastung dar, an zweiter und dritter Stelle stehen die Neurosen und die Psychosen; es folgen dann die Suizidversuche. Die deutlichsten Unterschiede zwischen Vätern und Müttern finden sich erwartungsgemäß bei der Kriminalität (Väter überrepräsentiert), den Neurosen (hier sind die Mütter überrepräsentiert) und dem Alkoholismus, der wiederum bei Vätern häufiger registriert wurde.

Elterliche Psychosen stellen somit nicht nur eine der schwerwiegendsten Belastungen für Kinder dar; die Zahlenverhältnisse in unserer Klinikspopulation zeigen darüber hinaus, daß bei psychisch gestörten Kindern und Jugendlichen psychotische Erkrankungen der Eltern relativ häufig sind.

Aufgrund der in Abbildung 4.2 aufgeführten Einzelmerkmale haben wir zwei Summenindizes gebildet, die das Ausmaß der Belastung bei den leiblichen Eltern darstellen soll. Hierzu wurde für den Index „Anzahl der Belastungen aus dem psychischen Bereich" die Nennungen bei Vater und Mutter (bei beiden waren Mehrfachnennungen möglich) addiert (mögliche Nennungen waren: Psychosen, Psychopathien, Neurosen, suizidale Handlungen, Alkoholismus, Süchte, Kriminalität). In entsprechender Weise wurde bei dem Index „Anzahl der Belastungen aus dem körperlichen Bereich" vorgegangen. Die Verteilung dieser Indizes ist in Tabelle 4.9 dargestellt.

Tabelle 4.9: Verteilung der Belastungsindizes in der Inanspruchnahmepopulation

	Anzahl der Erkrankungen bzw. Belastungen bei den leiblichen Eltern			
	aus dem psychischen Bereich		aus dem körperlichen Bereich	
Anz. d. Belast.	Abs.	%	Abs.	%
0	695	63.2	871	79.2
1	268	24.4	175	15.9
2	100	9.1	46	4.2
3	32	2.9	4	0.4
4	5	0.5	3	0.3
5	0	0.0	1	0.1
Summe	1100	100.0	1100	100.0
195 Fälle fehlende Werte.				

Die Tabelle zeigt, daß bei 63 % der Patienten die Eltern keine psychische Erkrankung aufweisen, bei 37 % aller Patienten aber liegt mindestens eine elterliche Belastung aus dem psychischen Bereich vor; bei über 10 % der Patienten findet man sogar mehr als eine Belastung. Diese Gruppe der besonders stark belasteten Patienten werden wir noch genauer betrachten.

4.4 Elterliche Erkrankung und Diagnose des Kindes bzw. Jugendlichen

In Tabelle 4.10 ist die Häufigkeit von Psychosen für die einzelnen diagnostischen Gruppen dargestellt. Wie erwartet, sind die Patienten ohne Diagnose auf Achse I am wenigsten, die Patienten mit der Diagnose „Psychose" am stärksten belastet. Weiterhin ist interessant, daß die introversiven Störungen (Neurosen, Anorexien und spezifische emotionale Störungen) nach den Psychosen die stärksten Belastungen aufweisen. Sie sind eindeutig stärker belastet als die Patienten mit extraversiven Störungen.

Wir haben die Frage, ob man bei den Patienten mit Psychosen auch häufiger Psychosen in der Familie findet, in zwei Hinsichten statistisch überprüft: Beim Vergleich der psychotischen Patienten mit den Patienten ohne klinisch-psychiatrisches Syndrom (ohne Diagnose auf Achse I MAS; siehe im Anhang Tabelle A-4.2)

Tabelle 4.10: Prozentuale Belastung mit Psychosen in der Verwandtschaft bei verschiedenen kinder- und jugendpsychiatrischen Diagnosengruppen

Diagnosengruppen: (Geordnet nach dem Ausmaß der Belastung)	Prozentuale Belastung mit Psychosen in der Familie (1. od. 2. od. 3. Verw.-Grad.)
Keine Diagnose (000.0)	3.85%
Störungen des Sozialverhaltens (312)	7.72%
Anpassungs- und Belastungsreaktionen (308, 309)	7.94%
Hyperkinetische Syndrome (314)	8.82%
Sonstige spezielle Syndrome (307.0, 307.2—307.9)	9.59%
Andere klinisch-psychiatrische Syndrome Sonstige Psychosen (292—294, 297, 298, 301—306, 310, 311, 316)	9.76%
Autismus (299.0)	12.50%
Neurosen (300)	13.60%
Anorexien (307.1)	13.38%
Spezifische emotionale Störungen (313)	14.46%
Schizophrenien (295)	25.92%
Affektive Psychosen (296)	33.33%
Klinikspopulation insgesamt	12.29%

ebenso wie beim Vergleich der psychotischen Gruppe mit Patienten, die andere Diagnosen auf der Achse I des MAS erhalten haben (s. Anhang, Tabelle A-4.3), zeigen sich signifikante Unterschiede. Das heißt, es kann auch in der Klinikspopulation ein spezifischer Zusammenhang zwischen elterlicher Erkrankung (bzw. Psychosen in der Verwandtschaft) und Psychosen bei Kindern und Jugendlichen aufgezeigt werden.

Wenn wir in analoger Weise die familiäre Belastung mit *Neurosen* auf die Diagnosen der Kinder und Jugendlichen beziehen, ergibt sich ebenfalls ein (teilweise) spezifischer Zusammenhang: Am stärksten sind die affektiven Psychosen belastet, dann folgen die Neurosen und dann die anderen Diagnosen.

Bei Alkoholproblemen in der Familie dagegen zeigen sich weniger spezifische Zusammenhänge, die prozentuale Belastung ist bei den verschiedenen Diagnosen ähnlicher. Die Zusammenhänge entsprechen allerdings auch hier den Erwartungen: Am stärksten sind Patienten mit dissozialen Störungen betroffen.

Wir haben schließlich die Frage untersucht, welche Zusammenhänge die beiden gebildeten Belastungsindizes

— Anzahl der Belastungen bei den leiblichen Eltern im psychischen Bereich,
— Anzahl der Belastungen bei den leiblichen Eltern im körperlichen Bereich

zu den Diagnosen der Kinder und Jugendlichen aufweisen.

Zwischen dem zweiten Belastungsindex „Anzahl der körperlichen Erkrankungen bzw. Auffälligkeiten bei den leiblichen Eltern" und den psychiatrischen Diagnosen der Kinder und Jugendlichen zeigen sich keine statistisch bedeutsamen Zusammenhänge. Dagegen zeigen sich Zusammenhänge zwischen elterlichen Belastungen im psychischen Bereich und der psychiatrischen Diagnose des Kindes bzw. Jugendlichen. Aus Tabelle 4.11 ist ersichtlich, daß auch hier wieder die psychotischen Jugendlichen zu den am schwersten belasteten Diagnosengruppen gehören. Allerdings ist der Zusammenhang hier nicht mehr so spezifisch wie oben, als nur die Belastungen mit Psychosen bei den leiblichen Eltern betrachtet wurde: Nach den Patienten mit affektiven Psychosen sind die Patienten mit dissozialen Störungen und die mit Anpassungs- und Belastungsreaktionen am stärksten belastet; erst dann folgt die Gruppe der schizophrenen Patienten.

Eine Überprüfung der Frage, ob die psychotischen Patienten insgesamt stärker mit psychischen Erkrankungen bei den leiblichen Eltern belastet sind als die Patienten mit anderen Diagnosen, ergab auch kein signifikantes Ergebnis. Das heißt, psychotische Patienten sind nicht stärker mit psychischen Erkrankungen bei den Eltern belastet als andere Patienten der Inanspruchnahmepopulation. Die

— *spezifische* Belastung mit *Psychosen* bei den Eltern einerseits und
— das Ausmaß der *allgemeinen* Belastung mit *psychischen Erkrankungen* und Auffälligkeiten bei den Eltern (nicht differenziert nach dem Typ der Erkrankung) andererseits

weisen somit unterschiedlich geartete Zusammenhangsmuster zur Diagnose der kinder- und jugendpsychiatrischen Patienten auf, die in Abbildung 4.3 schematisch skizziert sind.

Tabelle 4.11: Anzahl der Belastungen aus dem psychischen Bereich bei den leiblichen Eltern und Diagnose der Patienten

Diagnose des Kindes/Jugendlichen (Geordnet nach Ausmaß der Belastung)		Anzahl der Belastungen mit psychischen Erkrankungen bei den leiblichen Eltern Unbel. Gruppe	 Einfach bel. Gruppe	 Mehrfach bel. Gruppe	
		0 Bel.	1 Bel.	2—4 B.	Summe
Keine Diagnose	Abs.	46	2	1	49
(000.0)	%	93.88	4.08	2.04	4.74
Hyperkinetische Syndrome	Abs.	25	6	1	32
(314)	%	78.13	18.75	3.13	3.10
Sonstige Psychosen	Abs.	9	2	1	12
(292—294, 297, 298)	%	75.00	16.67	8.33	1.16
Anorexien	Abs.	85	29	6	120
(307.1)	%	70.83	24.17	5.00	11.62
Autismus	Abs.	16	4	3	23
(299.0)	%	69.57	17.39	13.04	2.23
Andere klin.-psychiat. Syndr.	Abs.	40	14	10	64
(301—306, 310, 311, 316)	%	62.50	21.88	15.63	6.20
Spezifische emotionale Stör.	Abs.	88	33	27	148
(313)	%	59.46	22.30	18.24	14.33
Neurosen	Abs.	60	26	16	102
(300)	%	58.82	25.49	15.68	9.87
Sonstige spezielle Syndrome	Abs.	37	13	15	65
(307.0, 307.2—307.9)	%	56.92	20.00	29.32	6.29
Schizophrenien	Abs.	63	40	14	117
(295)	%	53.85	34.19	11.96	11.33
Anpass.- u. Belastungsreakt.	Abs.	29	19	7	55
(308, 309)	%	52.73	34.55	12.73	5.32
Störungen des Sozialverhaltens	Abs.	125	76	35	236
(312)	%	52.97	32.20	14.83	22.85
Affektive Psychosen	Abs.	5	4	1	10
(296)	%	50.00	40.00	10.00	0.97
Summe	Abs.	628	268	137	1033
	%	60.79	25.94	13.24	100.00

	Spezifische Belastung	Allgemeine Belastung
	Belastung mit Psychosen bei den leiblichen Eltern	Belastungen mit psychischen Erkrankungen und Auffälligkeiten bei den leiblichen Eltern
Hoch belastete diagnostische Gruppen	Affektive Psychosen	Affektive Psychosen
	Schizophrenien	Dissoziale Störungen des Sozialverhaltens
	Spezifische emotionale Störungen des Kindesalters	Anpassungs- und Belastungsreaktionen
	Hyperkinetische Syndrome	Anorexien
	Anpassungs- und Belastungsreaktionen	Sonstige Psychosen
Niedrig belastete diagnostische Gruppen	Dissoziale Störungen des Sozialverhaltens	Hyperkinetische Syndrome

Abbildung 4.3: Diagnostische Gruppen mit besonders hohen oder niedrigen Belastungsscores

4.5 Elterliche Erkrankung, Familiensituation und Familienbeziehungen

Zur Erklärung der gefundenen Zusammenhänge zwischen psychischen Erkrankungen bei den leiblichen Eltern und den psychischen Störungen bei den untersuchten Kindern und Jugendlichen kommen prinzipiell zwei Möglichkeiten in Betracht,

— die genetische und
— die psychosoziale Transformation.

Es ist natürlich nicht möglich, durch die Analyse der Daten aus einer Inanspruchnahmepopulation diese beiden Komponenten voneinander zu trennen; hierzu sind andere Untersuchungsdesigns notwendig. Anhand der vorliegenden Daten können wir aber eine Fragestellung untersuchen, die sich ebenfalls auf die Transformationsmechanismen psychischer Störungen bezieht:

In welchem Umfange und in welcher Hinsicht finden sich in unserer Stichprobe Zusammenhänge zwischen psychischen Erkrankungen der Eltern und pathogenetisch relevanten Merkmalen der Lebens- und Familiensituation (belastende psychosoziale Bedingungen) des Patienten?

Hinter dieser Frage steht die Überlegung, daß sich in Familien mit psychisch kranken Eltern belastende familiäre Entwicklungsbedingungen, zum Beispiel disharmonische Ehebeziehung oder gestörte Eltern-Kind-Beziehung, besonders häufen und daß diese Familien oft auch in sozialer Hinsicht eher unterprivilegiert sind. Dies deshalb, weil ungünstige psychosoziale Bedingungen die Wahrscheinlichkeit dafür erhöhen, daß die Eltern psychisch erkranken, und ebenso umgekehrt, weil psychische Erkrankungen bei den Eltern sekundär zu zusätzlichen Belastungen führen.

Diese Fragestellung können wir wiederum in zweifacher Hinsicht konkretisieren:

(1) Die Frage nach dem *allgemeinen* Zusammenhang: Findet sich in unserer Stichprobe ein statistisch bedeutsamer Zusammenhang zwischen den Belastungsindizes „Anzahl psychischer Erkrankungen bei den Eltern“ bzw. „Anzahl körperlicher Erkrankungen bei den Eltern“ und belastenden familiären Bedingungen?

(2) Die Frage nach dem *spezifischen* Zusammenhang: Findet sich in unserer Stichprobe ein statistisch bedeutsamer Zusammenhang zwischen dem Merkmal „elterliche Psychose“ und belastenden familiären Bedingungen?

Zur Untersuchung dieser Fragen haben wir drei psychosoziale Merkmale bzw. Merkmalsbereiche ausgewählt:

(a) Die soziale Schicht der Eltern des Patienten, erfaßt mit der Einteilung nach KLEINING und MOORE (1968),
(b) die objektive Familienzusammensetzung des Patienten und
(c) die in der Achse V des MAS erfaßten psychosozialen Belastungen des Patienten.

Zunächst zur *allgemeinen Fragestellung* nach dem Zusammenhang zwischen den Belastungsindizes und diesen Merkmalen bzw. Merkmalsbereichen: Zwischen dem Index „Anzahl psychischer Erkrankungen bei den Eltern“[1]) und der sozialen Schicht der Mutter zeigt sich ein statistisch signifikanter Zusammenhang (siehe Tabelle 4.12). Von den belasteten Familien stammen 43 % aus der unteren Unterschicht, von den nicht belasteten Familien gehören dagegen nur 29 % zur unteren Unterschicht. Oder umgekehrt: Von den Familien aus der unteren Unterschicht ist fast die Hälfte (46 %) belastet, die Familien aus der oberen Unterschicht und der unteren Mittelschicht sind zu einem Drittel und die Familien der Schichten darüber nur noch zu einem Viertel belastet. Der signifikante Befund kommt hauptsächlich dadurch zustande, daß in den Familien der „unteren Unterschicht“ die belasteten Familien überrepräsentiert sind; darüber hinaus sind sie in den oberen Schichten (mittlere Mittelschicht bis Oberschicht) eher unterrepräsentiert.

[1]) Der Index wurde für diese teststatistischen Überprüfungen auf eine einfache binäre Variable mit den Ausprägungen „keine Belastung vorhanden“ und „Belastung vorhanden“ komprimiert.

Tabelle 4.12: Belastungen mit psychischen Erkrankungen bei den leiblichen Eltern und soziale Schicht der Mutter

Anzahl der psych. Erkrank. bei den Eltern	Soziale Schicht der Mutter (Einteilung nach KLEINING & MOORE, 1968) Untere Unterschicht	Obere Unterschicht	Untere Mittelschicht	Mittlere Mittelschicht bis Oberschicht	Summe
Keine Bel. vorh.	104	114	77	63	358
	29.05 %	31.84 %	21.51 %	17.60 %	63.70 %
	54.17 %	68.26 %	65.25 %	74.12 %	
Bel. vorh. (1—4)	88	53	41	22	204
	43.14 %	25.98 %	20.10 %	10.78 %	36.30 %
	45.83 %	31.74 %	34.75 %	25.88 %	
Summe	192	167	118	85	562
	34.16 %	29.72 %	21.00 %	15.12 %	100.00 %

Statistik	df	Wert	P
Chi-Quadrat	3	13.163	0.004
Likelihood Ratio Chi-Quadrat	3	13.182	0.004

Bei einer analogen Berechnung zeigt der Index „Anzahl körperlicher Erkrankungen bei den Eltern" dagegen keine statistisch signifikante Beziehung zur sozialen Schicht der Mutter (er verfehlt knapp das 5 %-Signifikanzniveau; p für den likelihood ratio Chi-Quadrat-Test liegt bei 0.051). Hier sind bei den gesundheitlich belasteten Familien ebenfalls Mütter aus der unteren Unterschicht etwas überrepräsentiert, aber auch Mütter aus den oberen Schichten sind leicht überrepräsentiert.

Zwischen den Belastungsindizes für den körperlichen bzw. den psychischen Bereich und der sozialen Schicht des Vaters dagegen zeigt sich kein statistisch signifikanter Zusammenhang. Die Zahlenverhältnisse sind zwar ähnlich wie im Hinblick auf den sozialen Status der Mutter, aber nicht so deutlich ausgeprägt.

Zur Interpretation ist zu bedenken, daß der soziale Status nach KLEINING und MOORE nichts anderes als den Ausbildungs- und Berufsstatus der Person angibt und daß bei diesem Maß die Väter im Durchschnitt einen höheren Status haben als die Mütter. Unser Befund besagt nun, daß sich psychische Erkrankungen der Eltern in Familien, in denen die Mutter keine Berufsausbildung hat, überproportional häufen. Wenn man das Fehlen einer Berufsausbildung als Hinweis auf eine soziale Benachteiligung auffaßt, dann kann man festhalten: Psychische Erkrankungen der Eltern und soziale Benachteiligung im beschriebenen Sinne konvergieren. Daß sich dies bei den Müttern deutlicher zeigt als bei den Vätern, kann viele verschiedene Gründe haben, die sich anhand unserer Daten nicht weiter aufklären lassen. Eine unmittelbar naheliegende Überlegung geht in die Richtung, daß die mütterlichen Merkmale für die Entwicklung der Kinder generell bedeutsamer sind, einfach weil die Mütter in der Regel häufiger und länger mit den Kindern zusammen sind (Zeitfaktor) und im Durchschnitt eine engere Beziehung zu den Kindern haben als die Väter.

Als zweites psychosoziales Merkmal betrachten wir die objektive Familienzusammensetzung des Patienten in Beziehung zu den elterlichen Erkrankungsindizes. Es wurde oben bereits gezeigt, daß in der Klinikspopulation die Familienzusammensetzung stark von der in der Normalbevölkerung abweicht: Nur 45 % aller Patienten leben bei beiden leiblichen Eltern. In Tabelle 4.13[2]) ist der Zusammenhang zwischen dem Merkmal „Objektive Familienzusammensetzung" und der Anzahl der psychischen Erkrankungen bei den leiblichen Eltern dargestellt.

Wie die Tabelle zeigt, finden sich sehr deutliche, statistisch signifikante Zusammenhänge zwischen der psychischen Gesundheit der leiblichen Eltern und der objektiven familiären Lebenssituation des Patienten:

— Wenn die leiblichen Eltern keine psychische Erkrankungen bzw. Auffälligkeiten aufweisen, leben 59 % der Patienten bei beiden leiblichen Eltern.
— Bei einer elterlichen psychischen Erkrankung steigt der Prozentsatz der „nichtleiblichen" vollständigen Familien auf fast das Dreifache von 6.4 % auf 17.5 % an, und der Prozentsatz der Alleinerziehenden verdoppelt sich nahezu von 10.9 auf 19.4 %.
— Wenn mehr als eine psychische Erkrankung bei den leiblichen Eltern vorliegt (2 bis 4 Erkrankungen, unabhängig davon, ob bei Vater oder bei Mutter), verringert sich die Zahl der Kinder, die bei beiden leiblichen Eltern leben, noch einmal um rund 10 % auf nur noch 31 %, und die Zahl der Kinder, die von alleinerziehenden Eltern betreut werden, erhöht sich auf 26 %.

---

[2]) Nach dieser Tabelle leben insgesamt 51.9 % aller Patienten bei beiden leiblichen Eltern; diese Diskrepanz zu den oben dargestellten Prozentwerten ergibt sich daraus, daß bei den elterlichen Belastungsindizes mehr fehlende Werte auftreten als bei dem Merkmal „objektive Familiensituation". Die Ergebnisse werden hiervon aber nicht berührt. Wir müssen davon ausgehen, daß, je schwerer eine Familie psychopathologisch oder sozial belastet ist, es umso schwieriger ist, vollständige Informationen zu bekommen. Das heißt, durch die fehlenden Werte werden unsere Schätzungen eher vorsichtiger; bei vollständigen Daten würden sich die gefundenen Zusammenhänge noch deutlicher darstellen.

Tabelle 4.13: Anzahl der psychischen Erkrankungen bei den leiblichen Eltern und objektive familiäre Lebenssituation des Patienten

Anzahl der psychischen Erkrankungen	beide leibl. Eltern	vollst. nicht-leibl. Fam.*	alleinerz. Eltern	Heim	Summe
Keine Erkrankung	411	45	76	163	695
	59.14 %	6.47 %	10.94 %	23.45 %	63.18 %
Eine Erkrankung	117	47	52	52	268
	43.66 %	17.54 %	19.40 %	19.40 %	24.36 %
2—4 Erkrankungen	43	27	36	31	137
	31.39 %	19.71 %	26.28 %	22.63 %	12.45 %
Summe	571	119	164	246	1100
	51.91 %	10.82 %	14.91 %	22.36 %	100.00 %

Statistik	df	Wert	P
Chi-Quadrat	6	79.228	0.000
Likelihood Ratio Chi-Quadrat	6	77.531	0.000

* Unter die „vollständigen nicht-leiblichen“ Familien fallen alle Familien, in denen zwei Elternteile vorhanden sind, wobei es sich aber nicht um beide leibliche Eltern handelt (Adoptivfamilien, Pflegefamilien und Familien mit einem leiblichen und einem Stiefelternteil).

Die Kenntnis der objektiven Familiensituation alleine sagt natürlich noch nichts direkt darüber aus, ob das Kind unter psychisch belastenden Umständen lebt oder nicht. Aber es liegt auf der Hand, daß Kinder, die nicht bei ihren beiden leiblichen Eltern leben, zumindest in ihrer Lebensgeschichte häufiger belastenden Lebenssituationen (zum Beispiel Trennungserlebnissen) und im Durchschnitt auch gravierenderen psychosozialen Belastungen ausgesetzt waren als Kinder, die bei ihren beiden leiblichen Eltern leben. Das heißt, die objektive Familiensituation kann im statistischen Durchschnitt als indirekter Indikator für psychosoziale Belastungen in der Lebensgeschichte des Kindes interpretiert werden.

Unser Ergebnis besagt somit, daß Kinder, die psychisch kranke leibliche Eltern haben, zusätzlich dadurch belastet sind, daß sie unter ungünstigeren psychosozialen Bedingungen aufwachsen, daß sie inbesondere häufiger Trennungs- und Verlusterlebnissen bzw. tiefgreifenden Veränderungen der Familienzusammensetzung ausgesetzt sind bzw. waren. Die Häufigkeit „abweichender“ Familienverhältnisse steigt mit der Anzahl der psychischen Erkrankungen bei den leiblichen Eltern. Diese wechselseitige Verstärkung zweier Belastungsfaktoren wird in den meisten Fällen dadurch zu erklären sein, daß psychische Erkrankungen der leiblichen Eltern sekundär zu psychosozialen Schwierigkeiten führen, etwa in dem Sinne,

— daß es überhaupt nicht zu einer stabilen Partnerschaft zwischen den beiden leiblichen Eltern kommt
— oder daß gehäuft Ehekonflikte und Trennungen der Eltern auftreten
— oder daß ein Elternteil dauernd hospitalisiert ist oder zumindest so beeinträchtigt ist, daß er für die Erziehung des Kindes nicht zur Verfügung steht.

Unser zweiter Index, die Anzahl der körperlichen Erkrankungen bei den leiblichen Eltern, zeigt ebenfalls einen statistisch bedeutsamen Zusammenhang zur objektiven Familiensituation der Patienten; dieser Zusammenhang ist allerdings viel schwächer als der zwischen psychischen Erkrankungen der Eltern und objektiver Familiensituation. Er kommt dadurch zustande, daß Kinder mit körperlich kranken Eltern häufiger von Alleinerziehenden betreut werden als Kinder mit körperlich gesunden Eltern. Dies kann wie oben in dem Sinne interpretiert werden, daß auch körperliche Erkrankungen (wenn auch in sehr viel geringerem Ausmaße) sekundär zu psychosozialen Belastungen führen.

Unsere bisherigen Interpretationen über den Zusammenhang zwischen psychischen Erkrankungen bei den leiblichen Eltern und der objektiven Familiensituation der Patienten können wir direkt dadurch überprüfen, daß wir den Index für psychische Erkrankungen bei den leiblichen Eltern auf die Achse V des MAS beziehen, in der die wichtigsten psychosozialen Belastungen festgehalten sind. Zur komprimierten Untersuchung dieses Zusammenhanges haben wir auf der Grundlage der Nennungen auf Achse V einen Indexwert gebildet, der den Grad der psychosozialen Belastung des Patienten spiegeln soll: Auf der Achse V des MAS sind insgesamt 17 verschiedene psychosoziale Belastungen angegeben; für jeden Patienten sollen die tatsächlich vorhanden Belastungen benannt werden, hierbei sind Mehrfachnennungen möglich. Als Index für das Ausmaß der psychosozialen Belastungen verwenden wir einfach die Anzahl der Nennungen auf der Achse V des MAS. Da wir die Zusammenhänge zwischen psychischen Erkrankungen der Eltern und anderen Belastungen untersuchen, wurde bei der Berechnung dieses Summenwertes allerdings hier das Item Nr. 1 auf der Achse V „Psychische Störungen bei anderen Familienmitgliedern" nicht mitgerechnet. (Im Gegensatz zu dem in Tabelle 4.6 angegebenen Summenwert). Dieses Item muß bei der Summenbildung ausgeklammert bleiben, da sich sonst Zusammenhänge ergeben würden, die auf die tautologische Beziehung zwischen den Merkmalen „psychische Erkrankung der Eltern" und „psychische Störungen bei anderen Familienmitgliedern" zurückzuführen wären. Trotzdem bleiben natürlich gewisse Abhängigkeiten zwischen den Items der V. Achse und dem Merkmal „Belastungen mit psychischen Erkrankungen in der Familie" bestehen. Eine völlig überschneidungsfreie Abgrenzung dieser beiden Bereiche ist nicht möglich.

In Tabelle 4.14 ist der Zusammenhang zwischen den beiden Indizes „Anzahl psychischer Erkrankungen bei den leiblichen Eltern" und „Anzahl psychosozialer Belastungen" dargestellt. Der Zusammenhang ist hier noch sehr viel deutlicher als zwischen psychischen Erkrankungen und objektiver Familiensituation: Von den Kindern mit Eltern ohne psychische Erkrankungen haben 27 % keine Belastung auf der Achse V. Wenn bei den leiblichen Eltern eine psychische Erkrankung vorliegt, sinkt dieser Prozentsatz auf 17.9 %, liegen mehrere psychische Erkrankungen vor sinkt er noch einmal deutlich auf 7.3 %. Noch krasser stellen sich die Verhältnisse dar, wenn man die Gruppe der psychosozial extrem belasteten Patienten (4 bis 8 Belastungen) betrachtet; bei psychisch gesunden Eltern leben 3.9 % der Kinder und Jugendlichen unter extrem belastenden psychosozialen Umständen, bei einer psychischen Erkrankung der Eltern steigt dieser Prozentsatz auf 5.9 %, bei mehr als einer psychischen Erkrankung erhöht sich die Rate der psychosozial extrem belasteten Kinder auf 17.5 %.

Tabelle 4.14: Psychische Erkrankung der Eltern und psychosoziale Belastungen: Zusammenhang zwischen der Anzahl der psychischen Erkrankungen bei den leiblichen Eltern und der Anzahl der Belastungen auf der Achse V des MAS

Anzahl der Belastungen mit psych. Erkrankungen	Anzahl der Belastungen auf der Achse V des MAS 0	1	2	3	4—8	Summe
Keine Belastung	170	218	146	69	25	628
	27.07 %	34.71 %	23.25 %	10.99 %	3.98 %	60.79 %
Eine Belastung	48	84	83	37	16	268
	17.91 %	31.34 %	30.97 %	13.81 %	5.97 %	25.94 %
2—4 Belastungen	10	29	40	34	24	137
	7.30 %	21.17 %	29.20 %	24.82 %	17.52 %	13.26 %
Summe	228	331	269	140	65	1033
	22.07 %	32.04 %	26.04 %	13.55 %	6.29 %	100.00 %

Statistik	df	Wert	P
Likelihood Ratio Chi-Quadrat	8	77.307	0.000

Das heißt, wir haben hier eine direkte Bestätigung für die Annahme, daß mit der Anzahl der psychischen Erkrankungen bei den leiblichen Eltern auch die psychosoziale Situation der Patienten insgesamt belastender wird: Je mehr psychische Erkrankungen bei den leiblichen Eltern vorkommen, umso eher treten weitere psychosoziale Belastungen für die Patienten hinzu.

Zur Überprüfung der Frage, welche psychosozialen Belastungen es im einzelnen sind, die mit psychischen Krankheiten bei den Eltern assoziiert sind, haben wir die Items der Achse V ebenfalls auf den Belastungsindex „psychische Krankheiten der Eltern" bezogen. Hierbei ergaben sich signifikante Zusammenhänge zu den Items

— Disharmonie in der Familie (Achse V, Nr. 02),
— Unzureichende oder inkonsistente elterliche Kontrolle (Achse V, Nr. 05),

— Unzureichende Anregung im sozialen, sprachlichen oder Wahrnehmungsbereich (Achse V, Nr. 06),
— Abnorme familiäre Verhältnisse (Achse V, Nr. 09).

Wenn wir die psychosozialen Belastungen der Patienten überwiegend als Folgen der psychischen Erkrankung der leiblichen Eltern auffassen, dann können wir schließen: Psychische Krankheiten bei den leiblichen Eltern führen zu einer erhöhten Rate von Unstimmigkeiten und Disharmonie in der Familie, einem ausgeprägten Mangel an wirksamer Kontrolle oder Aufsicht über den Patienten und zu einem Mangel des Patienten an wirksamen Anregungen und Erfahrungen im sozialen, sprachlichen und Wahrnehmungsbereich. Der Zusammenhang zum Item „Abnorme familiärer Verhältnisse" wurde oben bereits differenzierter dargestellt (objektive Familiensituation des Patienten).

Die Überprüfung der Frage, ob auch der Index „Anzahl der körperlichen Erkrankungen bei den leiblichen Eltern" Zusammenhänge zur Belastung auf der Achse V des MAS aufweist, ergab keine signifikanten Ergebnisse. Ebensowenig zeigten sich signifikante Zusammenhänge zwischen dem Merkmal „Psychosen bei den leiblichen Eltern" und der Achse V des MAS. Das heißt, wir finden in der Inanspruchnahmepopulation zwar einen allgemeinen Zusammenhang zwischen psychischer Erkrankung der leiblichen Eltern und psychosozialen Belastungen, aber keinen spezifischen Zusammenhang zwischen Psychosen und psychosozialen Belastungen. Wenn hier kein spezifischer Zusammenhang nachweisbar ist, so muß dies allerdings nicht bedeuten, daß es keinen solchen Zusammenhang gibt; es kann auch darauf zurückzuführen sein, daß die auf der Achse V erfaßten Parameter zu ungenau sind; möglicherweise spielen auch testtheoretische Unzulänglichkeiten der Achse V eine Rolle. Meßtheoretische Vorbehalte müssen ohnehin bei der Interpretation der Ergebnisse berücksichtigt werden; unsere Ergebnisse sind aus zwei Gründen mit Vorsicht zu interpretieren:

(1) *Das Problem der Subjektivität der Einschätzungen:* Bei den auf der Achse V erfaßten psychosozialen Belastungen handelt es sich überwiegend um familiäre Interaktionsmerkmale. Bei der Feststellung von solchen Auffälligkeiten hat der für den Patienten zuständige Arzt oder Psychologe einen Spielraum, in dem sicherlich auch subjektive Komponenten des Diagnostikers eine Rolle spielen.

(2) *Das Problem der Unabhängigkeit der Einschätzungen:* Der Diagnostiker stellt gleichzeitig mit der individuellen Diagnose (MAS-Achsen I bis IV) auch die „Familiendiagnose"; das heißt, die psychosozialen Belastungen werden nicht unabhängig von den individuellen Merkmalen festgestellt. Bei diesen Einschätzungen können implizite Theorien der Diagnostiker, in denen individuelle und familiäre Merkmale aneinander gekoppelt sind, zum Tragen kommen, so daß die gefundenen Zusammenhänge eher kognitive Strukturen bzw. „Projektionen" der Diagnostiker als reale Strukturen reflektieren (vgl. zum Beispiel den sogenannten „Halo-Effekt" bei Einschätzungen).

Beide Momente schränken die Objektivität und Reliabilität der von uns verwendeten diagnostischen Daten ein; die bisher vorliegenden methodischen Untersuchungen zeigen, daß die meßtheoretischen Qualitäten des MAS (s. REMSCHMIDT et al., 1983; van GOOR-LAMBO, 1984; REMSCHMIDT & MATTEJAT, 1993), insbesondere der Achse V, noch nicht hinreichend sind. Verbesserte Versionen dieser Klassifikationsmethoden sind z. Z. im Erprobungsstadium (vgl. die neue Version der „Achse V" des Multiaxialen Klassifikationsschemas REMSCHMIDT & SCHMIDT, im Druck). Die Ergebnisse aus eigenen neueren Untersuchungen (REMSCHMIDT & MATTEJAT, 1993) zu den Problemen der Subjektivität und der Unabhängigkeit zeigen zwar, daß die Angaben auf der Achse V des MAS nur eingeschränkt reliabel und in vielen Hinsichten zu ungenau sind; andererseits aber lassen sie auch die Schlußfolgerung zu, daß die gefundenen Ergebnisse nicht einfach durch die subjektiven Einstellungen der Diagnostiker erklärt werden können, sondern reale Strukturen widerspiegeln. Das heißt, wir können die gefundenen Ergebnisse durchaus als substantiell gültig betrachten; dafür spricht im übrigen auch der Umstand, daß in unserer Inanspruchnahmepopulation die psychische Erkrankung der Eltern nicht nur zu den „subjektiven" Familien-Beziehungsmerkmalen sondern auch zu objektiven Merkmalen (Familienzusammensetzung und sozialer Status) signifikante Zusammenhänge aufweist.

4.6 Ergebnisse zur Frage nach den Kompensationsmöglichkeiten in Familien mit psychisch kranken Eltern

Zur genaueren Abklärung der gefundenen Zusammenhänge zwischen psychosozialen Belastungen (so wie sie auf der Achse V des MAS erfaßt werden) und psychischen Erkrankungen bei den Eltern haben wir die Daten der Inanspruchnahmepopulation noch im Hinblick auf zwei spezielle Fragestellungen analysiert:

(1) Welche Zusammenhänge finden sich bei psychischen Erkrankungen des leiblichen Vaters im Vergleich zu psychischen Krankheiten der Mutter? Die Frage, ob das Geschlecht des erkrankten Elternteils eine Rolle spielt, kann zum Beispiel auf klinische Eindrücke und Forschungsbefunde bezogen werden, die besagen, daß Erkrankungen der Mutter schwerwiegendere Konsequenzen für die Familie und die Entwicklung der Kinder nach sich ziehen als vergleichbare Krankheiten des Vaters; dies schon alleine deshalb, weil die Kindererziehung stärker an die Mutter gebunden ist (vgl. auch Kap. 2 und 3).

(2) Unterscheiden sich die Familien, bei denen ein Elternteil erkrankt ist, von den Familien, bei denen beide Eltern psychisch erkrankt sind, im Hinblick auf die festgestellten psychosozialen Belastungen? Diese Frage richtet sich letztlich auf die natürlichen Kompensationsmöglichkeiten in den betroffenen Familien. Während die Erkrankung eines Elternteils im günstigen Falle noch durch den gesunden Elternteil kompensiert werden kann, sodaß keine zusätzlichen psychosozialen Belastungen entstehen, ist diese Möglichkeit bei einer Erkrankung beider Eltern kaum noch gegeben.

Im Hinblick auf beide Fragestellungen ist es von Interesse, ob ein Zusammenhang zwischen psychischen Erkrankungen beim Vater und entsprechenden Erkrankungen bei der Mutter besteht; die Zahlenverhältnisse aus unserer Inanspruchnahmepopulation sind in Tabelle 4.15 dargestellt.

Tabelle 4.15: Zusammenhang zwischen psychischen Erkrankungen beim leiblichen Vater und psychischen Erkrankungen bei der leiblichen Mutter

		Psych. Erkr. beim leibl. Vater		
Psych. Erkr. bei d. leibl. Mutter		Keine Bel.	Bel. vorh.	Summe
Keine Belast. vorh.	Abs.	695	195	890
	Zeilen-%	78.09	21.91	
	Spalten-%	86.77	65.22	
Bel. vorh.	Abs.	106	104	210
	Zeilen-%	50.48	49.52	
	Spalten-%	3.23	34.78	
	Summe	801	299	1100
		72.82	27.18	100.00

Statistik	df	Wert	P
Likelihood Ratio Chi-Quadrat	1	60.160	0.000
Fishers exakter Test (2-seit.)			0.000

Zwischen den beiden Merkmalen besteht ein signifikanter Zusammenhang, der anschaulich wird, wenn wir die Übergangswahrscheinlichkeiten zwischen den beiden Merkmalen betrachten: Wenn die Mutter psychisch gesund ist, dann liegt die Wahrscheinlichkeit, daß der Vater psychisch krank ist, bei ca. 22 %; wenn die Mutter dagegen krank ist, dann erhöht sich die Wahrscheinlichkeit für eine psychische Erkrankung beim Vater auf mehr als das Doppelte, nämlich auf rund 50 %. Analog sind die Verhältnisse, wenn wir vom Vater ausgehen: Bei einem psychisch gesunden Vater ist die Wahrscheinlichkeit dafür, daß die Mutter unter einer psychischen Erkrankung leidet, 13 %; bei einem kranken Vater erhöht sich die Wahrscheinlichkeit für eine Erkrankung der Mutter auf rund 35 %, also wieder auf mehr als das Doppelte.

Das heißt, es findet sich überzufällig häufig, daß beide Eltern psychisch erkrankt sind. Dieses Ergebnis könnte zum einen dadurch erklärt werden, daß es sich hier um eine Inanspruchnahmepopulation handelt, in der nicht nur Familien mit psychisch kranken Eltern überrepräsentiert sind, sondern darüber hinaus solche Familien besonders stark überrepräsentiert sind, in denen beide Eltern unter psychischen Erkrankungen leiden: Psychische Erkrankungen bei beiden Eltern führen mit einer hohen Wahrscheinlichkeit zu psychischen Erkrankungen bei den Kindern und zur Vorstellung und Behandlung der Kinder in einer kinder- und jugendpsychiatrischen

Klinik. Neben einer solchen unmittelbar plausiblen Interpretation (als Stichproben-Selektionseffekt) aber könnte dieses Ergebnis auch einen in der Allgemeinbevölkerung gültigen Zusammenhang reflektieren: Psychisch kranke Menschen haben überzufällig häufig auch psychisch kranke Ehepartner. Falls sich ein solcher Zusammenhang bestätigen ließe, so könnte er wiederum als Wahleffekt (psychisch Kranke wählen überzufällig häufig psychisch kranke Partner) („assortative mating") oder als wechselseitige Beeinträchtigung (durch das Zusammenleben mit einem psychisch kranken Partner wächst die Gefahr der eigenen Dekompensation) interpretiert werden. Wahrscheinlich spielen alle angesprochenen „Mechanismen" beim Zustandekommen der gefundenen Ergebnisse eine Rolle. Unabhängig davon, welcher Interpretation man den Vorzug geben möchte, in jedem Falle sprechen die Ergebnisse für ein Zusammenwirken von väterlicher und mütterlicher Erkrankung, die über eine bloße Addition von Belastungsfaktoren hinausgeht.

Zu unserer ersten Frage nach der Bedeutung des Geschlechts des erkrankten Elternteils haben wir die Familien mit einer psychisch kranken Mutter mit den Familien, in denen der Vater unter einer psychischen Erkrankung litt, im Hinblick auf die psychosozialen Belastungen (Achse V MAS) verglichen. Hierbei ergaben sich keine statistisch signifikanten Unterschiede zwischen väterlicher und mütterlicher Erkrankung, weder bezüglich der psychosozialen Belastungen insgesamt noch im Hinblick auf die einzelnen Items der Achse V. Das heißt, Familien mit kranken Müttern unterschieden sich auf der Achse V nicht von Familien mit kranken Vätern. Die Annahme, daß eine mütterliche Erkrankung gravierendere Auswirkungen hat als eine entsprechene Krankheit des Vaters, konnte demnach mit den Daten aus unserer Inanspruchnahmepopulation nicht bestätigt werden. Dies bedeutet natürlich wiederum nicht, daß ein solcher Zusammenhang nicht existiert; möglicherweise waren die verwendeten Methoden der Datenerhebung und -dokumentation für die Erfassung solcher Aspekte nicht differenziert genug (vgl. aber die oben in Abschnitt 4.5 dargestellten Zusammenhänge zwischen sozialer Schicht der Mutter und elterlicher Erkankung).

Zur Untersuchung unseren zweiten Frage nach den Kompensationsmöglichkeiten in Familien mit psychisch kranken Eltern haben wir drei Gruppen gebildet:

(1) Familien mit psychisch gesunden Eltern,
(2) Familien mit *einem* psychisch erkrankten Elternteil,
(3) Familien, in denen *beide* Eltern unter einer psychischen Erkrankung leiden.

Um die Befunde gezielt interpretieren zu können, haben wir für die Auswertung nur solche Fälle betrachtet, in denen die Patienten bei *beiden leiblichen* Eltern leben. Auf diese Weise werden zum Beispiel Fälle ausgeschlosssen, in denen die leiblichen Eltern der Patienten beide psychisch krank sind, der Patient aber gar nicht mehr bei den leiblichen Eltern lebt. Durch diese Eingrenzung können wir die Auswirkungen des elterlichen Gesundheitszustandes auf die Familienbeziehungen (so wie sie auf Achse V des MAS kodiert sind) direkt untersuchen.

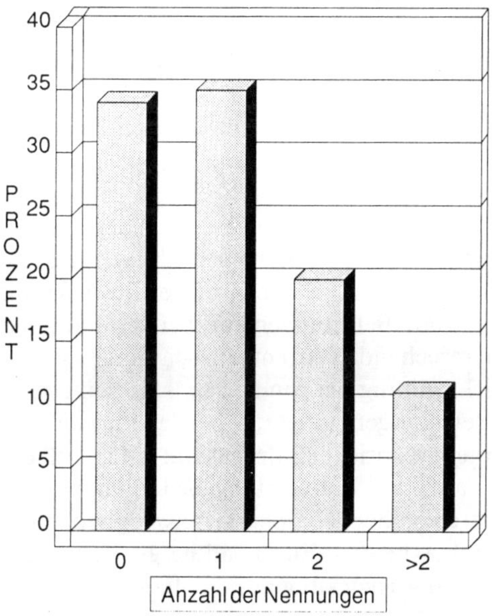

Keine psychische Erkrankung bei den leiblichen Eltern

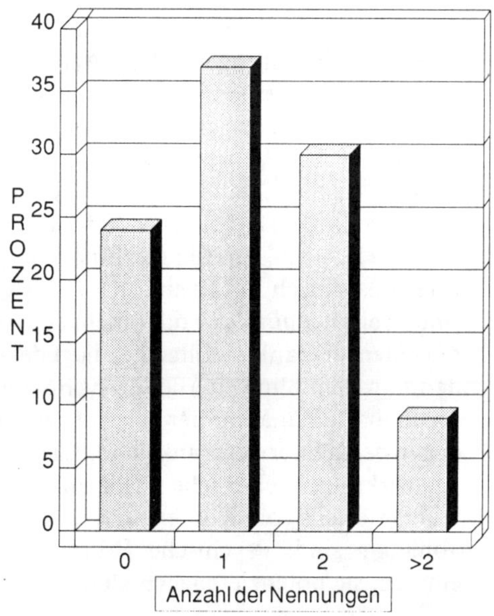

Psychische Erkrankung bei einem Elternteil

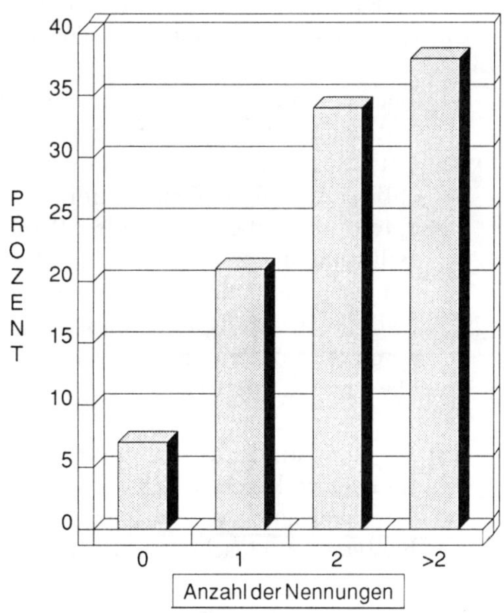

Psychische Erkrankung bei beiden Elternteilen

Abbildung 4.4: Belastungen mit psychischen Erkrankungen bei den Eltern und Anzahl der Nennungen auf der Achse V des MAS (Angaben in %)

In Abbildung 4.4 (und in Tabelle A-4.4 des Anhangs) ist der Zusammenhang zwischen dem Merkmal „Belastung mit psychischen Erkrankungen bei den Eltern" und der Anzahl der Belastungen auf der Achse V des MAS dargestellt. Dabei zeigt sich ein sehr deutlicher, statistisch hoch signifikanter Zusammenhang zwischen den beiden Merkmalen: Wie erwartet, erhöht sich der Prozentsatz der psychosozialen Belastungen auf Achse V, wenn ein Elternteil eine psychische Erkrankung aufweist, im Vergleich zu solchen Familien, in denen beide Eltern psychisch gesund sind. Aber diese Erhöhung ist (bei gesondertem Vergleich der ersten beiden Zeilen in der Matrix) statistisch nicht signifikant. Eine sehr starke Veränderung zeigt sich, wenn *beide* Eltern psychisch krank sind: Über 70 % der Familien, in denen beide Eltern krank sind, weisen *multiple* (2 oder mehr) psychosoziale Belastungen auf; bei den Familien mit einem erkrankten Elternteil liegt der entsprechende Prozentsatz bei rund 39 %, bei den Familien ohne elterliche psychische Erkrankung bei rund 32 %. Das heißt, eine sprunghafte Zunahme der psychosozialen Belastungen findet sich bei den Familien, in denen *beide* Eltern erkrankt sind. Dieses Ergebnis spricht eindrucksvoll dafür, daß die Auswirkungen elterlicher Erkrankungen auf die Entwicklungsbedingungen der Kinder jeweils vom Kontext und insbesondere von den Kompensationsmöglichkeiten abhängig sind. Psychische Erkrankungen bei beiden Eltern addieren sich nicht einfach, sie potenzieren sich gleichsam in ihrer Auswirkung auf das Familienleben.

4.7 Zusammenfassung

Zusammenfassend können wir die wichtigsten empirischen Ergebnisse aus der Untersuchung einer stationären Inanspruchnahmepopulation festhalten:

(1) Bei der untersuchten — für die Kinder- und Jugendpsychiatrie typischen — stationären Inanspruchnahmepopulation aus 5 Jahren mit insgesamt 1295 Patienten lebten vor der Aufnahme mehr als die Hälfte der Patienten in einer „abnormen" Familiensituation, das heißt, nicht bei ihren beiden leiblichen Eltern. Bei über 80 % aller Patienten wurde mindestens eine bedeutsame Belastung in den psychosozialen bzw. familiären Lebensumständen des Patienten festgestellt. Neben abnormen Familienverhältnissen ist Disharmonie in der Familie die häufigste psychosoziale Belastung. Im stationären Klientel stellen somit die sozialen und familiären Lebensumstände der Patienten eine wesentliche Problematik dar.

(2) Die familiäre Belastung mit Psychosen ist erheblich: Bei 11.6 % aller Patienten finden sich Psychosen in der leiblichen Familie; bei 7.5 % hatte mindestens ein Elternteil eine Psychose. Psychosen stellen nach Alkoholismus und Neurosen die häufigste psychische Erkrankung bei den Eltern der stationären Patienten dar.

(3) Bei 37 % der Patienten fand sich zumindest bei einem leiblichen Elternteil eine psychische Erkrankung bzw. schwerwiegende psychische Auffälligkeit; bei über 10 % der Patienten fanden sich mehr als eine psychische Störung bei den Eltern.

(4) Eine *spezifische* Belastung mit elterlichen Psychosen findet sich in der Inanspruchnahmepopulation im Vergleich zu den anderen Patienten gehäuft bei jugendlichen Patienten mit Psychosen. Die am stärksten belastete Gruppe sind die Patienten mit affektiven Psychosen, es folgen die Patienten mit der Diagnose Schizophrenie, darauf folgen die Patienten mit spezifischen emotionalen Störungen. Die geringsten Belastungen mit elterlichen Psychosen dagegen finden sich bei Patienten mit Störungen des Sozialverhaltens und mit Anpassungs- bzw. Belastungsreaktionen.

(5) Bei jugendlichen Patienten mit Psychosen findet sich dagegen im Vergleich zu den anderen Patienten *keine* bedeutsam erhöhte *allgemeine* Belastung mit psychischen Störungen bei den Eltern (= allgemeiner psychischer Belastungsindex). Die Gruppe mit der stärksten allgemeinen Belastung sind zwar auch hier wieder die affektiven Psychosen, es folgen aber die Patienten mit Störungen des Sozialverhaltens und mit Anpassungs- bzw. Belastungsreaktionen, und erst dann folgen die Patienten mit schizophrenen Erkrankungen. Spezifische Belastungen mit Psychosen und allgemeine Belastungen mit psychischen Störungen weisen somit unterschiedliche Zusammenhangsmuster zum klinisch-psychiatrischen Syndrom der Kinder und Jugendlichen auf.

(6) Es finden sich *keine* deutlichen Zusammenhänge zwischen klinisch-psychiatrischem Syndrom und der Anzahl der körperlichen Erkrankungen bei den leiblichen Eltern (= allgemeiner körperlicher Belastungsindex).

(7) Es finden sich bedeutsame Zusammenhänge zwischen der Anzahl der psychischen Störungen (= allgemeiner psychischer Belastungsindex) bei den leiblichen Eltern einerseits und

— der sozialen Schicht der Mutter und
— der objektiven Familienzusammensetzung

andererseits. Bei Patienten, deren Eltern psychische Störungen aufweisen, sind auch die objektiven sozialen Lebensbedingungen ungünstiger als bei Patienten, deren Eltern psychisch gesund sind.

(8) Weiterhin finden sich deutliche Zusammenhänge zwischen der Anzahl der psychischen Störungen bei den leiblichen Eltern (= allgemeiner psychischer Belastungsindex) und dem durch die Achse V des MAS erfaßten Ausmaß der psychosozialen und familiären Belastungen, denen der Patient ausgesetzt ist. Das heißt, bei Patienten, deren leibliche Eltern psychisch gestört sind, finden sich im Vergleich zu Patienten mit gesunden Eltern gehäuft *zusätzliche* psychosoziale Belastungen und ungünstige familiäre Entwicklungsbedingungen. Psychische Störungen bei den Eltern sind überzufällig häufig assoziiert mit Disharmonie in der Familie, unzureichender oder inkonsistenter elterlicher Kontrolle des Kindes bzw. Jugendlichen, unzureichender Anregung im sozialen, sprachlichen oder Wahrnehmungsbereich und abnormen familiären Verhältnissen.

(9) Es finden sich dagegen *keine* bedeutsamen Zusammenhänge zwischen der Anzahl der körperlichen Erkrankungen bei den leiblichen Eltern (= allgemeiner körperlicher Belastungsindex) und dem durch die Achse V des MAS erfaßten Ausmaß der psychosozialen und familiären Belastungen, denen der Patient ausgesetzt ist. Ebensowenig finden sich bedeutsame Zusammenhänge zwischen einer *spezifischen* Belastung mit Psychosen bei den leiblichen Eltern und objektiven sozialen Merkmalen oder anderen psychosozialen und familiären Belastungen.

(10) Wenn ein Elternteil eine psychische Erkrankung aufweist, ist die Wahrscheinlichkeit, daß der andere Elternteil ebenfalls psychisch krank ist, deutlich erhöht. Das heißt, der Prozentsatz der Kinder und Jugendlichen, bei denen *beide* Eltern unter einer psychischen Störung leiden, ist in der Inanspruchnahmepopulation besonders stark erhöht.

(11) Es finden sich keine Zusammenhänge zwischen dem Geschlecht des erkrankten Elternteils und dem Ausmaß der psychosozialen und familiären Belastungen, denen der Patient ausgesetzt ist. Das heißt, väterliche und mütterliche Erkrankung unterscheiden sich nicht bedeutsam hinsichtlich ihrer negativen psychosozialen und familiären Folgen.

(12) Dagegen ist es von sehr großer Bedeutung, ob nur ein Elternteil oder ob beide Eltern von einer psychischen Erkrankung betroffen sind. Wenn nur ein Elternteil psychisch krank ist, dann sind die zusätzlichen psychosozialen Probleme und Belastungen des Patienten gegenüber den Patienten mit gesunden Eltern nur unwesentlich erhöht. Sind dagegen *beide* Eltern psychisch gestört, dann sind die zusätzlichen familiären und psychosozialen Belastungen extrem stark erhöht.

Die wichtigsten Schlußfolgerungen, zu denen wir aufgrund dieser Befunde gelangen, sind:

(a) Psychische Störungen der Eltern stellen ein zentrales *Kernmerkmal* bei psychisch gestörten Kindern und Jugendlichen dar. Spezifische psychische Erkrankungen der Eltern, zum Beispiel Psychosen, ebenso wie ihre allgemeine Belastung mit psychischen Störungen zeigen nicht nur einen engen Zusammenhang zum klinisch-psychiatrischen Syndrom des Kindes bzw. Jugendlichen; es finden sich darüber hinaus deutliche Zusammenhänge zwischen elterlichen Erkrankungen und psychosozialen Merkmalen; diese psychosozialen und familiären Merkmale wiederum beeinflussen direkt die psychische Gesundheit der Kinder bzw. Jugendlichen. Die vorherrschende kausale Richtung dieser prinzipiell wechselseitigen Beeinflussung kann in dem Sinne interpretiert werden, daß durch die psychische Störung der Eltern — die für sich genommen bereits einen Belastungsfaktor darstellt — zusätzliche bedeutsame psychosoziale Belastungen, familiäre Auffälligkeiten und Beziehungsprobleme verursacht werden, die die Entwicklung der Kinder und Jugendlichen beeinträchtigen. Für viele Merkmale gilt hierbei eine einfache *lineare* Abhängigkeit: Je mehr psychische Auffälligkeiten bei den Eltern vorliegen, umso größer und gravierender sind die *zusätzlich* hinzutretenden psychosozialen und familiären Beeinträchtigungen, unter denen das Kind bzw. der Jugendliche lebt.

(b) Ob und in welchem Umfange psychische Störungen der Eltern zusätzliche psychosoziale Belastungen und familiäre Beziehungsprobleme nach sich ziehen, hängt entscheidend vom Kontext und hierbei insbesonders von den familiären *Kompensations- bzw. Copingmöglichkeiten* ab. Wenn ein Elternteil psychisch erkrankt ist, dann können in vielen Fällen nachteilige Folgewirkungen durch die kompensierende Fähigkeit des gesunden Elternteils vermieden werden. Bei einer Erkrankung *beider* Eltern ist diese Möglichkeit nicht mehr oder nur in extrem begrenzter Form gegeben, und es kommt in fast allen Fällen zu zusätzlichen psychosozialen Belastungen des Kindes bzw. Jugendlichen.

(c) Die psychosozialen bzw. familiären Belastungen zeigten keinen Zusammenhang zu körperlichen Erkrankungen der Eltern, und sie zeigten auch keinen Zusammenhang zum spezifischen Merkmal „elterliche Psychose". Ebensowenig konnten wir einen Zusammenhang zwischen dem Geschlecht des erkrankten Elternteils und den psychosozialen Belastungen aufzeigen. Im Gegensatz zu diesen „negativen" Befunden sprechen bisherige Forschungsergebnisse ebenso wie die klinische Erfahrung dafür, daß auch diese Aspekte sich in pathogenetisch relevanter Weise auf das Familienleben und die allgemeine soziale Situation der Kinder und Jugendlichen auswirken. Wenn sich hier keine Zusammenhänge aufweisen ließen, so ist das darauf zurückzuführen, daß hier — wenn überhaupt — subtilere Zusammenhänge anzunehmen sind, für deren Erfassung die verwendeten klinischen „Standard"-Untersuchungsmethoden nicht hinreichend differenziert waren.

Aus diesen Überlegungen ergeben sich Anregungen für die praktische Arbeit: Durch eine frühzeitige Hilfestellung für psychisch kranke Eltern kann versucht werden, die negativen Auswirkungen auf das Familienleben und auf die Kinder abzumildern oder zu kompensieren. Bei einem erkrankten Elternteil kann bereits ein weitmaschiges Beratungsangebot eine effektive Hilfe zur Aktualisierung der Bewältigungsmöglichkeiten innerhalb der Familie (insbesondere des gesunden Ehepartners) darstellen. Sind beide Eltern erkrankt, dann wird ein umfassenderes Angebot mit psychotherapeutischen, pädagogischen und sozialfürsorgerischen Komponenten notwendig. Solche Hilfestellungen könnten einen effektiven Beitrag zur Prävention kinder- und jugendpsychiatrischer Störungen darstellen. Präventive Konzepte haben — im Gegensatz zu vielen anderen Bereichen — hier durchaus Erfolgsaussichten, denn sie richten sich an eine klar umschriebene Zielgruppe mit bekannten Risiken; sie können deshalb gezielt und gut geplant durchgeführt werden.

Im Hinblick auf die Forschung ist zunächst die Entwicklung von meßtheoretisch verbesserten und differenzierteren diagnostischen Methoden zu fordern; mit solchen

Methoden könnten unsere Interpretationen zu den pathogenetischen „Transmission-Mechanismen" genauer überprüft werden; ein inhaltlich vorrangiges Forschungsinteresse sollte sich auf die Untersuchung der natürlichen familiären Bewältigungs- und Kompensationsmöglichkeiten richten und darauf, wie diese durch präventive Maßnahmen aktualisiert und verbessert werden können.

5 Kinder schizophrener und Kinder depressiver Eltern: Eine vergleichende Untersuchung

5.1 Fragestellung der Untersuchung

In der Untersuchung, die im letzten Kapitel vorgestellt wurde, gingen wir von einer klinischen Population psychisch gestörter Kinder und Jugendlicher aus und stellten die Frage, welche Rolle psychotische Erkrankungen der Eltern dieser Kinder spielen.

Ausgangspunkt: *Kinder*		Fragerichtung: *Eltern*
Psychisch gestörte Kinder und Jugendliche (Stationäre Inanspruchnahmepopulation)	→	Psychotische Erkrankungen und andere psychische oder körperliche Belastungen bei den Eltern?

Für die Untersuchung, die in diesem Kapitel dargestellt werden soll, wurde ein anderer, gewissermaßen der umgehrte Ansatzpunkt gewählt; wir gehen nicht mehr von den Kindern, sondern von den Eltern aus. Bei einer klinischen Stichprobe von erwachsenen psychotischen Patienten, die stationär behandelt wurden, untersuchen wir die Frage, wie sich die psychosoziale Entwicklung der Kinder dieser Patienten gestaltet.

Ausgangspunkt: *Eltern*		Fragerichtung: *Kinder*
Erwachsene mit psychotischen Erkrankungen (Stationäre Inanspruchnahmepopulation)	→	Psychische und soziale Entwicklung der Kinder (Allgemeine psychische Merkmale; Familienstruktur und Familienbeziehungen)?

Dabei sollen die Auswirkungen[1]) der psychotischen Erkrankung in dreierlei Hinsicht untersucht werden:

---

[1]) Es werden in einer Querschnittsuntersuchung Merkmalsverteilungen und -zusammenhänge (Kovariationen) untersucht. Wenn hier von „Auswirkungen der psychotischen Erkrankung" gesprochen wird, dann ist damit natürlich nur eine mögliche — allerdings die wichtigste — Interpretationsrichtung für unserer Ergebnisse genannt, bei der die Psychose der Eltern als Ursache (Bedingung) und zum Beispiel Auffälligkeiten bei den Kindern als Folge (Effekt) verstanden werden. Prinzipiell sind natürlich auch umgekehrte Determinationsketten (in denen die Psychose als Folge angesetzt wird) anzunehmen; in unserem Untersuchungsdesign ist aber allein schon aus Gründen der zeitlichen Abfolge (z. B. Erkankung mit der Psychose häufig vor Geburt des Kindes) die Psychose als unabhängige Variable anzusetzen.

(1) Welche Auswirkungen haben psychotische Erkrankungen bei den Eltern auf die Familienstruktur und andere Aspekte der objektiven Familiensituation?

(2) In welcher Hinsicht werden die Familienbeziehungen durch das Vorhandensein von psychotischen Erkrankungen bei den Eltern beeinflußt? Dabei soll insbesondere die Frage untersucht werden, wie sich das Identifikationsverhalten der Kinder von psychotischen Patienten darstellt.

(3) Schließlich wollen wir auch die Frage untersuchten, in welchem Umfange sich bei den Kindern psychotischer Eltern psychische und psychosomatische Auffälligkeiten und Erkrankungen finden.

Diese drei Fragen sollen mit Hilfe einer gruppenvergleichenden Studie untersucht werden: Es werden zwei Teilstichproben gebildet, eine Gruppe mit erwachsenen schizophrenen Patienten und eine Gruppe mit erwachsenen endogen-depressiven Patienten. Die Kinder dieser beiden Patientengruppen werden dann hinsichtlich der genannten Fragestellungen miteinander verglichen. Das heißt, wir wählen ein Untersuchungsdesign, in dem Kinder aus Familien mit einem schizophrenen Elternteil und Kinder aus Familien mit einem endogen-depressiven Elternteil miteinander verglichen werden.

Dabei können wir zum einen davon ausgehen, daß die beiden untersuchten Gruppen — die Kinder von schizophrenen Eltern und die Kinder von endogen-depressiven Eltern — *in einer wesentlichen Hinsicht unter ähnlichen (direkt vergleichbaren) Entwicklungsbedingungen* leben: Alle untersuchten Kinder haben mindestens einen Elternteil mit einer schweren psychischen Erkrankung (Psychose). Hieraus dürften sich ähnliche Belastungen für die Familie und für die psychische Entwicklung in beiden Untersuchtungsgruppen (bei den Kindern von schizophrenen Eltern ebenso wie bei den Kindern von endogen-depressiven Eltern) ergeben. Wenn wir dieses Moment der Gleichartigkeit der beiden Untersuchungsgruppen in den Vordergrund stellen, sind allenfalls geringe Unterschiede zwischen den beiden Untersuchungsgruppen zu erwarten[2]). In beiden Untersuchungsgruppen sind vermehrt psychische Auffälligkeiten bei Kindern und Verschiebungen in den familiären Beziehungsmustern zu erwarten.

Andererseits aber stellen sich schizophrene und endogen-depressive Erkrankungen qualitativ sehr unterschiedlich dar: Familien mit einem schizophrenen Elternteil sind

---

[2]) In der Analyse der kinder- und jugendpsychiatrischen Inanspruchnahmepopulation wurde diese Gleichartigkeit schon implizit durch die Datenerhebung unterstellt; in der Dokumentation wurde — beim Item „Belastungen in der leiblichen Familie“ — neben anderen Erkrankungen nach „Psychosen“ gefragt, es wurde aber nicht nach Schizophrenien und endogenen Depressionen differenziert (vgl. Kap. 4). In der neuen Version der Dokumentation allerdings werden hereditäre Belastungen mit Schizophrenien und endogenen Depressionen — auch aufgrund der hier berichteten Ergebnisse — differenziert erfaßt.

inhaltlich in anderer Hinsicht und in der Regel auch umfassender und schwerwiegender beeinträchtigt als Familien mit einem endogen-depressiven Elternteil. Hierfür sprechen die klinische Erfahrung ebenso wie die in den Kapiteln 2 und 3 dargestellten Forschungsergebnisse. Wenn wir dies berücksichtigen, dann ist zu erwarten, daß sich zwischen den Kindern Schizoprener und den Kindern endogen-depressiver Eltern deutliche Unterschiede bezüglich der Familienstruktur, der Familienbeziehungen und der individuellen psychologischen Merkmale aufzeigen lassen. Unter diesen Voraussetzungen kann die Studie als Kontrastgruppenuntersuchung aufgefaßt werden.

Wir können somit unsere allgemeine *Fragestellung* nach den Auswirkungen elterlicher Psychosen auf die familiären Entwicklungsbedingungen und die psychosoziale Entwicklung der Kinder psychotischer Eltern noch gezielter stellen: *In welcher Hinsicht sind die Auswirkungen von schizophrenen und von endogen-depressiven Erkrankungen auf die Familie und die Kinder gleichartig, und in welcher Hinsicht unterscheiden sich die familiären Auswirkungen bei den beiden Psychose-Gruppen?*

Das heißt, auch hier versuchen wir allgemeine Faktoren bzw. Mechanismen, die bei psychotischen Erkrankungen generell ins Spiel kommen, von spezifischen Faktoren zu trennen, die nur bei Schizophrenien bzw. nur bei endogenen Depressionen wirksam werden. Die Fragestellung soll durch einen direkten Gruppenvergleich (Kinder schizophrener vs. Kinder endogen-depressiver Eltern) untersucht werden; die Ergebnisse dürften schon deshalb informativ sein, weil ein direkter Gruppenvergleich dieser Art bisher nur selten durchgeführt wurde.

5.2 Stichprobengewinnung

5.2.1 Aufnahmekriterien

Die Untersuchung stützte sich bei der Zusammenstellung der Stichprobe auf die Inanspruchnahmepopulation der Marburger Universitätsnervenklinik der Jahre 1965[3]) (bzw. 1967)[4]) bis 1972. Von den Patienten, die in diesem Zeitraum stationär behandelt wurden, wurden diejenigen ermittelt, die Kinder im Alter zwischen 4 und 18 Jahren hatten. Aus dieser Gruppe wurden alle diejenigen ausgewählt, die die folgenden drei Hauptkriterien erfüllten:

(1) Die Patienten waren an einer Schizophrenie oder einer endogenen Depression erkrankt. Diese Diagnosen sollten möglichst gut abgesichert sein.
(2) Die Patienten sollten mindestens ein Kind im Alter von 4—18 Jahren haben.
(3) Ihr Wohnort sollte nicht weiter als 100 Kilometer von Marburg entfernt sein.

---

3) Für die endogen-depressiven Patienten wurde der Zeitraum 1965—1972 zugrundegelegt.
4) Für die schizophrenen Patienten wurde der Zeitraum 1967—1972 zugrundegelegt.

Zur Absicherung der Diagnose für die Gruppe der endogen-depressiv Erkrankten wurden neben der speziellen Symptomatik und dem charakteristischen Verlauf noch folgende Kriterien angesetzt:

(a) Es wurde vorausgesetzt, daß die Patienten mehrere Phasen einer unipolar oder bipolar verlaufenden Psychose bereits durchgemacht hatten. Das heißt, es wurden möglichst nur Fälle ausgewählt, die bereits mehrere Krankheitsphasen hinter sich hatten. In die Stichprobe wurden aber auch 6 Patienten aufgenommen, die nur eine Phase hinter sich hatten. Hier erschien die Diagnose jedoch aus anderen Gründen hinreichend sicher (genetische Belastung, Primärpersönlichkeit mit ausgeglichener Stimmungslage, charakteristische Symptomatik).
(b) Ausschluß traumatischer Erlebnisse, reaktiver Faktoren und neurotischer Konflikte. Eine einfühlbar depressionsauslösende Situation oder Konfliktkonstellation durfte nicht gegeben sein. Beispielsweise wurden 2 Patientinnen wieder aus der Gruppe herausgenommen, weil sich gezeigt hatte, daß ihre depressive Verstimmung möglicherweise im Zusammenhang mit einer traumatischen Situation stehen konnte.
(c) Gute Ansprechbarkeit auf Psychopharmaka.

Zum damaligen Untersuchungszeitpunkt wurden keine standardisierten Klassifikationsschemata verwendet. Anhand der verwendeten Kriterien kann man davon ausgehen, daß die Gruppe der endogen-depressiv Erkrankten die Kriterien der ICD-10-Diagnosen (DILLING et al. 1991) F33 (= Rezidivierende depressive Störung; 51 Patienten) oder F31 (= Bipolare affektive Störung; 9 Patienten) erfüllen. Die entsprechenden Kategorien nach DSM-III-R (American Psychiatric Association [APA], 1987) sind 296.3 (= Rezidivierende depressive Störung) und 296.4, 296.5 und 296.6 (= Bipolare affektive Störung).

An die Schizophreniediagnose wurden folgende Anforderungen gestellt:

(a) Die Diagnose mußte im Krankenblatt ausdrücklich als Schizophrenie vermerkt und möglichst gut abgesichert sein, das heißt, es wurde vorausgesetzt, daß die Patienten wegen einer schizophrenen Erkrankung stationär behandelt worden waren.
(b) Es wurde eine Übereinstimmung der Diagnosenstellung bei mehreren Krankenhausaufenthalten gefordert.
(c) Maßgeblich waren die klassischen Symptome einer Schizophrenie nach BLEULER (1969) und SCHNEIDER (1967), wobei 5 Kardinalsymptome erforderlich waren:
    - Affektstörungen,
    - Denk- und Sprechstörungen sowie typische schizophrene Sprachveränderungen,
    - Halluzinationen,
    - Wahnphänomene,
    - Zwangssymptomatik.

(d) Die Diagnose „schizophrene Erkrankung“ wurde schließlich in drei Sicherheitsgraden erfaßt:
Die größte Gruppe (I) umfaßte solche Patienten, für die die Diagnose „Schizophrenie“ bzw. „Prozeßpsychose“ lautete und bei denen auch die Diagnose durch verschiedene Krankenhausaufenthalte bestätigt worden war. In diesen Fällen wurde die Diagnose einer schizophrenen Psychose als *sicher* angesehen.
Gruppe II umfaßte solche Patienten, bei denen die Diagnose Schizophrenie zwar nicht explizit gestellt worden war, jedoch nach der Symptomatik, die im Krankenblatt vermerkt war, eine schizophrene Psychose als *wahrscheinlich* angenommen werden konnte.
Gruppe III schließlich bezog sich auf Patienten, für die in der Krankengeschichte die Diagnosen „atypische Psychose“ oder „Mischpsychose“ oder „Schwangerschaftspsychose“ angegeben waren.

Wie schon erwähnt, wurden zum damaligen Untersuchungszeitpunkt keine standardisierten Klassifikationsschemata verwendet. Eine grobe Zuordnung zu heutigen Klassifikationsschemata ist jedoch möglich: Die Gruppe I (12 Patienten) entspricht der Diagnose F20 (= Schizophrenie) nach ICD-10 (s. DILLING et al. 1991); zur Gruppe II (12 Patienten) zählen die Diagnosen F20 (= Schizophrenie) und F22 (= anhaltende wahnhafte Störung); der Gruppe III (10 Patienten) entsprechen die Diagnosen F23 (= vorübergehende akute psychotische Störungen) und F25 (= schizoaffektive Störungen). Nach DSM-III-R (APA, 1987) entspricht die Gruppe I der Kategorie Schizophrenie (295.1, 295.2, 295.6 und 295.9); der Gruppe II entsprechen die Kategorien 295.4 (= schizophreniforme Störung) und 297.1 (= wahnhafte Störung), der Gruppe III schließlich entsprechen die Kategorien 295.7 (= schizoaffektive Störung), 298.8 (= kurze reaktive Psychose).

5.2.2 Ablauf und Ergebnis der Stichprobengewinnung

Bei der Gruppe der Schizophrenen konnten 52 Patienten ermittelt werden, die die geforderten Kriterien erfüllten. Dies geschah in einem Prozeß, in dem die in Frage kommende Gesamtgruppe schrittweise eingegrenzt wurde: Für den zugrundegelegten Zeitraum wurden in einem ersten Schritt insgesamt 440 Patienten identifiziert, die möglicherweise wegen einer schizophrenen Psychose stationär behandelt wurden. Hiervon schieden nach genauerem Studium der Krankengeschichte 64 Patienten aus, da bei ihnen wahrscheinlich keine Schizophrenie vorlag, so daß insgesamt 376 Patienten verblieben. Von diesen 376 Patienten schieden wiederum 301 aus, da sie keine Kinder der geforderten Altersstufe hatten, so daß noch 75 verblieben. Von diesen 75 Patienten wohnten 23 mehr als 100 km von Marburg entfernt; hieraus ergibt sich schließlich die Zahl von 52 zu untersuchenden Familien. Von diesen konnten trotz intensiver Bemühungen nur 34 Familien (= 64 %) untersucht werden, in 18 Fällen kam die Untersuchung nicht zustande (zu einer ausführlichen Darstellung siehe SCHUCHART, 1979). Von diesen 34 Patienten waren 12 Patienten der Gruppe I (Schizophrenie sicher), 12 Patienten der Gruppe II (Schizophrenie wahrscheinlich) und 10 Patienten der Gruppe III (atypische Krankheitsbilder) zugeordnet.

In entsprechender Weise wurden insgesamt 82 Familien, in denen ein Elternteil an einer endogen-phasischen Psychose (unipolaren oder bipolaren Verlaufs) erkrankt war, ermittelt. Von diesen konnten 10 nicht erreicht werden, 12 sagten die Untersuchung ab, so daß schließlich 60 Familien (= 73 %) untersucht werden konnten (zu einer ausführlichen Darstellung s. METHNER, 1974 und TEGELER, 1975).

Tabelle 5.1: Ergebnis der Stichprobengewinnung

	Familien mit einem endogen-depressiven Elternteil	Familien mit einem schizophrenen Elternteil	Summe
Patienten/Familien, die die Aufnahmekriterien erfüllen	82	52	134
Keine Untersuchung zustandegekommen	22	18	40
Tatsächlich untersuchte Familien	60	34	94

In den 34 Familien mit einem schizophren erkrankten Elternteil konnten insgesamt 59 Kinder untersucht werden. Die Familien mit einem endogen-depressiven Elternteil hatten insgesamt 106 Kinder, von denen 94 untersucht werden konnten; insgesamt wurden demach 153 Kinder aus 94 verschiedenen Familien untersucht.

5.2.3 Definition der Stichprobe für die Auswertungen

Für rein deskriptive Zwecke ist es durchaus möglich, sich auf die Gesamtstichprobe aller 153 untersuchten Kinder und Jugendlichen zu beziehen. Im Folgenden geht es uns jedoch hauptsächlich darum, die Unterschiede zwischen

— Kindern aus Familien mit einem schizophrenen Elternteil und
— Kindern aus Familien mit einem depressiven Elternteil

inferenzstatistisch zu überprüfen. Für diese Gruppenvergleiche ist es nicht sinnvoll, die Gesamtstichprobe heranzuziehen, da unter den 153 Kindern bzw. Jugendlichen Geschwister sind, die in derselben Familie leben, weshalb die Daten eines Teils der Kinder nicht unabhängig voneinander sind.

Um zu einer Stichprobe von Kindern bzw. Jugendlichen zu gelangen, deren Daten unabhängig voneinander sind, haben wir bei den Familien, bei denen mehrere Kinder untersucht wurden, nur jeweils ein Kind pro Familie für eine reduzierte Stichprobe ausgewählt. Es handelt sich hierbei jeweils um das älteste untersuchte Kind. Der Stichprobenumfang der jeweils ältesten untersuchten Kinder (= *reduzierte Stichprobe*) entspricht der Anzahl der Familien, die an der Untersuchung teilnahmen. Das heißt, in der reduzierten Stichprobe von 94 Kindern bzw. Jugendlichen (aus 94 verschiedenen Familien) stammen

— 60 (64 %) aus Familien mit einem depressiven Elternteil und
— 34 (36 %) aus Familien mit einem schizophrenen Elternteil.

Wenn nicht ausdrücklich anders vermerkt, beziehen sich alle Ergebnisse, über die wir berichten, auf diese *reduzierte Stichprobe.*

Tabelle 5.2: Definition der Stichprobe für die Auswertungen

	Familien mit einem		
	endogen-depressiven Elternteil	schizophrenen Elternteil	Summe
Ältestes untersuchtes Kind (= Reduzierte Stichprobe)	60	34	94
Weitere untersuchte Kinder	34	25	50
Gesamtzahl aller untersuchten Kinder (= Gesamtstichprobe)	94	59	153

Ein zentraler Aspekt, der bei unseren Auswertungen genauer betrachtet werden soll, ist die Frage nach den familiären Wechselbeziehungen und speziell nach dem Identifikationsverhalten der Kinder in den untersuchten Familien. Hierfür werden komplexe statistische Analysen durchgeführt, in die gleichzeitig mehrere Variablen eingehen. Wegen einzelner fehlender Werte können diese komplexen Analysen nicht sinnvoll an der reduzierten Stichprobe durchgeführt werden, da sich die Anzahl der für die Analyse verwendbaren Fälle zu stark reduziert. In diesen Ausnahmefällen beziehen wir uns auf die (durch fehlende Werte geminderte) Gesamtstichprobe von 108 Kindern. Zu genaueren Angaben hierzu siehe im Anhang die Tabelle A-5.1, in der dies genau aufgeschlüsselt ist. Die Ergebnisse dieser Berechnungen haben wir jedoch immer auch mit den entsprechenden Werten der reduzierten Stichprobe verglichen. Dabei zeigten sich keine substantiellen Abweichungen zwischen Gesamtstichprobe und reduzierter Stichprobe, das heißt, inhaltlich entsprechen sich die Ergebnisse.

5.3 Untersuchungsmethoden

Die Untersuchungen wurden zum Teil in der Klinik für Kinder- und Jugendpsychiatrie der Philipps-Universität Marburg, zum Teil in der häuslichen Umgebung der Familie durchgeführt. Jede Untersuchung bestand aus zwei Teilen, einer Elternbefragung, die in Form eines strukturieren Interviews durchgeführt wurde, und einer psychologischen Untersuchung des Kindes bzw. mehrerer Kinder in der Familie. Diese psychologische Untersuchung wiederum bestand — wenn sie vollständig durchgeführt werden konnte — aus drei Teilen, einem Intelligenztest, einem Persönlichkeitstest auf Fragebogenbasis (MMPI) und einer von uns entwickelten „Familien-Identifikations-Probe“. Die verwendeten Untersuchungsmethoden (s.

Abb. 5.1) sind auch bei SCHUCHART (1979), METHNER (1974) und TEGELER (1975) ausführlich dargestellt.

Eltern	Kind(er)
Strukturiertes Interview	(1) Intelligenztest (HAWIK/WIP) (2) Persönlichkeitstest (MMPI) (3) Familien-Identifikations-Probe (FIP)

Abbildung 5.1: Verwendete Untersuchungsmethoden

Die Elternbefragung wurde in Form eines strukturierten Interviews durchgeführt. Hierzu wurden anhand eines Erhebungsbogens die wichtigsten soziodemographischen Merkmale der Eltern, objektive Familienmerkmale (z. B. soziale Schicht nach KLEINING und MOORE, 1968) und Verlaufsmerkmale der elterlichen Erkrankung (Beginn, Dauer, Anzahl stationärer Aufenthalte etc.) erfaßt. Die erhobenen Einzelmerkmale sind im Ergebnisteil ausführlich dargestellt. In der Elternbefragung wurden außerdem psychosomatische Störungen und Verhaltensauffälligkeiten der Kinder mit Hilfe einer Symptomliste erfragt. Die Symptomliste ist im Anhang Tabelle A-5.2 wiedergegeben.

Mit den Kindern wurde zunächst ein Intelligenztest durchgeführt. Bei Kindern zwischen 8 und 14 Jahren wurde der Hamburg-Wechsler-Intelligenztest für Kinder (HAWIK; s. BAUMERT, 1973) durchgeführt, bei Jugendlichen ab 15 Jahren die Kurzform des Hamburg-Wechsler-Intelligenztests für Erwachsene (Reduzierter Wechsler-Intelligenztest für psychisch Kranke: WIP) nach DAHL (1972).

Bei Jugendlichen ab 15 Jahren wurde darüber hinaus die deutsche Form des „Minnesota Multiphasic Personality Inventory“ (MMPI-Saarbrücken; s. HATHAWAY & McKINLEY, 1963) durchgeführt. Bei Kindern unter 15 Jahren entfiel dieser Test.

Weiterhin sollten die Familienbeziehungen, so wie sie vom Kind empfunden werden, untersucht werden. Hierbei konzentrieren wir uns speziell auf die Identifikation der Kinder mit ihren Eltern. Diese Fokussierung ist ist für uns deshalb von besonderem Interesse, weil durch das Konzept der Identifikation familiäre Beziehungsmerkmale und individuelle Aspekte des kindlichen Selbstbildes unmittelbar aufeinander bezogen werden. Der Identifikationsbegriff richtet sich gleichermaßen auf individuelle und interaktionale Merkmale; in ihm ist ein wesentlicher Aspekt der Entwicklung der persönlichen Identität und des Selbstbildes und gleichzeitig ein Moment des familiären Beziehungsgeschehens angesprochen.

Das Identifikationskonzept spielt schon bei FREUD eine zentrale Rolle. Er versteht unter Identifikation die Angleichung eines Ichs an ein anderes Ich durch dessen Hereinnahme (Introjektion) ins eigene Ich. Die wichtigsten Identifikationspersonen sind die Eltern (FREUD, 1924). FREUD nimmt eine primäre Identifikation mit der pflegenden Mutter an und speziell beim Jungen eine sekundäre Identifikation mit dem Vater, als Antwort auf die ödipale Konfliktsituation. Der Junge identifiziert sich mit dem Vater, wodurch er die von der Mutter gewünschte Zuneigung nun stellvertretend erfährt. Die sekundäre Identifikation bildet nach dieser Theorie auch die Grundlage für die Internalisierung der elterlichen Wertvorstellungen. Diese hier andeutungsweise skizzierte Theorie wurde in vielerlei Hinsicht kritisiert und modifiziert; auf Einzelheiten hierzu können wir nicht eingehen. Unabhängig von der jeweiligen theoretischen Orientierung aber wird in der modernen Entwicklungspsychologie die Identifikation mit den Eltern als ein für die Persönlichkeits- und Selbstbild-Entwicklung zentraler Prozeß aufgefaßt (vgl. hierzu OERTER, 1982 a u. b; TRAUTNER, 1978). Identifikationsprozesse werden dabei natürlich nicht nur psychoanalytisch, sondern auch in anderen theoretischen Kontexten dargestellt, relativ häufig zum Beispiel durch verhaltenstheoretische Konzepte erklärt. TRAUTNER (1978) etwa verweist darauf, daß Eltern aufgrund von verschiedenen Lernprozessen zu Identifikationsobjekten werden können: Dazu zählen das operante Lernen (Verfügungsgewalt der Eltern über Belohnungen; Belohnungen, die die Kinder von ihren Eltern erhalten), das stellvertretende Lernen (Belohnungen, die die Eltern selbst in entsprechenden Situationen erhalten) und das Modell-Lernen (Eltern als Verhaltensvorbilder). Einigkeit herrscht darüber, daß die Identifikation für zwei Bereiche besonders wichtig ist, nämlich für die Übernahme der Geschlechtsrolle und für die Übernahme (Internalisierung) moralischer Haltungen und Normen. OERTER (1982 a, S. 210) nimmt an, daß die Geschlechtsrollenidentifikation nur dann gelingen kann, wenn sich

— der gleichgeschlechtliche Elternteil fürsorgend, wohlwollend und engagiert verhält,
— selbst typische Merkmale der Geschlechtsrolle besitzt und
— wenn beide Elternteile ein angemessenes Geschlechtsrollenverhalten belohnen.

Analoge Überlegungen können auch für die Übernahme moralischer Wertungen und anderer Selbstbildaspekte angestellt werden. Es liegt auf der Hand, daß diese Identifikationsprozesse erheblich gestört sein können, wenn ein Elternteil psychotisch erkrankt ist. Genau dies sollte hier untersucht werden.

Das zur Erfassung der Identifikation der Kinder mit ihren Eltern in Frage kommende Verfahren sollte darüber hinaus möglichst zeitökonomisch einsetzbar und auch bei Grundschulkindern verwendbar sein. Da hierfür keine entsprechende Methode verfügbar war, die wir hätten übernehmen können, entwickelten wir für unsere Zielsetzung die „Familien-Identifikations-Probe (FIP)“ (vgl. hierzu METHNER, 1974; SCHUCHARD 1979; TEGELER, 1975; REMSCHMIDT et al. 1973). Alle Kinder ab 8 Jahren wurden mit diesem Verfahren untersucht. Die Familien-Identifikations-Probe hat eine gewisse Ähnlichkeit mit den Grid-Methoden, die auf die Psychologie der personalen Konstrukte von G. A. KELLY (1955) zurückgehen; ein wesentlicher Unterschied besteht darin, daß in der FIP (im Gegensatz zu den Grid-Methoden) aus Gründen der Vergleichbarkeit die Adjektive vorgegeben werden.

Bei der Familien-Identifikations-Probe werden die Kinder aufgefordert, mit Hilfe von 12 Karten, auf denen verschiedene Eigenschaftswörter stehen, zunächst die beiden Eltern und danach sich selbst zu charakterisieren. Die Selbstcharakterisierung wurde noch differenziert in die Schilderung des Real-Ichs und des Ideal-Ichs, das heißt, die Kinder sollten einmal angeben, wie sie sich wirklich sehen, und zum anderen, wie sie gerne sein wollten.

Konkret wird hierbei so vorgegangen, daß bei jeder Einzelaufgabe (Schilderung des Vaters, Schilderung der Mutter, Schilderung des Real-Ichs und Schilderung des Ideal-Ichs) die 12 Adjektive in eine Rangfolge gebracht werden müssen, wobei das auf die Person am besten passende Eigenschaftswort an die Spitze, das am schlechtesten passende ans Ende gelegt werden soll.

Folgende Eigenschaftswörter werden den Kindern bzw. Jugendlichen vorgelegt:

1 ängstlich
2 streitsüchtig
3 ehrgeizig
4 nervös
5 zerstreut
6 streng
7 sachlich
8 selbstsicher
9 lebhaft
10 fröhlich
11 sorglos
12 verständnisvoll.

Die auf diese Weise von jedem Kind gebildeten Rangreihen vermitteln somit eine Schilderung

— des Real-Ichs des Kindes,
— des Ideal-Ichs des Kindes,
— der Mutter (Realbild) und
— des Vaters (ebenfalls Realbild).

Als Maß für die Ähnlichkeit zwischen diesen vier Schilderungen wird die Rangkorrelation zwischen den verschiedenen Rangreihen verwendet.

Bei insgesamt 4 Schilderungen können prinzipiell 6 verschiedene Korrelationskoeffizienten berechnet werden (vgl. Abb. 5.2).

Für die Auswertung im Einzelfall wird folgendermaßen vorgegangen: Die Karten sind von 1—12 numeriert, und es wird die Reihenfolge der Zahlen notiert, die für jede Person gelegt worden war. Darauf wird bestimmt, an wievielter Stelle die Zahlen

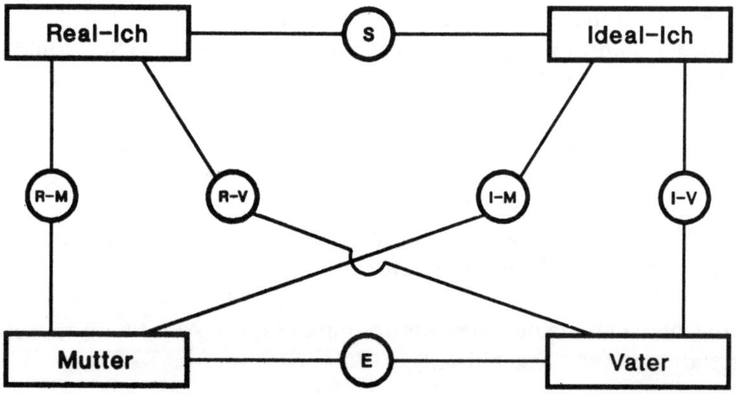

Abbildung 5.2: Die Auswertung der Familien-Identifikations-Probe: Sechs Korrelationskoeffizienten und ihre Bedeutung

Koeffizient:	Interpretation:
S:	Ähnlichkeit zwischen Ideal-Ich und Real-Ich (S für Selbstkongruenz)
E:	Ähnlichkeit zwischen Mutter und Vater (E für Elternähnlichkeit)
R-M:	Ähnlichkeit zwischen Real-Ich und Mutter
R-V:	Ähnlichkeit zwischen Real-Ich und Vater
I-M:	Ähnlichkeit zwischen Ideal-Ich und Mutter
I-V:	Ähnlichkeit zwischen Ideal-Ich und Vater

1—12 in der Rangfolge auftauchten. Für diese Reihen können nun Rangkorrelationskoeffizienten berechnet werden.

Ein Beispiel kann dies veranschaulichen. Ein Kind legt für seinen Vater die Zahlenreihe

Vater: 12 8 3 10 9 7 11 4 1 5 6 2.

Für sich selbst legt es die Zahlenreihe

Ich-Real: 3 10 12 8 9 7 11 6 5 2 4 1.

Nun wird bestimmt, an wievielter Stelle die Zahlen 1—12 in der Reihenfolge auftauchten: Beim Vater taucht das Adjektiv Nr. 1 an 9ter Stelle auf, das Adjektiv Nr. 2 an 12ter Stelle usw. Es ergeben sich somit folgende Wertereihen:

Vater: 9 12 3 8 10 11 6 2 5 4 7 1 und

Ich-Real: 12 10 1 11 9 8 6 4 5 2 7 3.

Der Spearmansche Rangkorrelationskoeffizient zwischen diesen beiden Reihen ist $r = 0.83$.

Diese gewonnenen Rangkorrelationen stellen einen Index dafür dar, in welchem Ausmaße sich das untersuchte Kind zum Beispiel als einem Elternteil ähnlich oder von ihm verschieden wahrnimmt, weiterhin wird ersichtlich, ob sein Selbstbild mehr dem Bild des Vaters oder dem der Mutter ähnelt, und schließlich kann man die Ähnlichkeit zwischen Real-Ich und Ideal-Ich als den Grad der Zufriedenheit mit sich selbst bzw. als Maß für selbstkritische Tendenzen interpretieren. In unserer Untersuchung interessieren wir uns speziell für die Frage, in welchem Ausmaße sich die Kinder mit ihren Eltern identifizieren. Hierbei verwenden wir die über die Rangkorrelation gemessene Ähnlichkeit zwischen Selbstbild des Kindes und den Elternbildern als Operationalisierung des Konstruktes „Identifikation".

Für unsere Untersuchung beziehen wir uns nur auf die in Abbildung 5.3 aufgeführten Rangkorrelationen (vgl. Ergebnisteil).

Rangkorrelation:		*Interpretation:*	
Kürzel	Bedeutung	Interpretation als:	Ein hoher Wert bedeutet:
R-M:	Ähnlichkeit zwischen Real-Ich und Mutter	Reale Identifikation mit der Mutter	„Ich bin so wie meine Mutter"
R-V:	Ähnlichkeit zwischen Real-Ich und Vater	Reale Identifikation mit dem Vater	„Ich bin so wie mein Vater"
I-M:	Ähnlichkeit zwischen Ideal-Ich und Mutter	Ideale Identifikation mit der Mutter	„Ich möchte so sein wie meine Mutter"
I-V:	Ähnlichkeit zwischen Ideal-Ich und Vater	Ideale Identifikation mit dem Vater	„Ich möchte so sein wie mein Vater"

Abbildung 5.3: Übersicht zu den Variablen aus der Familien-Identifikations-Probe, die in der vorliegenden Untersuchung verwendet werden: Korrelationskoeffizienten und ihre Interpretation

5.4 Ergebnisse

5.4.1 Familien mit einem schizophrenen Elternteil und Familien mit einem endogen-depressiven Elternteil: Gruppenvergleiche

Zunächst wollen wir die beiden Familiengruppen (Kinder aus Familien mit einem schizophrenen bzw. einem endogen-depressiven Elternteil) im Hinblick auf einzelne Eltern- und Familienmerkmale und Merkmale der Kinder miteinander vergleichen. Zur Überprüfung der Gruppenunterschiede bei den einzelnen Variablen verwenden wir bei Häufigkeitszählungen den Chi-Quadrat-Test oder bei zu geringen Zellenbesetzungen einen entsprechenden exakten Test und bei graduell abgestuften Merkmalen den t-Test oder eine entsprechende nonparametrische Testmethode. Da es uns darauf ankommt, vorhandene Gruppenunterschiede möglichst zu identifizieren, legten wir ein Signifikanzniveau von 0.05 fest. Da wir aber mehrfache Signifikanzüberprüfungen durchführen, sind eventuell gefundene Gruppenunterschiede mit Vorsicht zu interpretieren. Die statistischen Auswertungen wurden zu einem großen Teil am Rechenzentrum der Freien Universität Berlin mit dem SPSS-Programmpaket (vgl. NIE & HULL, 1980) durchgeführt. Die Berechnungen wurden von Herrn Dipl.-Math. Dr. Dietmar GÖBEL betreut. Ergänzende Berechnungen wurden an einem DEC-Rechner an der Klinik und Poliklinik für Kinder- und Jugendpsychiatrie mit dem Programmpaket SAS (SAS Institute, 1989) von Herrn Dipl.-Math. Dr. C. GUTENBRUNNER und Herrn Dr. K. HENNIGHAUSEN betreut[5]).

Bei allen Gruppenvergleichen im folgenden Abschnitt beziehen wir uns — wie schon vermerkt — auf die reduzierte Stichprobe mit 94 Kindern. In dieser reduzierten Stichprobe sind 60 Kinder endogen-depressiver Eltern und 34 Kinder schizophrener Eltern, wobei aus den o. g. Gründen nur jeweils das älteste untersuchte Kind einer Familie in die Stichprobe einbezogen wurde.

5.4.1.1 Die Erkrankung der Eltern

Zunächst sollen solche Familienmerkmale, von denen angenommen werden kann, daß sie einen bedeutsamen Einfluß auf die psychische Entwicklung der Kinder haben, genauer betrachtet werden. Bei psychisch kranken Eltern ist hierbei natürlich die Frage von Bedeutung, welcher Elternteil, Vater oder Mutter, erkrankt ist. In Tabelle 5.3 sind die Ergebnisse hierzu dargestellt.

Tabelle 5.3: Geschlecht des erkrankten Elternteils in den beiden untersuchten Gruppen

	Geschlecht des erkrankten Elternteils		
	Vater	Mutter	
Kinder mit einem depressiven Elternteil	16 (27 %)	44 (73 %)	60 (100 %)
Kinder mit einem schizophrenen Elternteil	13 (38 %)	21 (62 %)	34 (100 %)

Chi-Quadr.-Korr.: 0.873 p = 0.3500 (n. s.)
Chi-Quadr.-Rohw.: 1.361 p = 0.2432 (n. s.)

Die Tabelle zeigt, daß sich die beiden Gruppen hinsichtlich des Geschlechts des erkrankten Elternteils nicht unterscheiden: Sowohl bei den Kindern mit einem schizophrenen Elternteil wie auch bei den Kindern mit einem depressiven Elternteil ist häufiger die Mutter erkrankt. Das Verhältnis „Mutter erkrankt vs. Vater erkrankt"

[5]) Wir danken Herrn Dr. Göbel, Herrn Dr. Gutenbrunner und Herrn Dr. Hennighausen für die Zusammenarbeit bei diesen Auswertungen.

liegt bei 2:1 bis 3:1. Dieses Verhältnis ist insofern nicht erstaunlich, als Männer im Durchschnitt früher an Schizophrenie erkranken oder zumindest früher hospitalisiert werden (Übersicht hierzu bei HÄFNER, 1988 a, 1988 b). Sie werden durchschnittlich 5 Jahre früher als schizophren erkrankte Frauen stationär aufgenommen. Schizophren erkrankte Männer haben auch weniger Nachkommen als schizophrene Frauen (PROPPING, 1988, 1989).

Die Bedeutung einer elterlichen psychischen Erkrankung für die kindliche Entwicklung ist außerdem von Verlaufsmerkmalen wie zum Beispiel Dauer, Chronifizierung, Verlaufstyp etc. abhängig. So konnten KELLER et al. (1986) in einer Studie an 72 Kindern aus 37 Familien mit jeweils einem depressiven Elternteil zeigen, daß sowohl Schweregrad und Chronizität der elterlichen Erkrankung als auch eheliche Auseinandersetzungen und demographische Variablen (Geschlecht des erkrankten Elternteils, Familienstatus, soziale Schicht) das Anpassungsverhalten der Kinder beeinflussen. Die Erkrankungsdauer ist in Tabelle 5.4 für die schizophrenen und depressiven Eltern gegenübergestellt.

Tabelle 5.4: Dauer der Erkrankung in Jahren, aufgeschlüsselt nach schizophrenen und endogen-depressiven Eltern

	Dauer der Erkrankung in Jahren					
	1—5	6—10	11—15	16—20	21—25	Summe
Anzahl der Kinder mit einem endogen-depressiven Elternteil	24 40%	15 25%	10 16%	9 15%	2 3%	60
Anzahl der Kinder mit einem schizophrenen Elternteil	7 20%	7 20%	10 29%	6 18%	4 12%	34

Chi-Quadrat-Median-Test*: Chi-Quadr.-Korr.: 4.086; df = 1; p = 0.0432
Chi-Quadr.-Rohw.: 4.008; df = 1 p = 0.0252

* Anmerkung: Wir überprüfen, ob sich die beiden Gruppen hinsichtlich der zentralen Tendenz (Median) unterscheiden. Wegen der zu geringen Zellenbesetzung wird die Tabelle hierfür zu einer 4-Felder-Tafel komprimiert. Die Einteilung orientiert sich am Median der Gesamtverteilung. Die angegebenen Chi-Quadrat-Werte beziehen sich hier somit auf die komprimierte Vier-Felder-Tafel. Bei den im weiteren angegebenen Mehrfeldertafeln wird bei der statistischen Testung in analoger Weise vorgegangen.

Die Tabelle 5.4 ist folgendermaßen zu lesen: Bei 24 Kindern mit einem endogen-depressiven Elternteil dauert die Erkrankung des Elternteils weniger als 6 Jahre an, bei 15 Kindern dauert sie zwischen 6 und 10 Jahren usw. Es wird deutlich, daß bei den Familien mit einem endogen-depressiven Elternteil die kürzere Krankheitsdauer überwiegt. Bei den schizophrenen Eltern dauert die Krankheit dagegen schon länger an. Dieser Befund ist einfach dadurch zu erklären, daß das Erstmanifestationsalter der Schizophrenie im Durchschnitt niedriger ist als bei der endogenen Depression.

Für die Gruppe der endogen-depressiven Eltern können wir die Angaben zum Krankheitsverlauf inhaltlich noch etwas genauer spezifizieren: Von den 60 Patienten waren 51 unipolar und 9 bipolar erkrankt. Die Anzahl der bisher durchgemachten depressiven Phasen war für die Gruppe der depressiven Eltern wie folgt verteilt: 5 Patienten hatten eine Phase durchlaufen, 20 zwei Phasen, 11 drei Phasen, 5 vier Phasen, 6 fünf Phasen und 10 sechs bis zwölf Phasen. Für 3 Patienten waren keine Angaben zu erhalten. Was die manischen Phasen betrifft, so war bei 50 endogen-depressiv erkrankten Elternteilen keine manische Phase vorgekommen. Bei 3 Eltern war eine Phase aufgetreten, bei 2 Eltern zwei Phasen und bei einem Elternteil drei Phasen, bei 3 Eltern vier Phasen und bei einem Elternteil fünf Phasen. Zum Zeitpunkt der Nachuntersuchung wurden 27 Erkrankte als nicht gestört eingestuft, 17 als leicht gestört, 7 als schwer gestört und 7 als in einer akuten Phase befindlich eingeschätzt. Für 2 Elternteile konnten keine genauen Angaben gemacht werden. Aus der Gruppe der jeweils gesunden Ehepartner konnten 48 als nicht gestört und 12 als leicht gestört eingestuft werden. Als schwer psychisch auffällig wurde keiner der gesunden Ehepartner eingeschätzt.

Bei den schizophrenen Patienten haben wir die Häufigkeit der stationären Aufnahmen erhoben. Danach waren 12 Elternteile einmal stationär behandelt worden, 11 zwei- bis dreimal, 5 vier- bis sechsmal und 6 Elternteile sieben- bis neunmal.

Die Möglichkeiten des Kindes, die psychische Erkrankung eines Elternteils psychisch zu bewältigen, sind sicherlich auch vom jeweiligen Alter und Entwicklungsstand des Kindes abhängig. Für die Beurteilung des pathogenetischen Gewichtes einer elterlichen Psychose ist deshalb die Frage, wie alt das Kind bei der Erstmanifestation der elterlichen Krankheit war, von Bedeutung. Das Alter des Kindes bei Ersterkrankung des jeweiligen Elternteiles geht aus Tabelle 5.5 hervor.

Tabelle 5.5: Alter des Kindes bei Ersterkrankung des Elternteils: Absolute Häufigkeiten der Kinder

	Alter in Jahren					
	0*	1—3	4—6	7—9	10—12	13—16
Kinder mit einem depressiven Elternteil	12	7	11	15	9	6
Kinder mit einem schizophrenen Elternteil	17	10	3	3	1	0

Chi-Quadrat-Median-Test: Chi-Quadr.-Korr.: 14.9332; df = 1; p = 0.000032
Chi-Quadr.-Rohw.: 19.77972; df = 1; p = 0.000008

* Erkrankung vor der Geburt des Kindes oder vor Vollendung des ersten Lebensjahres.

Vor der Geburt des Kindes waren nur 1/5 der endogen-depressiven Eltern, aber bereits die Hälfte der schizophrenen Eltern erkrankt. Gegen Ende des 3. Lebensjahres waren 32% der Eltern endogen-depressiv erkrankt und bereits 79.4% schizophren erkrankt. Bei Ersterkrankung waren die Kinder von Schizophrenen in der Mehrzahl noch nicht geboren oder Säuglinge bzw. Kleinkinder, bei den Depressiven waren die Kinder dagegen im Durchschnitt schon älter. Auch in dieser Hinsicht finden wir demnach deutliche Unterschiede zwischen den beiden Untersuchungsgruppen. Diese

Unterschiede sind wiederum auf das unterschiedliche Erstmanifestationsalter von Schizophrenie und Depression zurückzuführen (vgl. PROPPING, 1988 und 1989; HÄFNER, 1988 a, 1988 b).

Schon durch diese ersten Vergleiche zeigt sich deutlich, daß die unterschiedlichen psychischen Entwicklungsbedingungen für Kinder aus Familien mit einem depressiven Elternteil und Kinder aus Familien mit einem schizophrenen Elternteil nicht einfach nur auf die qualitative Ausprägung der jeweiligen Erkrankung zurückzuführen sind; Unterschiede zwischen den Kindern können auch mit dem unterschiedlichen Manifestationsalter dieser Erkrankungen zusammenhängen: In „schizophrenen Familien" sind die Kinder im Durchschnitt sehr viel länger und in einem jüngeren Alter mit einem erkrankten Elternteil konfrontiert als in „endogen-depressiven Familien"[6]).

5.4.1.2 Objektiv-strukturelle Familienmerkmale: Soziale Schicht und Familienkonstellation

Die soziale Schichtzugehörigkeit für die beiden Gruppen geht aus der Tabelle A-5.3 im Anhang hervor. Darin zeigt sich zwar eine leichte Tendenz in der Richtung, daß die depressiven Eltern häufiger den unteren sozialen Schichten angehören als die schizophrenen Eltern. Dieser Unterschied ist aber statistisch nicht signifikant. Vergleicht man darüber hinaus die hier gefundene Schichtverteilung mit der Verteilung der sozialen Schichten in der Bevölkerung insgesamt, so zeigt sich ebenfalls kein bedeutsamer Unterschied (vgl. hierzu METHNER, 1974, S. 37). Das heißt, die Schichtverteilung in der von uns untersuchten Stichprobe entspricht weitgehend der in der Normalbevölkerung.

Das ist sicherlich nicht repräsentativ für psychotische Patienten insgesamt, bei denen die Unterschichten eher überrepräsentiert sind. Wir gehen davon aus, daß die von uns untersuchte Gruppe der psychotischen Eltern eine systematisch verzerrte Auswahl aus den psychotischen Patienten insgesamt darstellen, nämlich solche Patienten, die unter etwas günstigeren sozialen Bedingungen leben und im alltäglichen Leben besser angepaßt sind, als dies bei psychotischen Patienten im Durchschnitt zu erwarten ist[7]).

Bei den 60 Familien mit einem endogen-depressiven Elternteil lebten in 56 Fällen die Kinder mit beiden leiblichen Eltern zusammen, in 2 Fällen lebte ein nichtleiblicher

---

[6]) Zur Bezeichnung von Familien mit einem schizophren erkrankten Elternteil verwenden wir hier mitunter den Ausdruck „schizophrene Familien". Dies dient lediglich der sprachlichen Vereinfachung. Sachlich ist der Ausdruck „schizophrene Familie" ungenau, wir nehmen diese Unschärfe nur deshalb in Kauf, um den Text einfacher gestalten zu können. Analoges gilt für den Ausdruck „endogen-depressive Familien".

[7]) Diese Aussage gilt insbesondere für die schizophrenen Patienten. Deshalb interpretieren wir auch die sozialen Schicht-Unterschiede zwischen der „Schizophrenie-Gruppe" und der „Depressions-Gruppe" als Stichproben-Selektionseffekt: Die schizophrenen Eltern in unserer Stichprobe sind wahrscheinlich nicht repräsentativ für alle schizophrenen Patienten, sondern stellen eine positive Auswahl dar (z. B. schizophrene Patienten, die unter relativ günstigen allgemeinen Bedingungen leben.

Elternteil (Stiefvater/Stiefmutter) in der Familie, und nur in 2 Fällen wurde das Kind (bzw. die Kinder) von einem Elterteil erzogen. Das heißt, die Familienkonstellationen waren in dieser Hinsicht nicht sonderlich belastet. Bei den Familien mit einem schizophrenen Elternteil lebten in 7 Fällen die Eltern getrennt, waren geschieden oder äußerten aktuell Scheidungsabsichten, in einem Fall war ein Elternteil verstorben (alleinerziehende Mutter), und in den restlichen 26 Fällen lebten die Kinder bei beiden leiblichen Eltern. Das heißt, in den Familien mit einem schizophrenen Elternteil zeigten sich Abweichungen von der „normalen“ Familienkonstellation häufiger. (Chi-Quadrat-Korr.: 4.13; $p = 0.042$; Chi-Quadrat-Rohw.: 5.54; $p = 0.018$) als bei den Familien mit einem endogen-depressiven Elternteil.

Betrachten wir die Familiengröße in unseren beiden Untersuchungsgruppen (siehe Tabelle 5.6), so zeigt sich ein deutlicher Unterschied zwischen den Familien mit einem schizophrenen und denen mit einem depressiven Elternteil.

Tabelle 5.6: Familiengröße in den beiden untersuchten Gruppen: Absolute Häufigkeiten der Kinder

	Anzahl der Kinder in der Familie				
	1 Kind	2 Kinder	3 Kinder	4 od. mehr Kinder	Summe
Familien mit einem depressiven Elternteil	7	26	17	10	60
Familien mit einem schizophrenen Elternteil	14	15	5	0	34

Chi-Quadrat-Median-Test: Chi-Quadr.-Korr.: 8.45000; $df = 1$; $p = 0.00365$
Chi-Quadr.-Rohw.: 9.80000; $df = 1$; $p = 0.00174$

In Familien mit einem endogen-depressiven Elternteil ist die Zahl der Kinder erheblich größer als in den Familien mit einem schizophrenen Elternteil. Dieser Befund stimmt mit den Angaben in der Literatur überein. Der Unterschied hängt wahrscheinlich auch mit dem Schweregrad der Krankheit und dem Erkrankungszeitpunkt zusammen. Wenn man diese Zahlen mit entsprechenden bevölkerungsstatistischen Angaben von 1970 vergleicht (vgl. STATISTISCHES BUNDESAMT, 1970; vgl. auch BUNDESMINISTER FÜR JUGEND, FAMILIE, FRAUEN UND GESUNDHEIT, 1986 und 1990), fällt auf, daß die Kinderzahl in den Familien mit endogen-depressiven Eltern unserer Stichprobe sogar etwas höher ist als in der Allgemeinbevölkerung (vgl. hierzu auch PROPPING et al., 1982).

Wenn wir darüber hinaus danach fragen, welche Stelle das von uns in die reduzierte Stichprobe aufgenommene Kind (= das jeweils älteste untersuchte Kind aus der jeweiligen Familie) in der Geschwisterreihe einnimmt, dann zeigt sich, daß alle Kinder von schizophrenen Eltern die ältesten Kinder in der Geschwisterreihe sind (bzw. Einzelkinder), bei den endogen-depressiven Eltern ist das nicht der Fall; es finden sich auch mittlere und jüngste Kinder in der Stichprobe. Dies ist einfach darauf zurückzuführen, daß in den Familien von Endogen-Depressiven mehr Kinder vorhanden sind, die zudem im Durchschnitt etwas älter waren, und daß die ältesten Kinder die Familien zum Teil schon verlassen hatten und für die Untersuchung nicht mehr zur Verfügung standen.

5.4.1.3 Alter, Geschlecht und Intelligenz der Kinder

Wie aus der Tabelle A-5.4 im Anhang ersichtlich wird, sind bei den endogen-depressiven Eltern die älteren Kinder häufiger vertreten als in der Gruppe der Kinder schizophrener Eltern. Das heißt, in der Gruppe der Kinder Endogen-Depressiver wurden mehr Jugendliche untersucht. Der Altersdurchschnitt der untersuchten Kinder von endogen-depressiven Eltern ist 14;3 Jahre, der mit schizophrenen Eltern liegt bei 11;6 Jahren.

Die Geschlechtszugehörigkeit der untersuchten Kinder geht aus Tabelle A-5.5 im Anhang hervor. Jungen und Mädchen sind in beiden Gruppen etwa gleich verteilt. Bei den Kindern von depressiven Eltern sind die Mädchen etwas überrepräsentiert, bei den Kindern von Schizophrenen die Jungen; aber dieser Unterschied ist statistisch nicht bedeutsam.

Tabelle 5.7 zeigt die durchschnittlichen Intelligenzquotienten der Kinder depressiver Eltern und der Kinder schizophrener Eltern, die jeweilige Anzahl der untersuchten Kinder ist in Klammern angegeben. Da bei einer ganzen Reihe von Kindern kein Intelligenztest durchgeführt werden konnte, sind in der Tabelle nicht nur die Werte für unsere reduzierte Stichprobe, sondern darüber hinaus auch für die weiteren untersuchten Kinder und die Gesamtstichprobe angegeben.

Aus der Tabelle geht hervor, daß die Durchschnittswerte des Intelligenzquotienten für die Kinder endogen-depressiver Eltern signifikant[8]) höher liegen als für die Kinder schizophrener Eltern. In unserer für die Auswertung reduzierten Stichprobe (der jeweils ältesten untersuchten Kinder) beträgt der Unterschied zwischen den Kindern Schizophrener und den Kindern Endogen-Depressiver 9 IQ-Punkte; bei den weiteren untersuchten Kindern ist er sogar noch deutlicher: In der Gesamtstichprobe aller untersuchten Kinder haben die Kinder depressiver Eltern einen durchschnittlichen IQ von 115, die Kinder schizophrener Eltern einen durchschnittlichen IQ von 102. Das heißt, die Gruppenmittelwerte liegen etwa eine Standardabweichung auseinander. Wir finden hier somit sehr deutliche und statistisch signifikante Unterschiede zwischen den Kindern Schizophrener und den Kindern Endogen-Depressiver. Dieses Ergebnis — das mit anderen in der Literatur referierten Befunden übereinstimmt (vgl. oben Kap. 2 und 3) — ist auch deshalb bemerkenswert, weil es gerade nicht als Effekt der sozialen Schicht erklärt werden kann. Zur Erklärung dieser Ergeb-

---

[8]) Wir beziehen uns hier auf den t-Test für Stichproben mit heterogenen Varianzen „T-HET".

Tabelle 5.7: Durchschnittlicher Intelligenzquotient der untersuchten Kinder (in Klammern steht jeweils die Anzahl der Pbn)

	Kinder endogen-depressiver Eltern	Kinder schizophrener Eltern	Summe
Ältestes untersuchtes Kind (= Reduzierte Stichprobe)	113 (51)	104 (27)	109 (78)
Weitere(s) untersuchte(s) Kind(er)	120 (23)	99 (15)	111 (38)
Gesamtstichprobe	115 (74)	102 (42)	110 (116)

Fehlende IQ-Werte: 37

t-Test-Ergebnis für die reduzierte Stichprobe:
F-Wert: 1.4288; df = 50 + 26; p = 0.327600
t-Het.: 3.3826; df = 61; p = 0.001258

t-Test-Ergebnis für die Gruppen der weiteren untersuchten Kinder:
F-Wert: 3.5199; df = 22 + 14; p = 0.018540
t-Het.: 5.8544; df = 34; p = 0.000001

nisse kommen zwei Möglichkeiten in Betracht, die sich nicht widersprechen, sondern gleichermaßen gültig sein können: Kinder schizophrener Eltern sind bereits primär intellektuell schwächer als die Kinder Endogen-Depressiver, oder Bedingungen und Anregungen für die intellektuelle Entwicklung sind bei den Kindern von schizophrenen Eltern deutlich ungünstiger als bei den Kindern der endogen-depressiven Eltern.

5.4.1.4 Psychiatrische Symptomatik der Kinder

Alle Kinder wurden mit Hilfe einer standardisierten Verhaltensliste (vgl. Tabelle A-5.2 im Anhang) auf psychosomatische Symptome, emotionale und Verhaltensstörungen hin beurteilt. Die Symptomliste wurde von den Untersuchern aufgrund der Angaben der Eltern und aufgrund der Informationen, die sich aus der Exploration und Beobachtung des Kindes gewonnen wurden, ausgefüllt.

Die Tabellen 5.8, 5.9 und 5.10 zeigen, wie häufig psychosomatische Symptome, emotionale und Verhaltenssymptome und Symptome insgesamt festgestellt wurden.

Aus der Tabelle 5.8 wird deutlich, daß statistisch signifikante Unterschiede hinsichtlich der Symptombelastung zwischen den beiden Gruppen von Kindern besteht, wobei die stärkere Belastung an psychosomatischen Symptomen bei den Kindern

Tabelle 5.8: Psychosomatische Symptome beim Kind: Anzahl der Nennungen

	Anzahl der genannten Symptome		
	Kein Symptom	Ein Symptom	Zwei Symptome
Kinder mit einem depressiven Elternteil	41	19	0
Kinder mit einem schizophrenen Elternteil	13	15	6

Chi-Quadr.-Korr.: 6.858199; df = 1; p = 0.008823
Chi-Quadr.-Rohw.: 8.042308; df = 1; p = 0.004569

schizophrener Eltern festzustellen ist. Gleiches gilt auch für den emotionalen und Verhaltensbereich: Auch bezüglich verschiedener emotionaler und Verhaltensauffälligkeiten sind die Kinder schizophrener Eltern stärker belastet als Kinder endogen-depressiver Eltern (s. Tabelle 5.9). Nimmt man psychosomatische und psychische Symptome zusammen, so zeigt sich abermals, daß beide Symptombelastungen bei den Kindern schizophrener Eltern häufiger vorkommen als bei den Kindern endogen-depressiver Eltern.

Tabelle 5.9: Emotionale und Verhaltenssymptome beim Kind: Anzahl der Nennungen

	Anzahl der genannten Symptome:				
	0	1	2	3	4
Kinder mit einem depressiven Elternteil	21	35	4	0	0
Kinder mit einem schizophrenen Elternteil	4	4	9	6	11

Chi-Quadrat-Median-Test: Chi-Quadr.-Korr.: 4.87039; df = 1; p = 0.027321
Chi-Quadr.-Rohw.: 6.00157; df = 1; p = 0.014292

Tabelle 5.10: Psychiatrische Symptomatik beim Kind: Psychosomatische oder emotionale bzw. Verhaltenssymptome

	Psychiatrische Symptomatik	
	Keine psychosom., emot. od. Verh.-symptome vorhanden	Psychosom. od. emot. od. Verh.-symptome vorhanden
Kinder mit einem depressiven Elternteil	18	42
Kinder mit einem schizophrenen Elternteil	3	31

Chi-Quadr.-Korr.: 4.455300; df = 1; p = 0.03479
Chi-Quadr.-Rohw.: 5.609486; df = 1; p = 0.01786

5.4.1.5 Persönlichkeitstest (MMPI)

Das MMPI wurde bei allen Kindern der beiden Gruppen angewandt, die sich in der entsprechenden Altersklasse befanden. In Abbildung 5.4 sind die Werte für die beiden Gruppen graphisch veranschaulicht. Genauere Angaben hierzu finden sich im Anhang in der Tabelle A-5.6.

Während sich die durchschnittlichen Skalenwerte der Kinder endogen-depressiver Eltern sämtlich innerhalb des Normbereiches bewegen, liegen die Durchschnittswerte der Kinder schizophrener Eltern in mehreren Skalen mehr als eine Standardabweichung über dem Normwert. Dies betrifft die Skalen Hypochondrie (HD), Psychopathie (PP), Psychasthenie (PT) und Schizoidie (SC). Das heißt, bei den Kindern schizophrener Eltern zeigen sich in der Fragebogen-Selbstdarstellung vermehrt

— hypochondrische Reaktionen,
— verminderte soziale Einfühlung und dissoziale Tendenzen,
— psychasthenische bzw. zwanghaft-phobische Tendenzen und
— bizarres und ungewöhnliches Denken und Verhalten.

Für diese vier Skalen, bei denen die durchschnittlichen T-Werte der „Schizophrenie"-Grupppe größer als 60 waren, wurde der Unterschied zwischen Kindern aus „depressiven Familien" und denen aus „schizophrenen Familien" mit dem t-Test auf statistische Signifikanz überprüft; die Unterschiede sind sämtlich statistisch bedeutsam (vgl. Anhang Tabelle A-5.6).

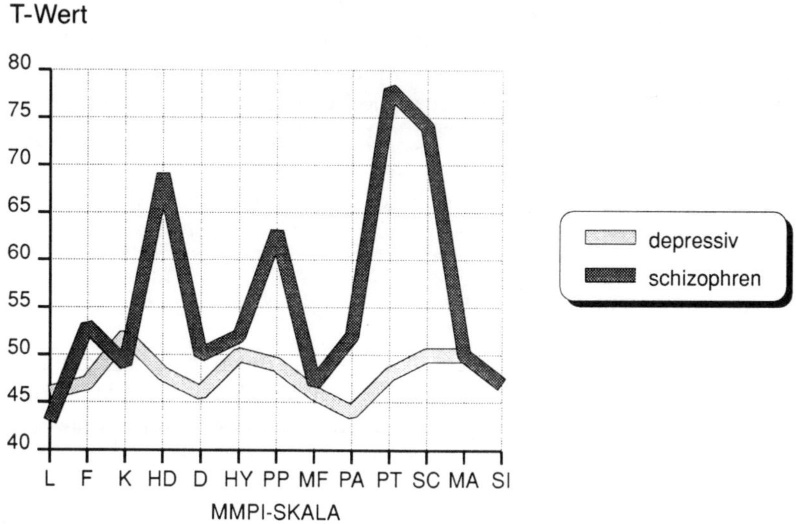

Abbildung 5.4: MMPI-Durchschnittsprofile der Kinder schizophrener Eltern und der Kinder endogen-depressiver Eltern

Ein Vergleich der MMPI-Ergebnisse von Kindern mit Eltern, die an einer unipolaren Depression litten, mit jenen, deren Eltern an einer bipolaren manisch-depressiven Erkrankung litten, ergab dagegen keine statistisch signifikanten Unterschiede.

5.4.1.6 Zusammenfassung

Wenn man die Familien mit einem schiozphrenen und die Familien mit einem endogen-depressiven Elternteil hinsichtlich der Merkmalsbereiche

— Psychische Erkrankung der Eltern,
— ojektiv-strukturelle Familienmerkmale,
— Merkmale der untersuchten Kinder

miteinander vergleicht, ergeben sich bei einigen wenigen Merkmalen keine bedeutsamen Unterschiede zwischen den beiden Gruppen; bei der Mehrzahl der untersuchten Variablen jedoch zeigten sich deutliche Unterschiede zwischen den beiden Gruppen.

Keine Unterschiede fanden sich bei folgenden Variablen: In beiden Untersuchungsgruppen ist die Mutter häufiger der erkrankte Elternteil. Das Verhältnis „Mutter erkrankt vs. Vater erkrankt“ liegt bei 2:1 bis 3:1. In beiden Gruppen finden wir auch weitgehend „normale“ Familienverhältnisse, das heißt, die Kinder leben bei ihren leiblichen Eltern. Bei den Familien mit einem endogen-depressiven Elternteil erscheint die Familiensituation etwas stabiler als bei den Familien mit einem schizophrenen Elternteil, der festgestellte Unterschied ist aber statistisch nicht signifikant. Bezüglich der sozialen Schicht findet sich auch kein statistisch signifikanter Unterschied. Jungen und Mädchen sind in beiden Gruppen etwa gleich verteilt. Bei den Kindern von endogen-depressiven Eltern sind die Mädchen etwas überrepräsentiert, bei den Kindern von Schizophrenen die Jungen; aber auch dieser Unterschied ist statistisch nicht bedeutsam.

In den folgenden Bereichen zeigten sich deutliche Unterschiede zwischen den beiden untersuchten Gruppen:

(a) Psychische Erkrankung der Eltern

Bei den depressiven Eltern überwiegt in unserer Stichprobe die kürzere Krankheitsdauer, bei den schizophrenen Eltern dauert die Erkrankung schon länger an. Für die von uns untersuchten Familien gilt weiterhin: Bei Ersterkrankung des erkrankten Elternteils waren die Kinder von Schizophrenen in der Mehrzahl noch nicht geboren oder Säuglinge bzw. Kleinkinder, bei den Endogen-Depressiven waren die Kinder dagegen im Durchschnitt schon älter. Das heißt: Kinder von schizophrenen Eltern sind nicht nur mit einem anderen Krankheitstypus konfrontiert als Kinder von Endogen-Depressiven; dadurch, daß der Krankheitsbeginn bei Schizophrenen im

Durchschnitt früher ist, ist die familiäre Situation von Familien mit einem schizophrenen Elternteil ganz anders geartet als bei endogen-depressiven Eltern. Die Kinder von schizophrenen Eltern haben es in ihrer gesamten Kindheit und Jugend (oder zumindest im überwiegenden Teil der Kindheit und Jugend) mit einem Elterteil zu tun, der psychisch krank ist oder zumindest unter den Folgen einer psychischen Erkrankung leidet. Die Kinder von endogen-depressiven Eltern dagegen werden im Durchschnitt erst später mit der psychischen Erkrankung eines Elternteils konfrontiert.

(b) Familienmerkmale

Für die von uns untersuchten Familien gilt weiterhin, daß in „depressiven Familien" die Anzahl der Kinder höher ist als in „schizophrenen Familien". Auch dies dürfte mit dem früheren Manifestationszeitpunkt der Schizophrenie zusammenhängen. Hieraus ergeben sich für die von uns zusammengestellte reduzierte Stichprobe (= älteste untersuchte Kinder aus der jeweiligen Familie) weitere Konsequenzen:

In unserer Auswertungsstichprobe sind alle Kinder von schizophrenen Eltern die ältesten Kinder in der Geschwisterreihe, bei den depressiven Eltern ist das nicht der Fall. Alle Kinder von schizophrenen Eltern in der Auswertungsstichprobe sind Einzelkinder oder die ältesten Kinder in der Geschwisterreihe, bei den depressiven wurden auch mittlere und jüngste Kinder in die Stichprobe einbezogen.

(c) Merkmale der untersuchten Kinder

Zunächst ist festzustellen, daß in unserer Stichprobe die Kinder von depressiven Eltern im Durchschnitt etwas älter sind als die von schizophrenen Eltern. Dies hängt eng damit zusammen, daß die Kinderzahl bei den Endogen-Depressiven größer ist. Weiterhin besteht ein deutlicher Unterschied zwischen den beiden Kindergruppen in der gemessenen Intelligenz: Die Kinder depressiver Eltern haben einen durchschnittlichen IQ von 113, die Kinder schizophrener Eltern einen durchschnittlichen IQ von 99. Das heißt, die Mittelwerte liegen etwa eine Standardabweichung auseinander.

Auch bezüglich psychiatrischer Auffälligkeiten zeigen sich klare Unterschiede zwischen den beiden Gruppen: Kinder von schizophrenen Eltern zeigen eine signifikant stärkere Symptombelastung als Kinder von depressiven Eltern. Dies gilt gleichermaßen

— für psychosomatische Symptome
— für emotionale und Verhaltensauffälligkeiten
— und für Symptome insgesamt.

Ergebnisse, die in die gleiche Richtung verweisen, zeigen sich auch dann, wenn man anstelle einer Symptomliste die Skalenwerte des MMPI zugrunde legt: Die durchschnittlichen T-Werte der Kinder von depressiven Eltern liegen sämtlich im Normbereich; die durchschnittlichen T-Werte der Kinder von schizophrenen Eltern dagegen liegen auf mehreren Skalen mehr als eine Standardabweichung über dem Normwert.

Die dargestellten Ergebnisse der Gruppenvergleiche sind in Abbildung 5.5 schematisch zusammengefaßt. Als wesentlich können wir hervorheben:

(1) „Schizophrene" und „depressive" Familien sind nicht ohne weiteres vergleichbar. Zwar existieren ähnliche Verhältnisse bei der Geschlechtsverteilung der erkrankten Ehepartner, bezüglich des sozioökonomischen Status der Familie sowie bezüglich der objektiven Familienstruktur. Deutliche Unterschiede zwischen beiden Gruppen zeigen sich aber bezüglich der Krankheitsdauer und der Anzahl der Kinder in der Familie. Diese Unterschiede sind in erster Linie darauf zurückzuführen, daß sich die Schizophrenie im Durchschnitt früher manifestiert als endogene Depressionen. Daraus folgt auch, daß die Kinder aus „schizophrenen Familien" im Durchschnitt längere Zeit in (durch die psychische Erkrankung eines Elternteils) belasteten Familienverhältnissen leben als Kinder aus „depressiven Familien". Wenn wir dies zusammenfassen, kommen wir zum Schluß, daß zumindest im Hinblick auf den zeitlichen Verlauf die elterliche Schizophrenie im Vergleich zu endogenen Depressionen eine schwerwiegendere Belastung für die

	Ergebnis der Gruppenvergleiche:	
	Keine Unterschiede bei den Variablen:	Unterschiede vorhanden bei den Variablen:
Merkmalsbereiche:		
Psychische Erkrankung der Eltern	* Geschlecht des erkrankten Elternteils	* Krankheitsdauer * Alter der Kinder bei Ersterkrankung des psychotischen Elternteils
Objektiv-strukturelle Familienmerkmale	* Vollständigkeit der Familie * Erziehung durch beide leibliche Eltern * Soziale Schicht	* Anzahl der Kinder in der Familie * Stellung der untersuchten Kinder in der Geschwisterreihe
Merkmale der untersuchten Kinder	* Geschlechtsverteilung	* Alter der Kinder * Intelligenz der Kinder * Symptomatik im psychosomatischen, emotionalen und Verhaltensbereich * MMPI-Skalen — Hypochondrie, — Psychopathie, — Psychasthenie und — Schizoidie.

Abbildung 5.5: Ergebnis der Vergleiche zwischen Familien mit einem endogen-depressiven und Familien mit einem schizoprenen Elternteil

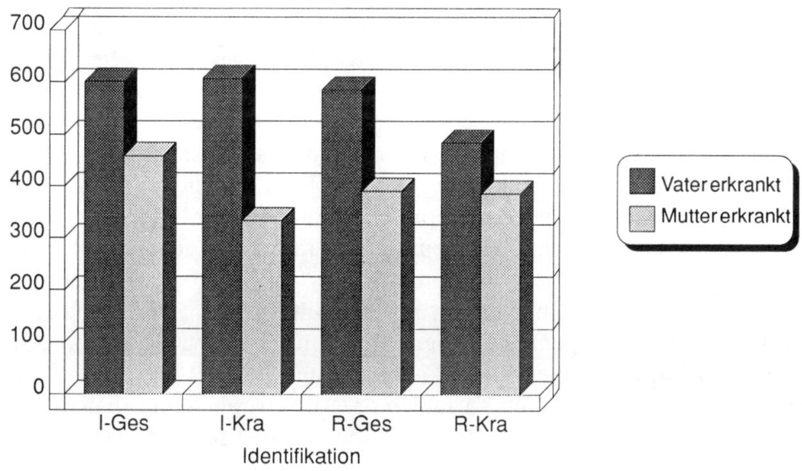

Abbildung 5.6: Identifikation des Kindes mit dem gesunden und dem kranken Elternteil in Familien mit einem depressiven Elternteil und Familien mit einem schizophrenen Elternteil (Durchschnittliche Rangkorrelationswerte; Basis: Reduzierte Stichprobe; vgl. Anhang Tab. A-5.7)

Kinder darstellt: Kinder von schizophrenen Eltern sind von einem früheren Alter an und deshalb auch insgesamt länger mit der psychotischen Erkrankung des Elternteils konfrontiert als Kinder von endogen-depressiven Eltern.

(2) Kinder von schizophrenen Eltern sind insgesamt stärker belastet als Kinder von endogen-depressiven Eltern: Sie haben im Durchschnitt eine geringere intellektuelle Leistungsfähigkeit und eine stärkere psychiatrische Symptombelastung als die Kinder aus „depressiven Familien". Und die Kinder von schizophrenen Eltern zeigen schließlich deutlich erhöhte MMPI-Skalenwerte, was bei den Kindern Endogen-Depressiver nicht der Fall ist.

5.4.2 Familiäre Wechselbeziehungen: Das Identifikationsverhalten der Kinder

5.4.2.1 Einfache Gruppenvergleiche

Zur Objektivierung intrafamiliärer Wechselbeziehungen wurde die Familien-Identifikations-Probe verwendet (s. o., Abschnitt 5.3).

Um einen ersten deskriptiven Eindruck darüber zu vermitteln, ob und wie sich die Kinder aus Familien mit einem schizophrenen Elternteil in ihrem Identifikationsverhalten von den Kindern aus Familien mit einem depressiven Elternteil unterscheiden, sind in der Abbildung 5.6 (und in der Tabelle A-5.7 im Anhang) die durchschnittlichen Rangkorrelationen zwischen der Selbsteinschätzung des Kindes und der Einschätzung des gesunden und des erkrankten Elternteils durch dasselbe Kind dargestellt.

Die Abbildung 5.6 ist folgendermaßen zu lesen: Bei den Kindern aus „depressiven Familien“ liegt die durchschnittliche Korrelation zwischen Idealbild des Kindes („so wie ich sein möchte“) mit dem Bild, das das Kind vom gesunden Elternteil darstellt („so wie mein Vater/bzw. meine Mutter ist“) über 0.6. Bei den selben Kindern liegt die durchschnittliche Korrelation zwischen Realbild des Kindes („so wie ich bin“) mit dem Bild, das das Kind vom gesunden Elternteil hat (so wie mein Vater/bzw. meine Mutter ist), bei 0,5. Aus der Abbildung ist zunächst ersichtlich, daß alle Identifikationswerte bei dcn Kindern endogen-depressiver Eltern höher liegen als diejenigen der Kinder schizophrener Eltern. Das heißt, die Kinder aus „depressiven Familien“ identifizieren sich stärker mit ihren Eltern als die Kinder aus „schizophrenen Familien“, in denen die Identifikation mit den Eltern geringer ist. Die statistische Überprüfung dieser Gruppenunterschiede ergibt nur bei der Korrelation „Gesunder Elternteil — Ideal-Ich“ einen signifikanten Unterschied (t-Test: $t = 4.412$; $p = 0.000035$)[9]. Bei den drei anderen Variablen sind die Gruppenunterschiede wegen der relativ großen Streuungen innerhalb der Gruppen statistisch nicht signifikant.

Bildet man für die Kinder endogen-depressiver Eltern eine Rangfolge, so ist die Korrelation zwischen Ich-Ideal („ideale Identifikation“) und dem gesunden Elternteil am höchsten, gefolgt von der realen Identifikation mit dem gesunden Elternteil. Demgegenüber fällt die Identifikation mit dem erkrankten Elternteil ab. Besonders deutlich ist dies im Hinblick auf das Ich-Ideal: Die ideale Identifikation mit dem erkrankten Elternteil ist mit Abstand am geringsten. Bei den Kindern mit einem schizophrenen Elternteil ist die Identifikationsstruktur bei weitem nicht so differenziert; die ideale Identifikation mit dem kranken Elternteil ist im Durchschnitt fast genauso stark wie die mit dem gesunden Elternteil. Genau hier zeigt sich sich auch in der statistischen Testung der bereits genannte Unterschied zwischen den beiden Gruppen: Die Kinder aus „depressiven Familien“ orientieren sich in ihrem Idealbild am gesunden Elternteil, bei den Kindern aus „schizophrenen Familien“ ist das nicht der Fall.

Insgesamt zeigt die Abbildung 5.6, daß die Kinder endogen-depressiver Eltern offenbar stärkere Identifikationsmöglichkeiten bzw. Identifikationstendenzen im Hinblick auf ihre Eltern haben als die Kinder schizophrener Eltern. Wir können vorläufig festhalten:

— Kinder aus „schizophrenen Familien“ zeigen deutlich geringere Identifikationstendenzen mit ihren Eltern als Kinder aus „depressiven Familien“. Dies gilt für alle erfaßten Identifikationsaspekte. Die Kinder aus „depressiven Familien“ identifizieren sich stärker mit ihren Eltern als die Kinder aus „schizophrenen Familien“.

---

[9]) Bei allen Tests werden jeweils die z-transformierten Werte zugrundegelegt. Im weiteren werden hier aber immer nur (von z-Werten wieder zu Rangkorrelationen) zurücktransformierte Korrelationswerte mitgeteilt, einfach um die Darstellung verständlicher zu machen. Wir alle sind Korrelationskoeffizienten zwischen —1 und +1 gewohnt, und es ist schwieriger, z-transformierte Werte richtig einzuschätzen.

— Bei den Kindern aus „depressiven Familien“ gilt: Die ideale Identifikation mit dem gesunden Elternteil ist sehr viel stärker als die ideale Identifikation mit dem kranken (endogen-depressiven) Elternteil. Bei den Kindern aus „schizophrenen Familien“ dagegen ist dies nicht der Fall: Bezüglich der idealen Identifikation gibt es keine deutlichen Unterschiede zwischen gesundem und krankem Elternteil. Im Hinblick auf die reale Identifikation zeigen sich keine so deutlichen Unterschiede zwischen den beiden Gruppen der Kinder mit einem schizoprenem Elternteil und der Kinder mit einem depressiven Elternteil. Wir interpretieren diese Ergebnisse wie folgt: Kinder aus „depressiven Familien“ differenzieren in ihrem Identifikationsverhalten klarer zwischen gesundem und krankem Elternteil und orientieren sich stärker am gesunden Elternteil als am psychisch kranken Elternteil. Diese Differenzierung zwischen gesundem und krankem Elternteil findet sich bei den Kindern aus „schizophrenen Familien“ nicht in dieser Weise. Man kann annehmen, daß das Identifikationsverhalten der Kinder aus „depressiven Familien“ wahrscheinlich besser dazu geeignet ist, die elterliche Erkrankung psychisch zu bewältigen bzw. zu kompensieren als das Identifikationsverhalten der Kinder aus „schizophrenen Familien“. Nach dieser Auffassung erscheint das Identifikationsverhalten der Kinder aus Familien mit einem schizophrenen Elternteil in inhaltlicher Richtung dysfunktional, das der Kinder mit einem depressiven Elternteil realitätsangemessener.

Diese Feststellungen zum Identifikationsverhalten der Kinder in den beiden untersuchten Gruppen können jedoch nur als sehr vorläufige Aussagen — die eine genauere Analyse erfordern — genommen werden. Denn es ist damit zu rechnen, daß das kindliche Identifikationsverhalten nicht nur von der Art der elterlichen Erkrankung, sondern darüber hinaus auch noch von einer Reihe anderer Faktoren abhängig ist (dazu gehören in erster Linie Alter, Geschlecht, Intelligenz und psychiatrische Symptombelastung des untersuchten Kindes, aber auch Familienvariablen wie z. B. Dauer der Erkrankung bzw. Alter des Kindes bei Erstmanifestation der elterlichen Erkrankung; Befund des gesunden Elternteils; Anzahl der Kinder in der Familie).

Weil sich die Identifikation mit den Eltern im Entwicklungsverlauf eines Kindes bekanntermaßen verändert, könnten zum Beispiel die gefundenen Unterschiede im Identifikationsverhalten zwischen Kindern aus „depressiven“ und „schizophrenen“ Familien rein theoretisch auch dadurch erklärt werden, daß die untersuchten Kinder aus „depressiven Familien“ im Durchschnitt älter sind. Da sich die Gruppen der Kinder aus „schizophrenen Familien“ und aus „depressiven Familien“ im Hinblick auf das Alter und manche andere für das Identifikationsverhalten relevante Variablen aber deutlich unterscheiden (s. o. Abschnitt 5.4.1), können nur weiterführende multivariate Analysen darüber Aufschluß geben, ob der Typ der Erkrankung tatsächlich einen so entscheidenden Einfluß auf das Identifikationsverhalten hat. Dies wird im nächsten Abschnitt genauer untersucht.

5.4.2.2 Varianzanalysen

(1) Auswertungsmethode

Für eine genauere Analyse des Identifikationsverhaltens müssen außer dem Typ der elterlichen Erkrankung (endogen-depressiv vs. schizophren) auch noch andere unmittelbar relevante Faktoren in Betracht gezogen werden: Dazu gehört das Geschlecht des untersuchten Kindes (Jungen vs. Mädchen) und die Frage, welcher Elternteil (Vater oder Mutter) erkrankt ist. Darüber hinaus sind für das Identifikationsverhalten auch Intelligenz und Alter der Kinder von Bedeutung.

Zur Untersuchung des Identifikationsverhalten in Abhängigkeit von diesen Faktoren stellt die multivariate Varianzanalyse ein adäquates Auswertungsdesign dar. Für diese Analysen können die Kennwerte für das Identifikationsverhalten (abhängige Variablen) in unterschiedlicher Weise berechnet werden; die Identifikation kann zum einen nach „Vater vs. Mutter" oder aber nach „gesundem Elternteil vs. krankem Elternteil" differenziert werden. Auf diese Weise ergeben sich zwei verschiedene Arten von abhängigen Variablen; diese sind in Abbildung 5.7 dargestellt. Infolgedessen können auch zwei verschiedene Analysen berechnet werden. Dabei ist aber zu berücksichti-

---

1. Abhängige Variablen, differenziert nach Vater und Mutter (Abhängige Variablen für die Analyse 1)

I-V = Ideale Identifikation mit dem Vater
I-M = Ideale Identifikation mit der Mutter
R-V = Reale Identifikation mit dem Vater
R-M = Reale Identifikation mit der Mutter

2. Abhängige Variablen, differenziert nach gesundem und krankem Elternteil (Abhängige Variablen für die Analyse 2)

I-G = Ideale Identifikation mit dem gesunden Elternteil
I-K = Ideale Identifikation mit dem kranken Elternteil
R-G = Reale Identifikation mit dem gesunden Elternteil
R-K = Reale Identifikation mit dem kranken Elternteil

Abbildung 5.7: Abhängige Variablen für die multivariaten Analysen

gen, daß die beiden Variablensätze (abhängige Variablen) natürlich dieselben Daten repräsentieren; in einer Familie, in der zum Beispiel die Mutter an einer Psychose erkrankt ist, gilt: I-V = I-G; I-M = I-K; R-V = R-G; R-M = R-K. In einer Familie, in der der Vater erkrankt ist, gilt: I-V = I-K; I-M = I-G; R-V = R-K; R-M = R-G.

Mit Hilfe der SPSS-Prozedur „Manova" haben wir zwei Varianzanalysen, beide mit jeweils 3 Faktoren und 2 Kovariaten, berechnet; aus Abbildung 5.8, in der die Variablen, Faktoren und Kovariaten der Analysen zusammengestellt sind, ist ersichtlich, daß sich die beiden Analysen nur bezüglich der abhängigen Variablen unterscheiden.

	Analyse 1		Analyse 2	
Abhängige Variablen	I-V	= Ideale Identifikation mit dem Vater	I-G	= Ideale Identifikation mit dem gesunden Elternteil
	I-M	= Ideale Identifikation mit der Mutter	I-K	= Ideale Identifikation mit dem kranken Elternteil
	R-V	= Reale Identifikation mit dem Vater	R-G	= Reale Identifikation mit dem gesunden Elternteil
	R-M	= Reale Identifikation mit der Mutter	R-K	= Reale Identifikation mit dem kranken Elternteil
Faktoren	(a) TYP: Art der Erkrankung des Elternteils? (depressiv/schizophren)			
	(b) KET: Welcher Elternteil ist erkrankt? (Vater/Mutter)			
	(c) SEX: Geschlecht des untersuchten Kindes? (Jungen/Mädchen)			
Kovariaten	(a) Alter			
	(b) Intelligenz			

Abbildung 5.8: Übersicht zu den multivariaten Varianzanalysen

Die Erkrankung des jeweiligen Elternteils wurde nach dem Merkmal endogen-depressiv oder schizophren klassifiziert, bei dem erkrankten Elternteil geht in die Varianzanalyse ein, ob es sich um den Vater oder die Mutter handelt, und schließlich bildet das Geschlecht des untersuchten Kindes einen weiteren Faktor der Varianzanalyse. Als Kovariaten gingen in die Varianzanalyse Alter und Intelligenzquotient der untersuchten Kinder ein, das heißt, der Einfluß dieser Variablen auf das Identifikationsverhalten wurde mit kontrolliert. Die im folgenden geschilderten Varianzanalysen sind auf Alter und IQ adjustiert.

Da unsere reduzierte Stichprobe von 74 Kindern für solche komplexen Analysen zu klein ist, haben wir hier auf die (um die fehlenden Werte geminderte) Gesamtstichprobe von n = 108 Kindern zurückgegriffen. Es handelt sich dabei um die Gesamtgruppe der Kinder endogen-depressiver und schizophrener Eltern, von denen ein Intelligenztest vorliegt. Die in den folgenden Analysen gewonnenen Ergebnisse haben wir jedoch auch an der reduzierten Stichprobe jeweils über 2-faktorielle Varianzanalysen überprüft[10)]; inhaltlich haben sich hierbei keine interpretationsrelevanten Abweichungen gezeigt.

In Tabelle 5.11 ist eine komprimierte Übersicht über die Ergebnisse der multivariaten Analyse 1 dargestellt. Die entsprechenden ausführlichen Angaben hierzu finden sich

10) Die Begrenzung auf nur zwei Faktoren wird durch die Fallzahl erzwungen. Eine Darstellung dieser Analysen erübrigt sich, da sich keine neuen Befunde ergeben. Im übrigen wäre die Darstellung von insgesamt sechs 2-faktoriellen Analysen (jede 3-faktorielle Analyse wird durch drei 2-faktorielle „ersetzt“) technisch aufwendig und unübersichtlich.

im Anhang in Tabelle A-5.8. In Tabelle 5.12 ist auch für die zweite Varianzanalyse eine komprimierte Übersicht dargestellt. Auch hierzu finden sich im Anhang (Tabelle A-5.9) die ausführlichen Angaben. Die in den Tabellen 5.11 und 5.12 dargestellten Signifikanzwerte zeigen nur summarisch, bei welchen der Identifikationsvariablen die drei Faktoren von Bedeutung sind. Aus den Tabellen geht aber nicht die Höhe der Identifikationen im einzelnen hervor. Abbildung 5.9 vermittelt hierüber eine komplette Übersicht; in ihr sind die Identifikationswerte nach den drei Faktoren aufgeschlüsselt[11]). Die entsprechenden Werte zu Abbildung 5.9 sind im Anhang in Tabelle A-5.10 dargestellt. In Tabelle 5.13 schließlich sind noch die durchschnittlichen Korrelationskoeffizienten für die untersuchten Gruppen (Gruppenaufteilung nach den Faktoren der Varianzanalysen) dargestellt.

Tabelle 5.11: Komprimierte Ergebnisübersicht zur ersten Varianzanalyse: Signifikanz der Ergebnisse; p-Werte; N = 108. (Auszug aus der ausführlichen Tabelle A-5.8 im Anhang)

	Faktoren			
Abhängige Variablen	Typ	Ket	Sex	Wechselwirkungen
Insgesamt	.032**	.114	.098*	n. s.
Ideale Identifikation mit dem Vater (I-V)	.012**	.096*	.747	n. s.
Ideale Identifikation mit der Muter (I-M)	.296	.011**	.775	n. s.
Reale Identifikation mit dem Vater (R-V)	.866	.233	.157	n. s.
Reale Identifikation mit der Mutter (R-M)	.101	.031**	.035**	n. s.

* = Tendenz
** = sign. 0.05
*** = sign. 0.01

Legende zu den Faktoren:
Typ: Art der Erkrankung beim Elternteil? Depressiv/schizophren
Ket: Welcher Elternteil ist erkrankt? Vater/Mutter
Sex: Geschlecht des untersuchten Kindes? Jungen/Mädchen

[11]) In Abbildung 5.9 (Tabelle A-5.10) und Tabelle 5.13 ist somit die gesamte Information zur Höhe und Struktur der Identifikationsindizes enthalten.

Tabelle 5.12: Komprimierte Ergebnisübersicht zur zweiten Varianzanalyse: Signifikanz der Ergebnisse; p-Werte; N = 108. (Auszug aus der ausführlichen Tabelle A-5.9 im Anhang)

	Faktoren			
Abhängige Variablen	Typ	Ket	Sex	Wechsel-wirkungen
Insgesamt	.0012***	.034**	.063*	n. s.
Ideale Identifikation mit dem gesunden Elternteil (I-G)	.0006***	.037**	.761	Ket x Sex: .028**
Ideale Identifikation mit dem kranken Elternteil (I-K)	.637	.027**	.805	n. s.
Reale Identifikation mit dem gesunden Elternteil (R-G)	.551	.014**	.016**	n. s.
Reale Identifikation mit dem kranken Elternteil (R-K)	.210	.376	.264	n. s.

* = Tendenz
** = sign. 0.05
*** = sign. 0.01

Legende zu den Faktoren:
Typ: Art der Erkrankung beim Elternteil? Depressiv/schizophren
Ket: Welcher Elternteil ist erkrankt? Vater/Mutter
Sex: Geschlecht des untersuchten Kindes? Jungen/Mädchen

(2) Ergebnisse

Aus der Tabelle 5.11 sind folgende Ergebnisse der *ersten* Varianzanalyse ersichtlich (vgl. für ausführlichere Angaben auch Tabelle A-5.8 im Anhang): Bei der Auswertung über alle Variablen insgesamt zeigt die Art der Erkrankung (Faktor „Typ") auf dem 5%-Niveau signifikante Effekte, beim Faktor „Geschlecht des Kindes (Sex)" findet sich eine statistische Tendenz, signifikante Wechselwirkungen finden sich nicht. Die Werte für die Kovariaten Alter und IQ wurden nicht in Tabelle 5.11 aufgenommen, weil sie (mit einer Ausnahme) keine bedeutsame Rolle spielen (s. Tabelle A-5.8).

Der Effekt der Erkrankungsart („Typ") zeigt sich speziell bei der Variablen „Ideale Identifikation mit dem Vater (I-V)", der Geschlechtseffekt bei der Variablen „Reale Identifikation mit der Mutter (R-M)". Beim Faktor „Ket: Welcher Elternteil ist erkrankt?" zeigt sich in der multivariaten Analyse insgesamt zwar kein Effekt, bei Betrachtung der einzelnen Variablen aber zeigen sich auch hier signifikante Kontraste, und zwar bei den Variablen „Ideale Identifikation mit der Mutter (I-M)" und „Reale Identifikation mit der Mutter (R-M)".

Tabelle 5.13: Ergebnisübersicht zur Varianzanalyse 1 und 2: Durchschnittliche Korrelationskoeffizienten* für die verschiedenen (anhand der Faktoren gebildeten) Teilgruppen, aufgeschlüsselt nach Faktoren und Identifikationsvariablen (N = 108)

Identifikationsvariable		Teilgruppen (Faktoren) a) Art der Erkrankung		b) Erkrankter Elternteil		c) Geschlecht d. untersucht. Kindes	
	$\bar{X}$	depressiv	schizophren	Vater	Mutter	Jungen	Mädchen
I-V	.514	.607	.288	.608	.459	.541	.491
I-M	.434	.468	.363	.603	.333	.431	.438
R-V	.423	.463	.341	.484	.391	.387	.455
R-M	.460	.527	.309	.586	.386	.378	.526
I-G	.511	.611	.264	.601	.459	.512	.510
I-K	.438	.462	.387	.608	.333	.462	.408
R-G	.436	.519	.339	.586	.391	.391	.521
R-K	.421	.472	.311	.484	.386	.374	.460

Legende für die Identifikationsvariablen
I-V = Ideale Identifikation mit dem Vater
I-M = Ideale Identifikation mit der Mutter
R-V = Reale Identifikation mit dem Vater
R-M = Reale Identifikation mit der Mutter
I-G = Ideale Identifikation mit dem gesunden Elternteil
I-K = Ideale Identifikation mit dem kranken Elternteil
R-G = Reale Identifikation mit dem gesunden Elternteil
R-K = Reale Identifikation mit dem kranken Elternteil

* Die Berechnungen erfolgten mit den z-Werten; hier sind die z-Werte aber in Korrelationswerte (Spearman-Korr.) zurückgerechnet.

Die inhaltliche Bedeutung dieser signifikanten Effekte ist aus der Abbildung 5.9 (und der dazugehörigen Tabellen A-5.10 im Anhang), in der die gesamte Information in aufgeschlüsselter Form dargestellt ist, und aus der Tabelle 5.13 (in der die verschiedenen Gruppenmittelwerte aufgeführt sind) ersichtlich:

(1) Effekt des Faktors „Erkrankungsart (Typ)“: Bei allen Variablen (I-V; I-M; R-V; R-M) sind die durchschnittlichen Werte in „depressiven Familien“ höher als in „schizophrenen Familien“. Besonders deutlich ist dieser Unterschied bei der Variablen „Ideale Identifikation mit dem Vater“: Kinder aus „depressiven Familien“ zeigen im Durchschnitt eine deutlich höhere ideale Identifikation mit ihren Vätern als Kinder aus „schizophrenen Familien“.

(2) Effekt des Faktors „Welcher Elternteil ist erkrankt? (Ket)“: Wenn die Mutter der erkrankte Elternteil ist, dann sind die durchschnittlichen Identifikationswerte auf allen Variablen niedriger, als wenn der Vater erkrankt ist. Besonders deutlich zeigt sich dieser Effekt auf den Variablen „Ideale Identifikation mit der Mutter (I-M)“

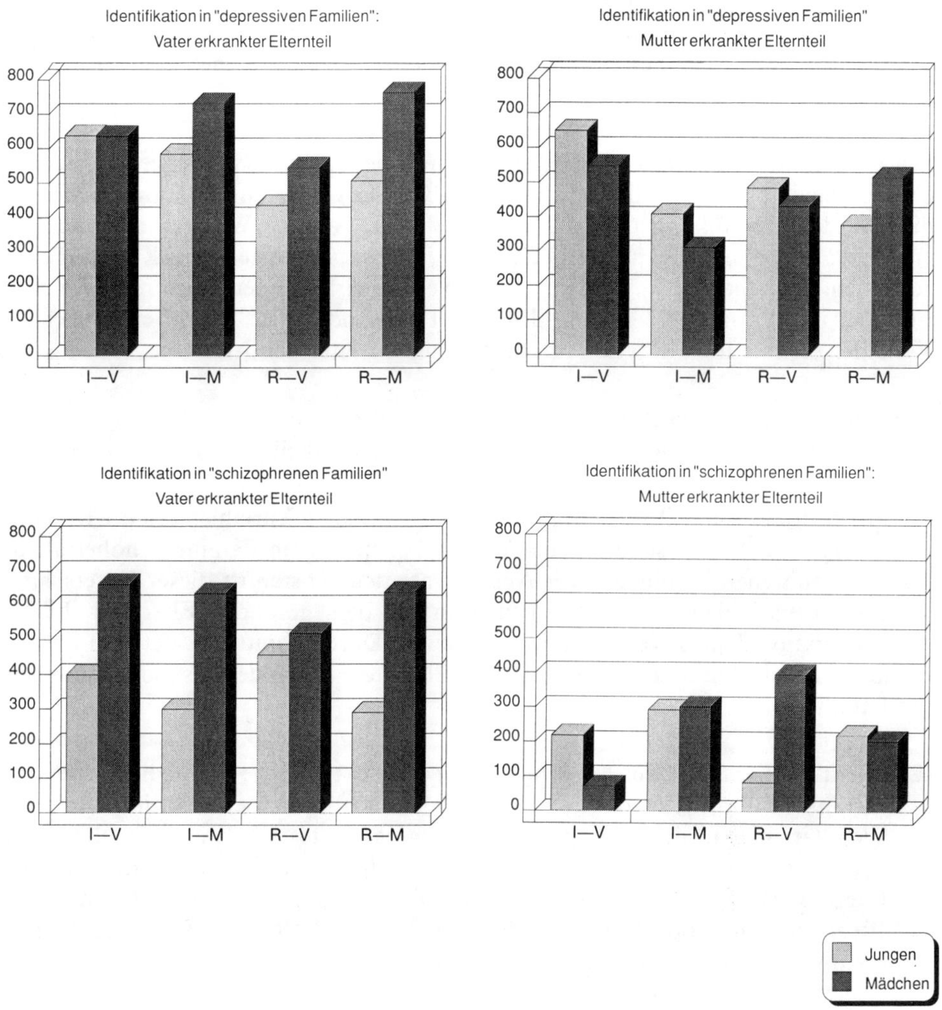

Abbildung 5.9: Ergebnisübersicht zu den Varianzanalysen: Durchschnittliche Korrelationskoeffizienten, aufgeschlüsselt nach den Faktoren und Identifikationsvariablen (vgl. Tabelle A-5.10 im Anhang, in der die entsprechenden Werte dargestellt sind)

und „Reale Identifikation mit der Mutter (R-M)". Wenn die Mutter erkrankt ist, dann vermindern sich (im Durchschnitt) besonders stark die reale und die ideale Identifikation mit der Mutter.

(3) Effekt des Faktors „Geschlecht des Kindes (Sex)": Die Mädchen zeigen im Durchschnitt (statistische Tendenz) auf allen Variablen (mit Ausnahme der

Variable „Ideale Identifikation mit dem Vater (I-V)" höhere Identifikationswerte als die Jungen. Statistisch bedeutsam ist dieser Unterschied auf der Variablen „Reale Identifikation mit der Mutter". Hier zeigen die Mädchen deutlich höhere Werte als die Jungen.

Das Ergebnis der zweiten Varianzanalyse ist in Tabelle 5.12 zusammengefaßt. Bei der zweiten Analyse zeigen in der Auswertung über alle Variablen insgesamt wiederum die Art der Erkrankung („Typ"), aber auch der Faktor „Welcher Elternteil ist erkrankt? (Ket)" signifikante Effekte. Beim Faktor „Geschlecht des Kindes (Sex)" zeigt sich eine statistische Tendenz. Eine Wechselwirkung der Faktoren „Welcher Elternteil ist erkrankt? (Ket)" und „Geschlecht des Kindes (Sex)" zeigt sich nur bei der Variablen „Ideale Identifikation mit dem gesunden Elternteil I-G").

Auch hier kann die inhaltliche Bedeutung dieser Effekte aus der Abbildung 5.9 (und der dazugehörigen Tabelle A-5.10 im Anhang) und der Tabelle 5.13 abgelesen werden:

(1) Effekt des Faktors „Erkrankungsart (Typ)": Bei allen Variablen (I-G; I-K; R-G; R-K) sind die durchschnittlichen Werte in „depressiven Familien" höher als in „schizophrenen Familien". Mit Abstand am deutlichsten ist dieser Unterschied bei der Variablen „Ideale Identifikation mit dem gesunden Elternteil (I-G)": Kinder aus „depressiven Familien" zeigen im Durchschnitt eine deutlich höhere ideale Identifikation mit dem gesunden Elternteil als Kinder aus „schizophrenen Familien".

(2) Effekt des Faktors „Welcher Elternteil ist erkrankt? (Ket)": Wenn die Mutter der erkrankte Elternteil ist, dann sind die durchschnittlichen Identifikationswerte auf allen Variablen niedriger, als wenn der Vater erkrankt ist. Besonders deutlich zeigt sich dieser Effekt bei den Variablen „Ideale Identifikation mit dem gesunden Elternteil (I-G)", „Ideale Identifikation mit dem kranken Elternteil (I-K)" und „Reale Identifikation mit dem gesunden Elternteil (R-G)". Wenn die Mutter erkrankt ist, dann vermindern sich die Identifikationswerte auf diesen Variablen. Sie sind deutlich schwächer, als wenn der Vater erkrankt ist.

(3) Effekt des Faktors „Geschlecht des Kindes (Sex)": Dieser Effekt zeigt sich statistisch signifikant nur auf der Variablen „Reale Identifikation mit dem gesunden Elternteil (R-G)": Bei Mädchen ist die reale Identifikation mit dem gesunden Elternteil höher als bei den Jungen.

(4) Wechselwirkung: Bei der Variablen „Ideale Identifikation mit dem gesunden Elternteil (I-G)" zeigt sich eine statistisch signifikante Wechselwirkung zwischen den Faktoren „Ket: Wer ist der erkrankte Elternteil?" und „Sex: Geschlecht des Kindes". Wenn der Vater erkrankt ist, dann zeigen Mädchen im Vergleich zu den Jungen eine relative hohe Identifikation mit dem gesunden Elternteil (d. h. mit der Mutter); umgekehrte Verhältnisse findet man, wenn die Mutter erkrankt ist, dann

zeigen die Jungen eine höhere Identifikation mit dem gesunden Elternteil (d. h. mit dem Vater) als die Mädchen.

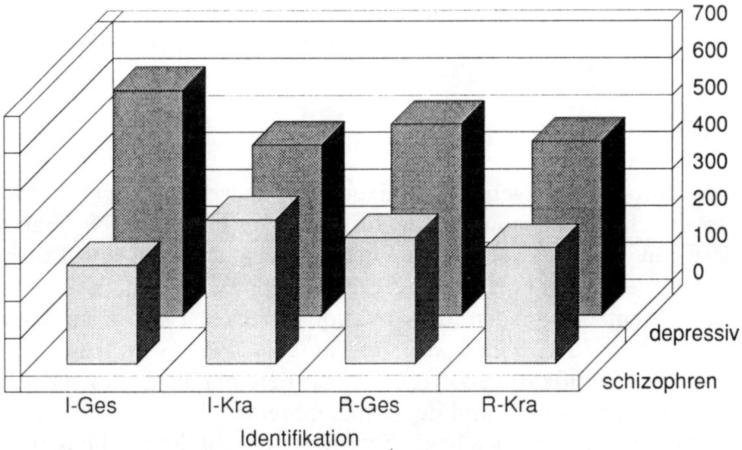

Abbildung 5.10: Identifikationswerte in Familien mit einem schizophrenen Elternteil und in Familien mit einem endogen-depressiven Elternteil

Wir können somit zwei Haupteffekte festhalten, die sich übereinstimmend in beiden Varianzanalysen für alle untersuchten Variablen ergeben:

1. Die Identifikation der Kinder aus Familien mit einem schizophrenen Elternteil ist deutlich geringer als die Identifikation der Kinder aus Familien mit einem depressiven Elternteil. In Abbildung 5.10 sind die Identifikationswerte aus „depressiven“ Familien denen aus „schizophrenen“ Familien gegenübergestellt.

2. In Familien, in denen die Mutter erkrankt ist, ist die Identifikation der Kinder mit ihren Eltern deutlich geringer als in Familien, in denen der Vater erkrankt ist. Dieses Ergebnis ist in Abbildung 5.11 veranschaulicht.

Aus Abbildung 5.9 oben schließlich können wir ersehen, wie sich diese beiden Haupteffekte summieren:

— Am höchsten sind die Identifikationswerte bei Kindern aus Familien mit einem depressiv erkrankten Vater,
— am niedrigsten sind die Identifikationswerte bei Kindern aus Familien mit einer schizophrenen Mutter.
— Die beiden anderen Familiengruppen „Familien mit depressiven Müttern“ und „Familien mit schizophrenen Vätern“ liegen zwischen diesen beiden Extremgruppen.

3. Neben diesen beiden Haupteffekten zeigt sich, daß die Mädchen sich tendenziell stärker mit dem gesunden Elternteil identifizieren als Jungen, und schließlich finden wir einen Hinweis darauf, daß das Identifikationsverhalten dem gesunden Elternteil gegenüber bei Mädchen und Jungen unterschiedlich ausgeprägt ist, je nachdem ob der gleichgeschlechtliche oder gegengeschlechtliche Elternteil erkrankt ist. Eine kompensierende Identifikation wird also erleichtert, wenn der gesunde Elternteil dasselbe Geschlecht hat wie das Kind.

(3) Interpretation

Die Interpretation dieser Ergebnisse ist dadurch erschwert, daß wir nicht wissen, wie hoch die entsprechenden absoluten Identifikationswerte in einer Normalpopulation (bei Kindern mit psychisch gesunden Eltern) liegen, da uns keine Ergebnisse mit diesem Verfahren aus einer normalen Vergleichsgruppe vorliegen. Es ist grundsätzlich denkbar, daß die entsprechenden Identifikationswerte einer normalen Kontrollgruppe *über* den Werten der beiden von uns untersuchten Gruppen liegen (höhere durchschnittliche Identifikationswerte), genauso denkbar aber ist es, daß sie *zwischen* den Werten der „depressiven" und der „schizophrenen" Familien oder daß sie *unter* den Werten aus beiden Gruppen liegen (geringere durchschnittliche Identifikationswerte als die beiden untersuchten Gruppen).

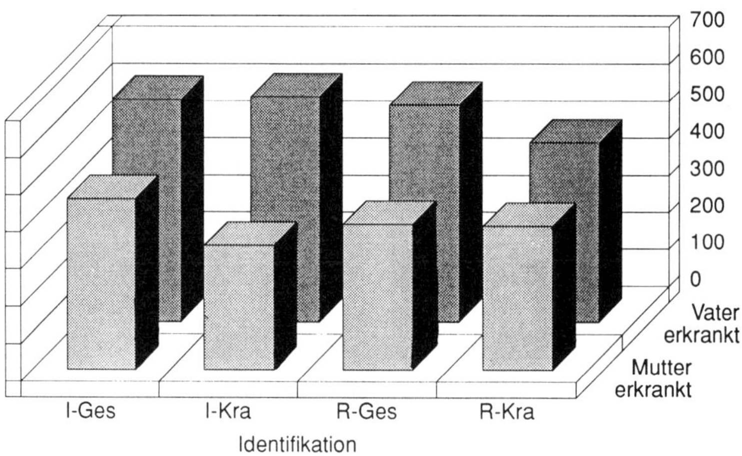

Abbildung 5.11: Identifikationswerte in Familien mit einer psychotisch erkrankten Mutter und in Familien mit einem psychotisch erkrankten Vater

Obwohl alle drei Möglichkeiten prinzipiell nicht ausschließbar sind, so können wir doch aufgrund von Hinweisen aus anderen empirischen Untersuchungen und aus klinischen Erfahrungen die Interpretation auf die Möglichkeit mit der höchsten Wahrscheinlichkeit eingrenzen:

1. Die vorliegenden Forschungsbefunde weisen übereinstimmend darauf hin, daß eine schizophrene Erkrankung bei den Eltern im Durchschnitt schwerwiegendere Auswirkungen auf die Eltern-Kind-Beziehung hat als eine endogen-depressive Erkrankung der Eltern (vgl. auch unsere oben dargestellten Befunde zur Symptomatik der Kinder und zu den MMPI-Werten in den beiden untersuchten Gruppen, bei denen die Kinder der schizophrenen Eltern deutlich auffälliger waren als die der depressiven Eltern).
2. Weiterhin können wir davon ausgehen, daß die psychische Verfassung der Mutter in der Regel für die Kinder bedeutsamer ist als die des Vaters und daß sich insbesondere eine psychische Erkrankung der Mutter direkter und gravierender auf die Kinder auswirkt als eine vergleichbare Erkrankung beim Vater. Der Grund hierfür liegt darin, daß die Kinder in der Regel sehr viel häufiger mit der Mutter zusammen sind und — zumindest in jüngeren Jahren — emotional intensiver auf sie als auf den Vater bezogen sind. Man vergleiche zum Beispiel die vielen Befunde zur psychischen Labilität, speziell Depressivität von Müttern und kinderpsychiatrischen Erkrankungen. Wir konnten das allerdings in unserer klinischen Stichprobe nicht nachweisen (s. o. Kapitel 4).

Das heißt, wir können annehmen, daß die absolute Höhe und das Muster der Identifikationswerte in „depressiven“ Familien denen in normalen Familien ähnlicher sind als die entsprechenden Werte in „schizophrenen Familien“. Damit ist aber noch nicht die Frage beantwortet, ob nicht in Familien mit einem depressiven Elternteil die Identifikationswerte im Vergleich zu normalen Familien erhöht sind. Gegen diese Überlegung, die durchaus naheliegend ist (Annahme: in Familien mit endogen-depressiven Eltern sind die zentripetalen Kräfte, die familiale Kohäsion und die Identifikationstendenzen verstärkt), spricht aber die Struktur unserer Ergebnisse:

In Familien mit depressiven Müttern sind die durchschnittlichen Identifikationswerte niedriger als mit depressiven Vätern. Wenn unsere Annahme richtig ist, daß die psychische Verfassung der Mutter für die Kinder bedeutsamer ist als die des Vaters, dann bedeutet dies: Auch Depression bei den Eltern (zumindest bei den Müttern) wirkt sich im Durchschnitt eher im Sinne einer Erniedrigung der Identifikationswerte aus. Das heißt, wir gehen davon aus, daß die Identifikationswerte aus Familien mit psychisch gesunden Eltern am ehesten den Werten ähneln, die wir in Familien mit einem endogen-depressiven Vater gefunden haben. Dabei können wir allerdings nicht ausschließen, daß die Werte in diesen Familien (mit einem endogen-depressiven Vater) sogar etwas höher liegen als die von normalen Vergleichsfamilien. Wir werden unten auf diese Frage noch einmal zurückkommen.

Unter dieser Annahme folgt aus unseren Ergebnissen:

1) Die Identifikation der Kinder mit ihren Eltern wird durch eine psychotische Erkrankung in der Familie im Durchschnitt vermindert (unabhängig ob der Vater oder die Mutter erkrankt ist); besonders stark sind die Identifikationsmöglichkeiten der Kinder mit ihren Eltern eingeschränkt, wenn es sich um eine schizophrene Erkrankung handelt.

2) Die Identifikation der Kinder mit ihren Eltern ist dann besonders stark vermindert, wenn die Mutter unter einer Psychose leidet, unabhängig davon, ob es sich um eine endogene Depression oder um eine Schizophrenie handelt.

Da das Identifikationsverhalten der Kinder sicherlich keinen ursächlichen Faktor für die psychotische Dekompensation der Eltern darstellt (bei einem Großteil der Familien in unserer Stichprobe ist dies schon deshalb nicht möglich, da die elterliche Psychose vor der Geburt des Kindes erstmalig auftrat), können wir diese Ergebnisse kausal interpretieren:

In Familien, in denen ein Elternteil unter einer endogenen Psychose leidet, ist die Entwicklung der Identifikation der Kinder mit ihren Eltern gestört. Besonders stark wird das Identifikationsverhalten durch schizophrene Erkrankungen bei den Eltern beeinträchtigt und/oder dann, wenn die Mutter der erkrankte Elternteil ist.

Beide Aspekte zusammengenommen wirken sich folgendermaßen aus:

— In Familien mit schizophrenen Müttern ist das Identifikationsverhalten der Kinder am stärksten beeinträchtigt.
— In Familien mit endogen-depressiven Vätern ist die Identifikation der Kinder mit ihren Eltern am wenigsten beeinträchtigt. Wahrscheinlich sind sie denen in normalen Familien am ähnlichsten, möglicherweise sogar partiell erhöht.
— Familien mit einer depressiven Mutter oder einem schizophrenen Vater liegen zwischen diesen beiden Extremen (vgl. Abbildung 5.9).

Besonders bedeutsam an diesen Befunden erscheint uns, daß *nicht einfach nur die Identifikation mit dem kranken Elternteil vermindert ist (dies könnte als quasi normale oder unmittelbar verständliche Reaktion aufgefaßt werden), sondern daß die Identifikationstendenz der Kinder mit ihren Eltern überhaupt — also auch mit dem gesunden Elternteil - vermindert wird. Wenn man bedenkt, daß die Identikation mit den Eltern eine zentrale Bedeutung für die Entwicklung der kindlichen Persönlichkeit einnimmt, dann bedeutet dies, daß Kinder aus Familien mit psychotischen Eltern einen wesentlichen Teilprozeß bei der Identitätsbildung nur unzureichend bzw. eingeschränkt vollziehen können.*

Die Effekte des Faktors „Geschlecht des Kindes (Sex)" sind etwas uneinheitlicher und weniger deutlich als die beiden diskutierten Haupteffekte. Vorläufig können wir den Trend festhalten, daß die realen Identifikationswerte der Mädchen im Durchschnitt etwas höher liegen als die von Jungen; bei den idealen Identifikationswerten (z. B. der idealen Identifikation mit dem Vater) dagegen liegen die Jungen zum Teil etwas höher als die Mädchen.

Die Wechselwirkung zwischen dem Geschlecht des Kindes und dem Faktor „Ket: Wer ist der erkrankte Elternteil?" ist deshalb interessant, da sich hier ein „Mechanismus" abzubilden scheint, der geschlechtsspezifisch akzentuiert ist: Die Identifikation mit dem gesunden Elternteil ist dann relativ hoch, wenn es sich um den gleichgeschlechtlichen Elternteil handelt; beim gegengeschlechtlichen Elternteil dagegen ist das nicht der Fall. Das heißt, wir finden hier ein Identifikationsmuster, das als Kompensationsmechanismus interpretiert werden kann: Die Kinder orientieren sich stärker am gesunden Elternteil. Dieser Kompensationsmechanismus kann sich aber nur dann wirksam entfalten, wenn es sich um den gleichgeschlechtlichen Elternteil handelt. Wenn dagegen der gleichgeschlechtliche Elternteil psychisch krank ist, dann ist diese Kompensationsmöglichkeit eingeschränkt. Man kann dies dadurch erklären, daß sich in einem solchen Falle, in dem der gleichgeschlechtliche Elternteil krank ist, die Kompensationstendenzen (d. h., die Tendenz zur Orientierung am gesunden Elternteil) einerseits und die Tendenz zur geschlechtsspezifischen Identifikation (der Mädchen mit den Müttern und der Jungen mit den Vätern) andererseits gegenläufig sind bzw. sich gegenseitig neutralisieren.

Durch die Betrachtung von Abbildung 5.9 können wir noch etwas genauere Aufschlüsse über diesen geschlechtsspezifisch ausgeprägten Kompensationsmechanismus gewinnen: Die Kompensation (d. h., die Orientierung der Kinder am gesunden Elternteil) „funktioniert" besonders gut bei Mädchen, wenn die Mutter gesund (bzw. wenn der Vater krank) ist (s. linke Spalte der Abbildung): Die Identifikationswerte der Mädchen (speziell mit der Mutter) sind deutlich höher als die der Jungen und auch deutlich höher, als wenn die Mutter krank ist (s. rechte Spalte der Abbildung 5.9). Durch diese deutlichen Effekte kann auch der oben festgestellte Geschlechtseffekt, daß Mädchen höhere Identifikationswerte aufweisen, überwiegend erklärt werden. Das geschlechtsspezifisch ausgeprägte Identifikationsmuster zeigt sich auch noch dann, wenn die Mutter endogen-depressiv erkrankt ist (rechte obere Teilabbildung): Die Jungen identifizieren sich stärker mit ihren Vätern als mit ihren (kranken) Müttern, und die Identifikation der Jungen mit dem Vater ist stärker als die Identifikation der Mädchen mit dem Vater. Allerdings ist dieses Muster hier nicht mehr ganz so deutlich ausgeprägt wie in den Familien, in denen der Vater erkrankt ist.

In den Familien mit schizophrenen Müttern aber (vgl. rechte untere Teilabbildung in Abbildung 5.9) scheinen diese „normalen" bzw. „gesunden" Identifikationstendenzen außer Kraft gesetzt zu sein: Die ideale Identifikation mit der kranken Mutter ist bei Jungen und Mädchen höher als mit dem gesunden Vater! Und die reale Identifikation der Jungen mit dem gesunden Vater ist von allen Identifikationswerten der niedrigste! Außerdem zeigt schon Abbildung 5.6 nicht nur, daß sämtliche Identifikationswerte in Familien mit depressiven Eltern im Durchschnitt höher liegen als in Familien mit schizophrenen Eltern; aus ihr ist auch ersichtlich, daß das Verhältnis der Identifikationsvariablen zueinander unterschiedlich ist: Während in „depressiven Familien" die ideale Identifikation mit dem gesunden Elternteil den höchsten Durchschnittswert hat, weist die ideale Identifikation mit dem gesunden Elternteil in „schizophrenen Familien" den geringsten Wert auf, am höchsten liegt hier die ideale Identifikation mit dem kranken Elternteil. Das heißt, die kompensatorischen Identifikationstendenzen sind bei den Kindern aus Familien, in denen der Vater der erkrankte Elternteil ist, gut aufweisbar. Wenn die Mutter depressiv erkrankt ist, dann sind diese Kompensationsmechanismen zwar noch ansatzweise erkennbar, aber nicht mehr so deutlich; in Familien mit einer schizophrenen Mutter schließlich scheinen sie völlig außer Kraft gesetzt zu sein. Zusammenfassend können wir aus diesen Detailbetrachtungen folgern:

(1) Das relative Verhältnis der Identifikationswerte zueinander kann durch zwei Mechanismen

- — eine Tendenz zur geschlechtsspezifischen Identifikation mit dem gleichgeschlechtlichen Elternteil und
- — eine Tendenz zur kompensatorischen Identifikation mit dem gesunden Elternteil erklärt werden.

Diese Tendenzen wirken (je nach Familienkonstellation) entweder in die gleiche Richtung, das heißt, sie verstärken sich (nämlich dann, wenn der gleichgeschlechtliche Elternteil gesund ist), oder in eine entgegengesetzte Richtung (nämlich dann, wenn der gleichgeschlechtliche Elternteil krank ist).

(2) Diese „gesunden" bzw. „normalen" Tendenzen lassen sich bei Familien mit einem depressiven Vater klar aufzeigen, sie sind auch noch bei Familien mit einem schizophrenen Vater nachweisbar; weniger deutlich sind sie in Familien mit einer depressiven Mutter. In Familien mit einer schizophrenen Mutter sind sie überhaupt nicht mehr aufweisbar. Das heißt, mit dem Schweregrad der familiären Beeinträchtigung durch eine psychotische Erkrankung der Eltern (Erkrankung der Mutter gravierender als Erkrankung des Vaters; Schizophrenie gravierender als endogene Depression) vermindert sich nicht nur die durchschnittliche Identifikation mit den Eltern, auch die Struktur des Identifikationsverhaltens weicht zunehmend vom normalen Muster ab. Diese Ergebnisse zur Identifikationsstruktur stützen unsere oben erläuterte Annahme, daß das Identifikationsverhalten von Kindern aus Familien mit depressiven Vätern am ehesten dem von Kindern aus Familien mit gesunden Eltern entspricht: Bei den von uns untersuchten Gruppen sind die „gesunden" Identifikationsmechanismen am deutlichsten bei Kindern aus Familien mit depressiven Vätern aufweisbar. Man kann vermuten, daß in Familien mit depressiven Vätern die Identifikation mit den gesunden Müttern sogar etwas höher ist als in normalen Familien (Kompensation). Möglicherweise gilt das auch noch für die Identifikation mit der gesunden Mutter, wenn der Vater schizophren erkrankt ist. Gleichwohl gilt, daß in Familien mit einem schizophrenen Elternteil und in Familien mit einer endogen-depressiven Mutter die durchschnittliche Identifikation mit den Eltern vermindert ist.

5.4.2.3 Diskriminanzanalysen

(1) Auswertungsmethode

In einem abschließenden Auswertungsschritt soll die Frage untersucht werden, ob die varianzanalytisch gefundenen Gruppenunterschiede dazu geeignet sind, Kinder aus „schizophrenen“ Familien von Kindern aus „endogen-depressiven“ Familien zu unterscheiden und mit welcher Genauigkeit dies geschehen kann. Durch die Bearbeitung dieser Fragestellung können die gefundenen Ergebnisse etwas konkretisiert werden; es soll deutlicher werden, wie stark die Gruppenunterschiede ausgeprägt sind.

Um diese Fragestellung abzuklären, haben wir zwei Diskriminanzanalysen durchgeführt, in denen überprüft werden sollte, ob bzw. in welchem Umfange die beiden Gruppen „Kinder schizophrener Eltern“ vs. „Kinder endogen-depressiver Eltern“ anhand ihres Identifikationsverhaltens (Werte aus der Familien-Identifikations-Probe) und des Merkmals „Intelligenz“ voneinander abgehoben werden können. Die Intelligenz wurde mit einbezogen, da sie deutlich zwischen den beiden Gruppen unterscheidet (vgl. oben Abschnitt 5.4.1)[12]).

Wie alle bisher dargestellten Ergebnisse (außer den Varianzanalysen in Abschnitt 5.4.2.1) beziehen sich auch die folgenden beiden Diskriminanzanalysen auf die reduzierte Stichprobe der jeweils ältesten untersuchten Kinder aus jeder Familie ($n = 94$). Wegen fehlender Werte (Intelligenztest oder Familien-Identifikations-Probe nicht durchgeführt) vermindert sich diese Stichprobe hier auf $n = 74$. Zwei weitere Fälle können außerdem nicht in die Diskriminanzanalyse einbezogen werden, da beide Elternteile in der Familie psychisch krank (endogen-depressiv) sind. Für die Diskriminanzanalyse stützen wir uns demnach auf eine Stichprobe von insgesamt 72 Kindern bzw. Jugendlichen.

Verwendet wurde die SPSS-Prozedur „Discriminant“ mit schrittweiser Aufnahme der Variablen in die Diskriminanzfunktion; als Kriterium für die schrittweise Variablenselektion wurde das kleinste WILKSsche Lambda (bzw. der größte multivariate F-Wert) verwendet (SPSS-Wilks). Dieses Kriterium berücksichtigt die Unterschiede zwischen den Gruppenzentroiden (die möglichst groß sein sollen) und die Kohäsion (Homogenität) innerhalb der Gruppen. Da es sich um eine Unterscheidung zwischen zwei Gruppen handelt, wird eine einzige Diskriminanzfunktion ermittelt.

Die *erste Analyse* wurde mit folgenden *Prognosevariablen* durchgeführt:

— Intelligenzquotient (IQ)
— Reale Identifikation mit dem Vater (= z-transformierter Korrelationskoeffizient Realbild — Bild des Vaters: R-V)

---

[12]) Durch die Einbeziehung der Variablen „Intelligenz“ soll auch klar werden, welchen relativen diskriminativen Stellenwert die Identifikationsvariablen haben.

— Reale Identifikation mit der Mutter (= z-transformierter Korrelationskoeffizient Realbild — Bild der Mutter: R-M)
— Ideale Identifikation mit dem Vater (= z-transformierter Korrelationskoeffizient Idealbild — Bild des Vaters: I-V)
— Ideale Identifikation mit der Mutter (= z-transformierter Korrelationskoeffizient Idealbild — Bild der Mutter: I-M)

Die *zweite Analyse* bezieht sich auf die selben Rohdaten, aus denen jedoch andere Identifikationswerte abgeleitet wurden. Die Prognosevariablen der zweiten Analyse sind:

— Intelligenzquotient (IQ)
— Reale Identifikation mit dem gesunden Elternteil (= z-transformierter Korrelationskoeffizient Realbild — Bild des gesunden Elternteils: R-G)
— Reale Identifikation mit dem kranken Elternteil (= z-transformierter Korrelationskoeffizient Realbild — Bild des erkrankten Elternteils: R-K)
— Ideale Identifikation mit dem gesunden Elternteil (= z-transformierter Korrelationskoeffizient Idealbild — Bild des gesunden Elternteils: I-G)
— Ideale Identifikation mit dem kranken Elternteil (= z-transformierter Korrelationskoeffizient Idealbild — Bild des erkrankten Elternteils: I-K)

(2) Ergebnisse

Das Ergebnis der ersten Analyse ist im Anhang in Tabelle A-5.11 zusammenfassend dargestellt. Die Diskriminanzanalyse ist auf dem alpha-Niveau von 0.005 signifikant; wie die p-Werte des WILKSschen Lambdas zeigen, tragen alle fünf Prognosevariablen, die in der Analyse zugrundegelegt wurden, signifikant zur Trennung zwischen den beiden Grupppen „Schizophrene“ vs. „Endogen-Depressive“ bei. Zur Ergänzung sind in der Tabelle A-5.11 auch die p-Werte für die Veränderung von RAOs V angegeben. Daraus ist ersichtlich, daß die ersten beiden Variablen „IQ“ und „I-V“ den größten Teil der diskriminativen Information enthalten. Die zusätzliche diskriminative Information der im weiteren aufgenommenen Variablen „R-M“, „I-M“ und „R-V“ ist nicht mehr signifikant, da sie schon zu einem erheblichen Teil bereits in den ersten beiden Variablen enthalten ist.

Wenn die Kinder aufgrund der ermittelten Diskriminanzfunktion in zwei Gruppen klassifizert werden, dann erhalten wir das in Tabelle 5.14 dargestellte Ergebnis.

Diese Tabelle zeigt, daß die Kinder von depressiven Eltern zu 90 % richtig klassifiziert werden, bei den Kindern schizophrener Eltern dagegen ist die Klassifikation wenig treffsicher. Insgesamt werden 76.4 Prozent aller Fälle richtig klassifiziert. Wenn man bedenkt, daß nur 5 Prognosevariablen verwendet wurden, so ist dieses Ergebnis zumindest hinsichtlich der Familien mit Endogen-Depressiven erstaunlich; es zeigt,

Tabelle 5.14: Klassifikationsergebnis aufgrund der Diskriminanzfunktion von Analyse 1

	Aufgrund der Diskriminanzfunktion vorhergesagte Gruppe	
	Kinder von	
Tatsächliche Gruppe	endogen-depressiven Eltern	schizophrenen Eltern
Endogen-depressiv	36	(13)
Schizophren	(4)	19

Erläuterung: Falsche Vorhersagen sind in Klammern gesetzt.

daß Kindern aus „depressiven Familien" ein anderes Identifikationsmuster aufweisen als Kinder aus „schizophrenen Familien".

Zur Beantwortung der Frage, in welcher Hinsicht die beiden Gruppen sich auf diesen Variablen (die in die Diskriminanzanalyse eingegangen sind) unterscheiden, müssen die standardisierten Diskriminanzfunktions-Koeffizienten und Gruppenzentroide, die in Tabelle 5.15 dargestellt sind, betrachtet werden.

Tabelle 5.15: Standardisierte Diskriminanzfunktions-Koeffizienten und Gruppenzentroide der Analyse 1

Standardisierte Diskriminanzfunktions-Koeffizienten		Gruppenzentroide	
IQ	—.636	Gruppe 1: Depressive	—.361
R-V	.207	Gruppe 2: Schizophrene	.769
R-M	—.618		
I-V	—.674		
I-M	.317		

Die standardisierten Diskriminanzfunktions-Koeffizienten geben den relativen Beitrag jeder Variablen zur Diskriminanzfunktion an. Sie können ähnlich wie standardisierte Beta-Gewichte bei der multiplen Regression interpretiert werden, das heißt, sie sind direkt miteinander vergleichbar. Ein Gruppenzentroid ist die typische Lokalisation eines Falles aus dieser Gruppe auf der von der Diskriminanzfunktion definierten Dimension. Die Kenntnis der Gruppenzentroide und der standardisierten Diskriminanzfunktionskoeffizienten ermöglicht somit eine inhaltliche Interpretation der Analyseergebnisse.

Das größte Gewicht in der Funktion hat die Variable I-V, es folgen die Variablen IQ und R-M. Dies bedeutet, daß die Kinder der endogen-depressiven Eltern im Vergleich zu den Kindern der Schizophrenen

— eine stärkere (höhere) *ideale* Identifikation mit dem Vater,
— einen höheren IQ
— und eine stärkere (höhere) *reale* Identifikation mit der Mutter aufweisen.

Kinder der Schizophrenen dagegen haben eine

— geringere *ideale* Identifikation mit dem Vater,
— einen niedrigeren IQ,
— geringere *reale* Identifikation mit der Mutter.

Dies bedeutet konkret: Kindern aus „schizophrenen" Familien identifizieren sich weniger mit ihren Eltern als Kinder aus „depressiven" Familien. Speziell der Vater wird in „schizophrenen" Familien weniger idealisiert (weniger als Vorbild wahrgenommen) als in „depressiven" Familien, und das Kind sieht zwischen sich und seiner Mutter weniger reale Ähnlichkeit als in „endogen-depressiven Familien".

Die Ergebnisse der *zweiten* Diskriminanzanalyse sind im Anhang in der Tabelle A-5.12 und in den Tabellen 5.16 und 5.17 dargestellt.

Tabelle 5.16: Klassifikationsergebnis aufgrund der Diskriminanzfunktion von Analyse 2

	Aufgrund der Diskriminanzfunktion vorhergesagte Gruppe	
Tatsächliche Gruppe	Depressiv	Schizophren
Depressiv	36	(13)
Schizophren	(5)	18

Anmerkung: Falsche Vorhersagen sind in Klammern gesetzt.

Tabelle 5.17: Standardisierte Diskriminanzfunktions-Koeffizienten und Gruppenzentroide der Analyse 2

Standardisierte Diskriminanzfunktions-Koeffizienten		Gruppenzentroide	
IQ	.662	Gruppe 1: Depressive	.411
I-G	1.078	Gruppe 2: Schizophrene	—.876
I-K	—.532		
R-G	—.413		
R-K	.490		

Das Ergebnis der Analyse 2 fällt hinsichtlich der Signifikanzwerte noch etwas deutlicher aus als das der Analyse 1. Das Klassifikationsergebnis ist ähnlich: Wiederum werden die Kinder aus „depressiven Familien“ besser zugeordnet, insgesamt sind 75.0 Prozent der Fälle richtig klassifiziert. Das mit Abstand größte Gewicht in der Diskriminanzfunktion hat die Variable I-G, diese Variable wird auch als erste in die Diskriminanzfunktion aufgenommen; es folgen die Variablen IQ und I-K. Die Betrachtung der standardisierten Diskriminanzfunktions-Koeffizienten und der Gruppenzentroid-Werte zeigt, daß Kinder der Depressiven im Vergleich zu den Kindern der Schizophrenen

— eine stärkere (höhere) *ideale* Identifikation mit dem gesunden Elternteil,
— einen höheren IQ
— und eine geringere *ideale* Identifikation mit dem kranken Elternteil

aufweisen.

Kinder der Schizophrenen dagegen zeigen eine vergleichsweise

— geringe *ideale* Identifikation mit dem gesunden Elternteil,
— einen geringeren IQ,
— aber eine stärkere (höhere) *ideale* Identifikation mit dem kranken Elternteil.

(3) Interpretation

Durch die Ergebnisse der Diskriminanzanalysen sollten die Ergebnisse der Varianzanalysen verdeutlicht werden. Dabei wurde speziell die Frage behandelt, ob die Kinder von endogen-depressiven Eltern und die Kinder von schizophrenen Eltern aufgrund ihres Identifikationsverhaltens unterschieden werden können[13]).

Die Ergebnisse zeigen, daß die Kinder Schizophrener und die Kinder Endogen-Depressiver überzufällig gut voneinander getrennt werden können, wenn der IQ und die Identifikationswerte des Kindes (hinsichtlich der Eltern) bekannt sind. Wenn man diese Variablen zugrunde legt, können rund 3/4 der Kinder richtig zugeordnet werden. Dieses Klassifikationsergebnis verdeutlicht, wie stark sich das Identifikationsverhalten (und die Intelligenz) von Kindern aus „schizophrenen“ Familien von den Kindern aus „endogen-depressiven“ Familien unterscheidet. Für eine richtige Einschätzung dieses Befundes ist allerdings zu berücksichtigen, daß es sich hier um rein explorative Diskriminanzanalysen handelt, die nicht kreuzvalidiert sind[14]).

---

[13]) Alle anderen in den Varianzanalysen untersuchten Fragen wurden nicht diskriminanzanalytisch untersucht. Insofern sind die Befunde der Diskriminanzanalyse weitaus weniger differenziert als die Ergebnisse der Varianzanalysen.

[14]) Insofern sind die Ergebnisse der Diskriminanzanalysen nur als vorläufige und replikationsbedürftige — allerdings empirisch begründete — Hypothesen aufzufassen.

Inhaltlich sind die Ergebnisse der Diskriminanzanalysen - die in Abbildung 5.12 synoptisch zusammengestellt sind - nicht überraschend; sie entsprechen denen aus den Varianzanalysen: Abgesehen von der Intelligenz zeigen sich die deutlichsten Unterschiede zwischen den Kindern mit einem schizophrenen Elternteil und den Kindern mit einem endogen-depressiven Elternteil bei den Variablen

— „Ideale Identifikation mit dem gesunden Elternteil"

und

— „Ideale Identifikation mit dem Vater".

Kinder aus Familien mit einem schizophrenen Elternteil	Kinder aus Familien mit einem endogen-depressiven Elternteil
* Geringere Intelligenz	* Höhere Intelligenz
* Schwächere ideale Identifikation mit dem gesunden Elternteil	* Stärkere ideale Identifikation mit dem gesunden Elternteil
* Stärkere ideale Identifikation mit dem kranken Elternteil	* Schwächere ideale Identifikation mit dem kranken Elternteil
* Schwächere ideale Identifikation mit dem Vater	* Stärkere ideale Identifikation mit dem Vater
* Schwächere reale Identifikation mit der Mutter	* Stärkere reale Identifikation mit der Mutter

Abbildung 5.12: Synopsis der Ergebnisse aus den Diskriminanzanalysen: Unterschiede zwischen Kindern aus Familien mit einem schizophrenen Elternteil und Kindern aus Familien mit einem endogen-depressiven Elternteil

Die mit der Familien-Identifikations-Probe erfaßte Identifikation mit den Eltern können wir als Ausdruck der Bindung des Kindes an die Eltern und als Indikator für den Familienzusammenhalt auffassen. Dabei kann die *ideale Identifikation* (Identifikation des eigenen Idealbildes mit dem Bild von den Eltern) zeigen, wie positiv die Eltern wahrgenommen werden und speziell, ob sie vom Kind als Vor- und Leitbild wahrgenommen werden. Die Idealisierung der Eltern und ihre Vorbildfunktion wiederum hängt eng damit zusammen, ob das Kind von den Eltern Orientierung und Sicherheit vermittelt bekommt. Die *reale Identifikation* (Identifikation des eigenen Realbildes mit dem Bild von den Eltern) dagegen drückt die wahrgenommene Nähe aus; in ihr zeigt sich, wie ähnlich sich das Kind — sowohl bezüglich seiner Stärken wie auch seiner Schwächen — den Eltern fühlt.

Die Identifikation in diesem Sinne stellt einen wichtiger Faktor für eine positive psychische Entwicklung dar, ja sie kann als psychologische Entwicklungsnotwendigkeit oder zumindest als günstige Entwicklungsbedingung aufgefaßt werden. Es wäre allerdings zu erwarten, daß sich die Identifikation mit den Eltern im Jugendalter abschwächt. Dies gilt besonders hinsichtlich der idealen Identifikation; es ist zu erwarten, daß Jugendliche ihre Eltern realistischer sehen und deshalb auch die Idealisierung der Eltern abnimmt (Erwartung: Bei Jugendlichen sinkt die ideale Identifikation). Die Ablösung von den Eltern kann erschwert sein, wenn Jugendliche nicht in der Lage sind, sich aus der Idealisierung der Eltern zu lösen[15]).

Vor diesem Hintergrund verweisen die Befunde der Diskriminanzanalyse darauf, daß die Bindung zwischen Eltern und Kindern und der Familienzusammenhalt in Familien mit einem endogen-depressiven Elternteil deutlich höher ist als in Familien mit einem schizophrenen Elternteil. In „schizophrenen" Familien ist die Identifikation mit den Eltern gestört; eine wichtige Entwicklungsvoraussetzung ist demnach in Familien mit einem schizophrenen Elternteil nicht erfüllt oder zumindest nur eingeschränkt vorhanden. In Familien mit Endogen-Depressiven dagegen finden sich höhere Identifikationswerte, die Entwicklungsbedingungen für Kinder von endogen-depressiven Eltern sind insofern eindeutig günstiger; möglicherweise aber kann in diesen Familien — gerade wegen der engen familiären Bindung — die Selbständigkeitsentwicklung der Jugendlichen erschwert sein.

Wir gehen weiterhin davon aus, daß die Identifikation mit dem gesunden Elternteil in Familien mit einem psychisch kranken Elternteil besonders wichtig ist; durch sie können wahrscheinlich Belastungen, die sich aus der psychischen Erkrankung eines Elternteils ergeben, zumindest teilweise kompensiert werden. Dies gilt insbesondere für die ideale Identifikation. Eine hohe ideale Identifikation mit dem gesunden Elternteil und die damit verbundene Orientierung an diesem Elternteil ist als Kompensationsprozeß wünschenswert. Die Ergebnisse der Diskriminanzanalysen sprechen dafür, daß dieser Kompensationsprozeß wohl in Familien mit einem endogen-depressiven Elternteil tatsächlich stattfindet; in Familien mit einem schizophrenen Elternteil scheint dieser Kompensationsprozeß gestört zu sein. Kinder aus Familien mit Schizophrenen sind somit in vielfacher Hinsicht besonders schwer belastet.

5.4.2.4 Zusammenfassung

Bei Kindern schizophrener Eltern und bei Kindern endogen-depressiver Eltern wurde mit der „Familien-Identifikations-Probe (FIP)" untersucht, in welchem Ausmaße sich die Kinder (bzw. Jugendlichen) mit ihren Eltern identifizieren. Dabei wurde zwischen der „idealen Identifikation" (Vater/Mutter ist so, wie ich sein möchte) und der „realen Identifikation" (Vater/Mutter ist so, wie ich bin) unterschieden. Wenn man die Gesamtstichprobe aller untersuchten Kinder betrachtet, zeigen sich folgende allgemeine Tendenzen und durchschnittliche Trends:

---

[15]) Die Identifikation mit den Eltern ist somit immer zum Alter und Entwicklungsstand des Kindes bzw. Jugendlichen in Relation zu setzen.

(1) Die „ideale Identifikation“ (das heißt, die Ähnlichkeit des eigenen Ideal-Bildes mit dem Elternbild) ist im Durchschnitt höher als die „reale Identifikation“ (das heißt, die Ähnlichkeit des eigenen Real-Bildes mit dem Elternbild). Das bedeutet, daß die Eltern eine Vorbild- und Leitfunktion für die Kinder einnehmen. Die Kinder möchten so sein, wie die Eltern sind, auch wenn sie sich faktisch gar nicht so ähnlich wahrnehmen.
(2) Mädchen haben im Durchschnitt höhere reale Identifikationswerte als Jungen.
(3) Die Identifikation mit dem gesunden Elternteil ist höher als die mit dem kranken Elternteil (= Tendenz zur kompensatorischen Identifikation mit dem gesunden Elternteil).
(4) Die Identifikation mit dem gleichgeschlechtlichen Elternteil ist höher als die mit dem gegengeschlechtlichen Elternteil (= Tendenz zur gleichgeschlechtlichen Identifikation).
(5) Im Verhältnis zum Vater dominiert eher die ideale Identifikation, im Verhältnis zur Mutter eher die reale Identifikation. Das heißt, daß der Vater tendenziell eher als Vorbild („er ist so, wie ich sein möchte“), bei der Mutter dagegen eher eine faktische Ähnlichkeit wahrgenommen wird („sie ist so, wie ich bin“). Möglicherweise hat dies damit zu tun, daß im Durchschnitt zur Mutter eine engere Beziehung besteht und das Verhältnis zum Vater generell distanzierter ist.

Diese allgemeinen Ausagen gelten in den untersuchten Subgruppen (Kinder schizophrener und Kinder endogen-depressiver Eltern) nicht durchgängig, teilweise finden sich Ergebnisse, die den genannten allgemeinen Tendenzen sogar völlig widersprechen. Das Identifikationsverhalten bei den untersuchten Kindern und Jugendlichen ist von zwei Hauptfaktoren abhängig, dem Typ der elterlichen Erkrankung (Schizophrenie vs. endogene Depression) und dem Geschlecht des erkrankten Elternteils. Die wichtigsten Ergebnisse hierzu sind:

(1) Das Identifikationsverhalten von Kindern mit schizophrenen Eltern und das von Kindern endogen-depressiver Eltern unterscheidet sich deutlich sowohl hinsichtlich der absoluten Höhe (Ausmaß) der Identifikationstendenzen als auch im Hinblick auf die Struktur der Werte. Diese Unterschiede sind so deutlich, daß die beiden Kindergruppen anhand der Identifikationswerte (und der IQ-Werte) diskriminanzanalytisch getrennt werden können.
(2) Die Identifikationswerte der Kinder von schizophrenen Eltern sind generell geringer als die der Kinder von endogen-depressiven Eltern. Das heißt, Kinder von endogen-depressiven Eltern identifizieren sich stärker mit ihren Eltern als die Kinder von Schizophrenen.
(3) Die Struktur der Identifikationswerte weicht bei den Kindern schizophrener Eltern stärker von der Erwartung ab und erscheint weniger adäquat als bei den Kindern endogen-depressiver Eltern. So zeigt sich zum Beispiel die kompensatorische Identifikation mit dem gesunden Elternteil in „depressiven“ Familien recht deutlich; in Familien mit einem schizophrenen Elternteil ist diese Tendenz nicht mehr klar ausmachbar.
(4) Es muß weiterhin danach differenziert werden, ob die Mutter oder der Vater an einer endogenen Psychose erkrankt sind (Faktor „Geschlecht des erkrankten

Elternteils"). In Familien, in denen die Mutter erkrankt ist, ist die Identifikation der Kinder mit ihren Eltern deutlich geringer als in Familien, in denen der Vater erkrankt ist. Darüber hinaus finden sich auch Hinweise darauf, daß das Muster der Identifikationen bei einer Erkrankung der Mutter stärker beeinträchtigt wird, als wenn der Vater erkrankt ist.

(5) Die beiden genannten Haupteffekte summieren und verstärken sich: In Familien mit schizophrenen Müttern ist das Identifikationsverhalten (in der absoluten Ausprägung der Identifikationstendenzen ebenso wie in ihrer Struktur) am stärksten gestört; die Identifikation mit den Eltern ist nur schwach, und Prozesse der kompensatorischen Identifikation sind überhaupt nicht aufweisbar. In Familien mit endogen-depressiven Vätern ist die Identfikation mit den Eltern am wenigsten beeinträchtigt; die Identifikationswerte liegen relativ hoch; besonders hoch ist die kompensatorische Identifikation mit dem gesunden Elternteil. Familien mit endogen-depressiven Müttern oder schizophrenen Vätern liegen zwischen diesen beiden Extremen.

Die Ergebnisse zeigen somit, daß die über die FIP erfaßten Identifikationstendenzen einem systematischen Muster mit gut interpretierbaren Gesetzmäßigkeiten[16]) folgen (z. B. die Tendenz zur geschlechtsspezifischen Identifikation oder die Tendenz zur kompensatorischen Identifikation). In unserer Interpretation kommen wir zum Schluß, daß die familiären Interaktionsprozesse, durch die die Identifikationstendenzen des Kindes geprägt sind, in Abhängigkeit vom Erkrankungstyp und vom Geschlecht des erkrankten Elternteils sehr unterschiedlich geartet sind. Die Identifikation der Kinder mit ihren Eltern ist dann besonders schwer gestört, wenn es sich bei der psychotischen Erkrankung um eine Schizophrenie handelt oder (und) wenn die Mutter von der psychotischen Erkrankung betroffen ist. Die familiären Entwicklungsbedingungen der Kinder erscheinen in diesen Fällen in besonders gravierender Weise beeinträchtigt.

---

[16]) Inwieweit diese Gesetzmäßigkeiten allgemein gültig sind, kann aufgrund der vorliegenden Untersuchung natürlich nicht entschieden werden. Es wäre von vordringlichem Interesse, analoge Untersuchungen an normalen Vergleichsgruppen durchzuführen. Dadurch könnten die bisher gewonnenen Ergebnisse genauer interpretiert werden.

6 Probleme und Aufgaben in der Praxis: Fallbeispiele aus dem Bereich der Kinder- und Jugendpsychiatrie

Forschungsbefunde für sich genommen bleiben noch relativ abstrakt; aus diesem Grunde wollen wir in diesem Kapitel die Probleme, die in Familien mit einem psychotischen Elternteil auftreten können, und die Aufgaben, mit denen Familien und Fachleute dabei konfrontiert sind, an praktischen Beispielen darstellen. Wir greifen dabei auf Fallbeispiele aus dem Bereich der Kinder- und Jugendpsychiatrie zurück, das heißt, auf Fälle, in denen Kinder oder Jugendliche psychische Störungen entwickelten. Diese Beispiele sind nicht repräsentativ für alle Kinder von psychotischen Eltern. Denn nur bei einem Teil der Kinder psychotischer Eltern treten psychische Störungen auf. Beim Lesen sollte man deshalb in Erinnerung behalten, daß es sich in den geschilderten Fällen um besonders problematische Entwicklungen handelt.

Die zwei ersten Beispiele handeln von Patienten mit einem endogen-depressiven Elternteil; die zwei folgenden Beispiele von Patienten mit einem schizophrenen Elternteil (vgl. hierzu Tabelle 6.1). Die Kasuistiken sind nicht vollständig, sondern kursorisch gehalten; in ihnen werden bei weitem nicht alle diagnostischen und therapeutischen Maßnahmen, die durchgeführt wurden, dargestellt. Schwerpunktmäßig wird auf familiendiagostische Aspekte eingegangen mit der Fragegestellung, wie elterliche Erkrankung und Probleme der Kinder interagieren. Eine systematische Übersicht zu den diagnostischen und therapeutischen Methoden und Möglichkeiten, die in kinder- und jugendpsychiatrischen Kliniken genutzt werden können, findet sich in dem von REMSCHMIDT und SCHMIDT (1988 b) herausgegebenen Handbuch.

Tabelle 6.1: Übersicht zu den Fallbeispielen

	Psychotisch erkrankter Elternteil	Kinder- und jugendpsychiatrischer Patient
Beispiel A	Vater mit einer endogenen Depression	16jährige Tochter: Anorexia nervosa
Beispiel B	Mutter mit einer endogenen Depression	16jährige Tochter: Dissoziale Verhaltensstörungen
Beispiel C	Mutter mit einer Schizophrenie	15jähriger und 18jähriger Sohn: Spezifische emotionale Störung mit sozialer Isolation
Beispiel D	Mutter mit einer Schizophrenie	12jähriger Sohn: Schulphobie mit beginnender psychotischer Episode

6.1 Beispielfall A: Anorexia nervosa bei endogener Depression des Vaters

Unser erster Beispielfall handelt von der 16jährigen Patientin Eva Schulte[1]), die wegen einer Anorexia nervosa zur stationären Behandlung in einer kinder- und jugendpsychiatrischen Klinik aufgenommen wurde. Ihr Vater wurde zur selben Zeit wegen einer endogenen Depression stationär behandelt. Im folgenden wird ausführlich auf die Familiendiagnostik eingegangen, die mit der Familie am Anfang der stationären Behandlung durchgeführt wurde.

Die Darstellung soll zeigen:

- — wie durch die Erkrankung des Vaters auch die Struktur der individuellen Probleme (Anorexie) bei der Tochter mitgeprägt wird,
- — wie durch eine psychische Erkankung — in diesem Falle eine endogene Depression des Vaters — die Familienbeziehungen und die Identifikation zwischen Jugendlichen und Eltern beeinflußt werden
- — und wie stark das Familienleben beeinträchtigt werden kann, so daß die Familie — wie in diesem Beispiel — darüber zerbricht.

6.1.1 Kommentierte Ausschnitte aus dem familiendiagnostischen Interview mit Eva Schulte und ihrer Mutter

Die Patientin Eva Schulte wird im Alter von 16;2 Jahren mit der Diagnose Anorexia nervosa zur stationären Behandlung aufgenommen; Eva hat noch einen 2 Jahre jüngeren Bruder. Am Tag der Aufnahme wird ein Familiengespräch durchgeführt, an dem neben der Patientin ihre Mutter teilnimmt; die Mutter ist Ausländerin. Der Vater kann am Gespräch nicht teilnehmen, da er zur Zeit wegen einer endogenen Depression stationär psychiatrisch behandelt wird. Eine Teilnahme des Vaters am Gespräch wäre aber auch deshalb fraglich, weil die Eltern vor kurzem geschieden wurden.

Im folgenden werden Ausschnitte aus dem gemeinsamen familiendiagnostischen Interview, einige Angaben aus den Einzelexplorationen und das Ergebnis des „Subjektiven Familienbildes (SFB)“, eines familiendiagnostischen Fragebogenverfahrens, dargestellt[2]) und einige Informationen über den weiteren Verlauf ergänzt.

Das Familiengespräch wurde auf Video aufgezeichnet. Die wiedergegebenen Gesprächsausschnitte wurden von dieser Videoaufnahme transkribiert. Die Patientin

---

[1]) Alle Fallberichte sind anonymisiert. Namen, Orts-, Alters- und Zeitangaben und spezielle inhaltliche Einzelheiten sind so verändert, daß eine Identifikation der Familien nicht möglich ist.

[2]) Die verwendeten Methoden sind an anderer Stelle ausführlich erläutert. Das Familiendiagnostische Interview und seine Auswertung werden bei REMSCHMIDT und MATTEJAT (1993) erläutert; das SFB ist bei MATTEJAT und SCHOLZ (1994) und bei MATTEJAT (1993) dargestellt.

steht der stationären Behandlung eher ablehnend gegenüber und diskutiert zu Beginn des Gespräches mit ihrer Mutter die Frage, ob die stationäre Behandlung wirklich durchgeführt werden muß. Im weiteren Verlauf schildern Eva und ihre Mutter dem Interviewer die Eß- und Gewichtsprobleme. Nach etwa 10 Minuten fragt der Interviewer nach anderen Schwierigkeiten oder Sorgen.

Interviewer: Außer diesen Eßproblemen, gibt es denn da noch andere Probleme, weswegen Du hier bist, oder ist das das wichtigste?

Patientin: Nein, das ist das wichtigste.

Interviewer: Ja; gibt es in der Familie oder sonst in Deiner Umgebung noch Sorgen oder Schwierigkeiten, mit denen Du zu kämpfen hast oder auch noch kleine Probleme vielleicht, die gar nichts direkt mit Dir zu tun haben?

Patientin: Nein, eigentlich nicht.

Interviewer: Nein.

Mutter: Ist Dein Vater kein Problem?

Patientin: Nein (schüttelt mit dem Kopf).

Interviewer: Nein.

Interviewer: Wieso meinen Sie, Frau Schulte, könnte der Vater ein Problem sein?

Mutter: Mein Mann ist seit fast vier Jahre in Behandlung, also ist zwischen Nervenklinik und zu Hause, wieder in der Nervenklinik, also krank, und am Anfang hat das die Eva sehr geärgert, will so sagen, so ungefähr, die hat nicht akzeptieren können, daß so ein toller Vater, sie hat immer gesagt zu ihm, daß er sich so verderben läßt, so ungefähr.

Interviewer: Sich verderben läßt?

Mutter: Ja, ja.

Interviewer: Hm.

Mutter: Und die hat immer gesagt „ich würde nicht so hinleben“.

Patientin: Verstehst Du nicht, daß ich jetzt in dieser Klinik mich fast so fühle wie er?

Mutter: Du bist krank. Nein, du mußt Dich nicht so fühlen. Das ist ein ganz anderes Problem.

Interviewer: Weswegen ist denn Ihr Mann in der Klinik?

Mutter: Er ist depressiv.

Interviewer: Depressiv.

Mutter: Ich spreche immer für alle, erzähl es Du lieber.

Interviewer: Ja, kannst Du mir das erzählen?

Patientin: Ja, er ist intelligent. Also ich weiß nicht, ich hab ihn immer bewundert irgendwie.

Interviewer: Ja.

Interviewer: Was hast Du denn bewundert an Deinem Vater?

Patientin: Ja eben, daß er, daß er intelligent ist, daß er sportlich ist, aber das, was er nicht kann, ist leben.

Mutter: Was ich kann, so ungefähr.

Patientin: (Zur Mutter gewandt) Was Du kannst.

Interviewer: Was er nicht kann, ist leben?

Patientin: Ja, das ist ...

Mutter: das praktische Leben so.

Patientin: ... das praktische Leben.

Interviewer: Hm.

Mutter: Umgekehrt als ich, ich bin nicht intelligent. Für meinen Mann und vielleicht auch für die Eva.

Der Gesprächsausschnitt ist instruktiv, weil er die Familienbeziehungen in dichter Form demonstriert und verständlich macht, warum es für Eva besonders schwierig ist, die Patientenrolle zu akzeptieren. Für Eva ist es offensichtlich unangenehm, ihre Sichtweise zu schildern. Zunächst verleugnet sie überhaupt weitere Probleme; alleine dadurch, daß die Mutter die Krankheit des Vaters und Evas Einstellung dem Vater gegenüber thematisiert, werden massive Beziehungsprobleme zum Vater deutlich, und Eva sieht sich gedrängt, hierzu Stellung zu nehmen. Letztlich geht sie auf die thematischen Vorgaben der Mutter ein, obwohl für sie im Moment ein anderes

Thema, nämlich die Frage ihrer Kliniksaufnahme und die damit verbundene Kränkung, im Vordergrund steht. Umgekehrt fällt es der Mutter schwer, sich etwas zurückzuhalten und ihre Tochter berichten zu lassen. Obwohl sie dies bemerkt und wohl auch bewußt vermeiden möchte, fällt sie immer wieder in das bevormundende Verhalten zurück. Inhaltlich wird die Dynamik der Beziehungsdefinitionen und Identifikationstendenzen deutlich. Zwischen Eva und ihrer Mutter herrscht offenbar Einigkeit über die „Aufteilung" der Stärken und Schwächen bei den Eltern:

— Der Vater wird als „intelligent" und sportlich, aber im Lebenspraktischen eher unfähig,
— die Mutter umgekehrt als lebenspraktisch tüchtig, aber „nicht intelligent" beschrieben.

Eva hat ihren Vater bewundert, er war ihr Vorbild; sie hat sich in idealisierender Weise mit ihrem Vater identifiziert. Umso schlimmer war für sie die Enttäuschung, daß er „sich verderben läßt". Es deutet sich hier eine ambivalente Einstellung Evas ihrem Vater gegenüber an: Sie bewundert ihn (bzw. sie hat dies zumindest getan), und gleichzeitig lehnt sie ihn ab und distanziert sich von ihm, weil er ihrer Idealvorstellung nicht mehr gerecht werden kann. Identifikationstendenzen und forcierte Distanzierung sind gleichermaßen vorhanden.

Dazu kommt, daß Eva sich jetzt — in der Situation der stationären Aufnahme — mit ihrem Vater durchaus berechtigt identifiziert, denn sie ist ja real in einer vergleichbaren Lage und Rolle wie ihr Vater. Sie selbst kann ihre (für anorektische Mädchen typische) Vorstellung von Leistungsfähigkeit, Intelligenz und Sportlichkeit im Moment genausowenig erfüllen wie ihr Vater.

Was die Mutter im obigen Gesprächsausschnitt in ihrer letzten Äußerung andeutet („... bin nicht intelligent, für meinen Mann ..."), führt sie im weiteren Verlauf des Gespräches aus: Sie sei auch nicht „gebildet" genug, sie beherrsche als Ausländerin die deutsche Sprache nicht gut genug und könne — was die intellektuellen Ansprüche angeht — ihrem Mann und auch ihrer Tochter nicht gerecht werden. Außerdem berichtet Frau Schulte, über die Scheidung von ihrem Mann, die noch nicht lange zurückliegt; die anorektische Symptomatik Evas begann zum Zeitpunkt der Scheidung der Eltern. Im folgenden Abschnitt versucht der Interviewer Evas Einstellung hierzu zu erfahren:

Interviewer: Ich habe den Eindruck, wir haben über eine ganze Reihe von Dingen gesprochen, die sehr wichtig sind. Ich denke an die Geschichte, die uns Deine Mutter vor allem von Deinem Vater erzählt hat. Ich habe die Vorstellung, na, daß das nicht ohne Bedeutung für Dich ist, oder als Frage, welche Bedeutung hat das für Dich?

Patientin: Hm.

Mutter: Und ich kann mir auch

Interviewer: (unterbricht) lassen Sie ruhig mal, Frau Schulte, ich würde mal gern von der Eva da was hören. Du sagst, du hast Deinen Vater sehr bewundert, er ist sehr intelligent, und was sagtest Du noch, er kann nicht leben, sagst Du?

Patientin: Ja war er immer so unpraktisch so lebensfremd so

Interviewer: Ja.

Patientin: nicht auf das Leben bezogen, so auf das Normale.

Interviewer: Ja.

Patientin: Wir haben immer alles anders gemacht als andere Familien.

Interviewer: Und jetzt ist das so, Du hast ihn bewundert, und er ist ja nicht mehr in der Familie jetzt. Und da ist ein zeitlicher Zusammenhang zumindest da zwischen dem Abnehmen und der Scheidung, danach hast Du angefangen abzunehmen, oder sehe ich das falsch?

Patientin: (nickt mit dem Kopf)

Interviewer: Siehst Du denn da auch einen inneren Zusammenhang?

Patientin: Wie?

Interviewer: Jetzt, das mit der Scheidung Deiner Eltern, hat das was mit Deinem Abnehmen zu tun?

Patientin: Nein.

Interviewer: Siehst Du nicht, hat damit nichts zu tun?

Patientin: Nein.

Interviewer: Hm.

Mutter: Die hat mir ja vorgeschlagen, daß ich mich scheiden müßte, die da (deutet auf die Patientin).

Interviewer: Das hast Du Deiner Mutter vorgeschlagen?

Patientin: Nein.

Mutter: Sie hat einmal gesagt, wann wirst Du dich endlich scheiden lassen von diesem Mann.

Patientin: Ja.

Interviewer: Ja.

Patientin: (Sehr aufgeregt, beunruhigt:) Davor hat Dir das aber schon mal jemand vorgeschlagen.

Mutter: Es war eine von der Klinik, eine Schwester. Und als er in die Nervenklinik gekommen ist, haben mir die Ärzte schon gesagt, ich sollte mich scheiden lassen, und ich habe das nicht verstehen können, warum. Ein Arzt nach dem anderen und warum?

Interviewer: Du hast wahrscheinlich auch sehr am Vater gehangen, ja?

Patientin: Naja.

Interviewer: Und nun die Frage, ob Du es gut findest, daß die Mutter sich vom Vater scheiden ließ?

Patientin: Nein, ich fand es gut.

Interviewer: Du fandst es gut, ja?

Mutter: Wir konnten nicht zusammen.

Interviewer: Ja.

Mutter: Es war unmöglich.

Interviewer: Und jetzt war noch ein Punkt, eben noch Eva, Du sagtest, wenn Du hier bist in der Klinik, daß Du Dir dann fast vorkommst wie der Vater, der auch

Patientin: Ja.

Interviewer: Ist es auch so etwas, was es Dir schrecklich macht, hier zu sein?

Patientin: Ja, und ihr versteht meine Ohnmacht nicht, was das für mich bedeutet, die Schule aufzugeben, für ein halbes Jahr meine Fähigkeiten hier praktisch, ja, daß ich das nicht ausüben kann. Vor allem meine Ohnmacht.

Die Abwehrformen der Patientin (zunächst Problemverleugnung, dann doch „Eingeständnisse“) und Interaktionsmuster zwischen Patientin und Mutter bestätigen sich in diesem Abschnitt wieder; besonders dann, wenn Mutter und Tochter emotional betroffen oder erregt sind, zeigt sich ihre enge Vermaschung dadurch, daß die Mutter für die Tochter spricht. Neu an diesem Abschnitt aber sind die Hinweise darauf, daß die Abhängigkeit wechselseitig ist: Die Patientin fühlt sich für die Lebensentscheidungen der Mutter mitverantwortlich oder sie wird zumindest von der Mutter für die Scheidung mit verantwortlich gemacht. Das heißt, die Patientin ist selbst in einer höchst komplizierten Weise mit Entscheidungen belastet, die nur von den beiden Eltern getroffen werden können (Parentifizierung).

Aus den Interview-Ausschnitten sind somit mehrere Problemschwerpunkte und Konfliktlinien ersichtlich: Bei der Patientin fällt im Gespräch zunächst einmal ihre Abwehrhaltung gegen eine Behandlung auf; gleichwohl sind Aspekte ihrer intrapsychischen Dynamik recht gut erkennbar. Diese Dynamik kann durch die Pole Leistungsideal einerseits und Versagen andererseits charakterisiert werden. Selbstbeherrschung und Selbsterhöhung (Einstellungen, die häufig mit der anorektischen Symptomatik verbunden sind) werden durch das mit der Kliniksaufnahme verbundene Gefühl der Ohnmacht in Frage gestellt. So muß die Patientin die stationäre Aufnahme als das eigentliche Problem erleben.

Diese intrapsychische Dynamik hat ihr Pendant in der Beziehung Evas zu ihren Eltern. Ihre Schilderung des Vaters hat die gleiche Struktur wie ihre eigene subjektive Konfliktlage, die Parallelen sind offensichtlich: Der Vater wurde von Eva einerseits idealisiert; er repräsentierte die Zielvorstellung des körperlich und geistig leistungsfähigen Menschen; nun wendet sie sich aber von ihm enttäuscht ab, weil er diesem Ideal letztlich doch nicht gerecht werden konnte. Hinter ihrer forcierten Ablehnung des Vaters kann man eine tieferliegende Identifikation mit ihm vermuten. Das Ausmaß ihrer Enttäuschung wird klar, wenn man versteht, wie hoch die Erwartungen waren, die Eva an ihren Vater knüpfte.

Das Bild, das Eva von ihrem Vater hat, wird durch die Mutter gestützt: Wir haben es mit einer Familien-„Ideologie“ zu tun, in der die gegensätzlichen Rollen ganz klar verteilt sind: Dem faszinierenden und intelligenten Vater steht die lebenspraktisch tüchtige, aber ungebildete Mutter gegenüber. Eine Ähnlichkeit zwischen beiden läßt sich am ehesten noch im Scheitern entdecken: Der Vater hat Evas Hoffnungen enttäuscht, die Mutter selbst meint, sie könnte den höheren Ansprüchen des Mannes und der Tochter nicht genügen.

Auch in der Beziehung zwischen Mutter und Tochter lassen sich zwei entgegengesetzte Tendenzen erkennen: Die Mutter spricht für die Patientin; dies ist eine gut eingespielte Aufgabenverteilung; die Patientin provoziert die Einmischung der Mutter und akzeptiert sie auch. Insofern findet sich Eva im Umgang mit ihrer Mutter in einer kindlich-regressiven Rolle. Andererseits aber bezieht Frau Schulte ihre Tochter in ihre Eheprobleme mit ein, ja Eva wird von ihrer Mutter für die Scheidung mitverantwortlich gemacht.

Anscheinend braucht die Mutter, die in diesem Punkt hier gar nicht mehr so tüchtig erscheint, die Unterstützung ihrer Tochter; und so findet sich Eva gegenüber der Mutter in einer elternhaften oder zumindest partnerschaftlichen Rolle, die sie real überfordern muß. Bewußt ist Eva wohl mit der Mutter identifiziert, sie ist „auf der Seite der Mutter". Aber diese Entscheidung ist noch keine Lösung des Loyalitätskonfliktes, aus Evas Entscheidung können sich weitere sekundäre Belastungen ergeben, wie zum Beispiel Schuldgefühle gegenüber dem Vater.

Wenn wir im Hinblick auf den Vater die psychische Situation der Patientin mit den Oppositionsbegriffen Ideal und Antiideal, Faszination und Enttäuschung kennzeichnen können, so rückt im Blick auf die Mutter eine andere Dynamik, die zwischen Infantilisierung und Parentifizierung, zwischen Unterforderung und Überforderung in den Vordergrund. Mit diesen beiden Aspekten ist eine Struktur gekennzeichnet, die — in jeweils sehr unterschiedlichen Konkretisierungen — bei anorektischen Patientinnen immer wieder beobachtbar ist und aus der sich genügend Ansatzpunkte für eine psychotherapeutische Hilfestellung ableiten lassen. Dafür, daß es sich hierbei nicht um periphere, sondern um zentrale Konflikte handelt, spricht auch der eingangs festgestellte Eindruck: Die Patientin verleugnet diese Konflikte, sie wehrt sich gegen ihre Artikulation, sie empfindet sie als bedrohlich.

Als wichtigste Schlußfolgerungen können wir festhalten:

(1) Die Struktur der psychischen Konflikte, die bei der Patientin aufzeigbar sind, ist sehr typisch für anorektische Patientinnen.
(2) Die psychische Erkrankung des Vaters nimmt eine zentrale Stelle in dieser Struktur ein. Die Erkrankung des Vaters prägt die psychische Dynamik der Patientin mit. Dabei fällt zum einen ein enger identifikatorischer Bezug zum erkrankten Elternteil auf, gleichzeitig aber auch eine forcierte Ablehnung und Abwertung des kranken Elternteils und eine Tendenz, sich vom Vater distanzieren.
Eine solche ambivalente Beziehungstruktur findet man nach unseren Erfahrungen häufig bei Jugendlichen mit einem depressiven Elternteil (vgl. auch die in Kapitel 5 dargestellten Ergebnisse der empirischen Untersuchung zum Identifikationsverhalten).
(3) Die psychische Erkrankung des Vaters war darüber hinaus in unserem Beispiel ein wichtiger Grund für die Scheidung der Eltern. Auch in dieser Hinsicht steht unser Beispielfall typisch für die Kumulierung der Belastungen in Familien mit einem psychisch kranken Elternteil. Die psychische Erkrankung eines Elternteils erhöht die Wahrscheinlichkeit dafür, daß das Kind weiteren psychosozialen Belastungen (wie z. B. Trennungen) ausgesetzt ist (vgl. die in Kapitel 4 referierte Untersuchung einer Inanspruchnahmepopulation).

6.1.2 Kommentierte Ausschnitte aus den Einzelexplorationen

Im beschriebenen Fall wurden zusätzlich zum Familiengespräch familiendiagnostisch orientierte Einzelexplorationen durchgeführt; die Angaben der Explorierten werden hierbei wörtlich mitnotiert (wörtliche Mitschriften; vergleiche hierzu die ausführliche Darstellung des Vorgehens bei REMSCHMIDT & MATTEJAT, 1993). Immer wieder werden in den ergänzenden Einzelinterviews Probleme zur Sprache gebracht, die im gemeinsamen Familiengespräch nicht erkennbar waren; die Einzelinterviews liefern somit wertvolle zusätzliche Informationen. Bei manchen Familien weicht die Darstellung der Probleme im Einzelinterview recht stark von den Angaben im Familiengespräch ab, bei anderen ist das Verhalten im Einzelinterview und im Familiengespräch konsistent; die Konsistenz der Darstellungen in unterschiedlichen Situationen aber wiederum vermittelt Informationen darüber, wie offen in der Familie kommuniziert wird.

In unserem Beispielfall kann die Mutter in ihrer Einzelexploration den äußeren objektiven Verlauf der Krankheitsentwicklung etwas geordneter und für uns übersichtlicher darstellen als im Familiengespräch, da sie jetzt nicht mehr unter dem Druck der Tochter steht, die stationäre Aufnahme rechtfertigen zu müssen. Es stellt sich dabei heraus, daß gleich mehrere belastende Ereignisse in zeitlicher Nähe zum Beginn der anorektischen Symptomatik stehen: Eva war zu einem Schüler-Ferienaufenthalt in England; für diese Zeit war auch der Scheidungstermin vorgesehen. Überraschend verstarb die Mutter von Herrn Schulte (also Evas Großmutter väterlicherseits), als Eva in England war; die Scheidung war drei Tage später. Frau Schulte beschreibt dies so:

„Der Tod meiner Schwiegermutter, die wir alle — mit Ausnahme meines Mannes — sehr geliebt haben. Sie starb überraschend, als Eva in England war. Das war möglicherweise ein Schock. Eva kündigt in einem Brief aus England an: „Wenn ich zurückkomme, esse ich nur noch Gemüse. ... Die Scheidung hat Eva nicht beeindruckt, eher den Martin (jüngerer Bruder von Eva).“

Als wichtigstes Problem von Eva, außer dem Tod der Schwiegermutter nennt Frau Schulte Evas berufliche Perspektive, die im Familiengespräch noch gar nicht zur Sprache gekommen ist.

Nach ihrer eigenen Herkunftsfamilie befragt, zieht Frau Schulte Parallelen zur heutigen Situation von Eva; die Ähnlichkeiten sind frappierend:

„Die Beziehung zu meinem Vater war ähnlich wie bei Eva. Ich habe meinen Vater so bewundert. Der brauchte mich nur anzugucken, und dann war die Sache schon erledigt. Der Vater hatte bis heute nie unrecht. Im Unterschied zu Eva bin ich von meinem Vater nie enttäuscht worden.“

Frau Schulte erzählt, daß sie noch heute das tut, was ihr Vater von ihr möchte:

„Er ist der beste Mann, den ich in meinem Leben kennengelernt habe. Ich habe meinen Mann geheiratet wegen der Ähnlichkeit mit meinem Vater. Er ist intelligent ... zu meiner Mutter war ich offen, habe alles erzählt. Stelle mir vor, daß Eva mit mir das gleiche passiert wie mir mit meiner Mutter: meine Mutter war intelligent, aber nicht gebildet."

Auch die Patientin kann in der Einzelexploration ihre subjektive Problemlage viel differenzierter schildern, und sie wirkt bei weitem nicht mehr so abwehrend wie im Familiengespräch. Neben den Eß- und Gewichtsproblemen artikuliert Eva weitere Problembereiche wie

— *„Daß ich so schnell unzufrieden werde und so viel Unruhe in mir hab".*
— *„Ich bin manchmal so unkontrolliert, flippe aus, werde verzweifelt."*
— *„Meine Unentschlossenheit, Entscheidungen fällen können."*

Die Familienbeziehungen spielen in der Einzelexploration Evas keine Rolle mehr; dies kommt bei Adoleszenten mit Bindungs- und Ablösungskonflikten recht häufig vor. Die Jugendlichen versuchen diese Konflikte zu lösen, indem sie sich auf „die eigenen Beine stellen", nach dem Motto: „Ich habe genug eigene Probleme, die Schwierigkeiten mit meinen Eltern sind mir jetzt nicht so wichtig"[3]).

6.1.3 Ergebnisse des „Subjektiven Familienbildes (SFB)"

Das „subjektive Familienbild (SFB)" ist ein familiendiagnostisches Verfahren, das auf der Methode des „semantischen Differentials" beruht. Eine genaue Darstellung des Verfahrens findet sich bei MATTEJAT und SCHOLZ (1994) und bei MATTEJAT (1993). Bei diesem Verfahren hat der Proband die Aufgabe, die Beziehungen (genauer: die Beziehungsangebote) in der Familie zu schildern. Dabei werden in der Regel die gerichteten Beziehungen zwischen jeweils drei Personen, Jugendlicher, Vater und Mutter erhoben, das ergibt insgesamt 6 Beziehungsangebote:

Vater gegenüber Mutter,
Mutter gegenüber Vater,
Vater gegenüber Kind,
Kind gegenüber Vater,
Mutter gegenüber Kind,
Kind gegenüber Mutter.

Jede dieser 6 gerichteten Beziehungen wird anhand von mehreren gegensätzlichen Adjektivpaaren charakterisiert; dabei soll angegeben werden, ob eher der eine oder der andere Pol eines Adjektiv-Paares zutreffend ist. Beispiel:

---

[3]) Diese Bedürfnisse von Jugendlichen, sich selbst um die eigenen Angelegenheiten zu kümmern, sollten auch von Familientherapeuten respektiert werden; nicht bei allen Beziehungsproblemen ist eine gemeinsame Familientherapie angezeigt.

„Mein Vater verhält sich mir gegenüber

warmherzig —3 —2 —1 0 +1 +2 +3 kühl“.

Die angekreuzten Werte für jedes Beziehungsangebot werden zu zwei Skalen, der emotionalen Verbundenheit (kurz: Valenz) und der individuellen Autonomie (kurz: Potenz), aufsummiert; die möglichen Skalenwerte der Valenz-Skalen liegen zwischen —9 (extrem emotional distanziert-ablehnende Beziehung) und +9 (extrem positive emotionale Beziehung). Analoges gilt für die Potenzskalen (—9 = extrem unselbständig-unsicher; +9 = extrem sicher-selbständig).

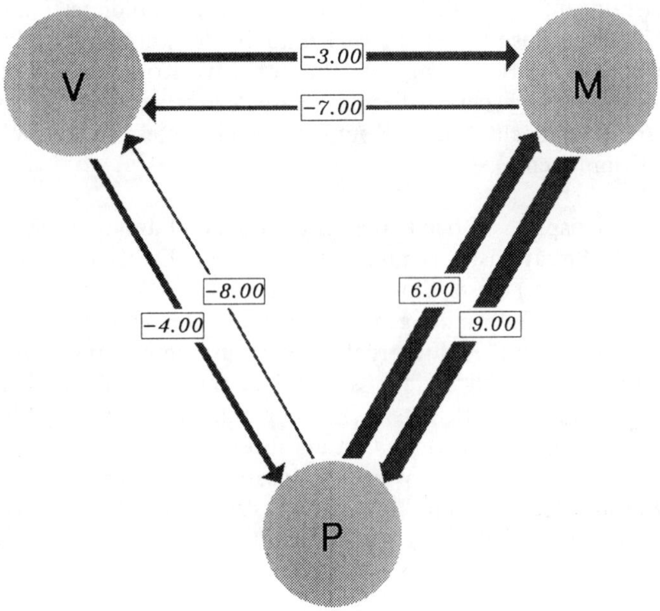

Abbildung 6.1: Subjektives Familienbild (Valenzaspekt) der Patientin Eva Schulte: Die emotionale Verbundenheit, so wie sie von Eva erlebt wird.

In Abbildung 6.1 ist das das Subjektive Familienbild (Valenzbild) aus der Sicht der Patientin dargestellt. Daraus ist folgendes ersichtlich: In der Einstellung der Patientin dem Vater gegenüber findet sich mit —8 ein negativer Extremwert: Sie lehnt den Vater ab, gleichzeitig fühlt sie sich von ihm tendenziell (wenn auch bei weitem nicht so stark) abgelehnt. Auch die Beziehung zwischen den beiden Eltern ist — in der Wahrnehmung der Tochter — überwiegend negativ gefärbt. Der Vater lehnt die Mutter massiv ab, die Mutter umgekehrt lehnt ihn ebenfalls ab, allerdings nicht im selben Ausmaß. Die Beziehung zwischen sich selbst und ihrer Mutter dagegen stellt die Patientin positiv dar: Die Patientin ist sehr positiv auf die Mutter bezogen, das Verhältnis von der Mutter zur Tochter wird von der Patientin noch positiver (positiver Extremwert +9) geschildert.

Es handelt sich hier um ein sehr auffälliges, weil stark polarisiertes bzw. aufgespaltenes Familienbild: Der Vater steht nur in negativen Beziehungen. Dem ablehnenden und abgelehnten Vater steht die liebevolle und von der Patientin geliebte Mutter gegenüber.

Natürlich können wir ein solches subjektives Familienbild nicht „für bare Münze" nehmen. Die subjektiven Familienbilder können sehr stark voneinander abweichen, und sie spiegeln die objektiven Familienbeziehungen (was immer hiermit gemeint sein mag) nicht direkt wider. Vielmehr verstehen wir das Familienbild als Darstellung der Familienbeziehungen, so wie sie bewußt erlebt werden; und dieses Familienkonzept ist darüber hinaus als Resultante aus zwei Komponenten aufzufassen: Zum einen, wie die Versuchsperson die Beziehungen erlebt (rezeptive Komponente); zum anderen aber auch, wie die Versuchsperson diese familiäre Beziehungssituation bewältigen will bzw. verändert sehen möchte (aktive Komponente mit projektiven und Wunschaspekten; Coping-Komponente).

Die in unserem Beispiel von der Patientin gewonnene Familienbeziehungsstruktur repräsentiert die Situationsbeurteilung der Patientin. Dabei mag die Einfachheit (Schwarz-Weiß-Malerei) dieser Einschätzung mehr Evas Wunsch nach „geordneten Verhältnissen" als ihre Empfindungen widerspiegeln: Der Vater wird aus der Familie ausgegrenzt, Mutter und Tochter rücken eng zusammen. Wir können dies als zugespitzten Lösungsversuch für ihre Konfliktlage verstehen. Dieser Versuch mag es Eva zumindest kurzfristig erleichtern, mit der aktuellen Lage zurechtzukommen, denn durch eine solche Einteilung in Gut und Böse, in Freund und Feind schafft sie subjektiv eindeutige Verhältnisse. Wenn wir unsere Eindrücke aus dem gemeinsamen Gespräch zugrundelegen, dann kommen wir zum Schluß, daß das subjektive Familienbild die emotionale Lage der Patientin verzerrt widerspiegelt; denn ihre Einstellungen erscheinen eher ambivalent, sie hat längst noch nicht „abgeschlossen mit dem Vater".

Das ausgewählte Familienbild ist — wenn auch in der Regel nicht in dieser extremen Form — nach unserer Erfahrung durchaus charakteristisch für Jugendliche mit einem psychisch kranken Elternteil: Die Beziehung zu den Eltern wird häufig in „Schwarz-Weiß-Manier" aufgespalten, meist mit einem positiveren Bezug zum gesunden Elternteil und einer Abgrenzung vom kranken Elternteil. (Vgl. auch die in Kapitel 5 dargestellten Ergebnisse zum Identifikationsverhalten.)

6.1.4 Weiterer Verlauf

Die hier dargestellten familiendiagnostischen Aspekte bestätigten sich im weiteren Verlauf. Die Therapie gestaltete sich äußerst schwierig und langwierig, die Patientin wurde insgesamt 10 Monate lang stationär behandelt, wobei am Ende der Behandlung die Patientin zwar ihr normales Gewicht erreicht hatte, aber noch immer anorexietypische Eßstörungen aufwies. Wegen dieser noch anhaltenden Symptomatik und weiteren begleitenden Symptomen wie zum Beispiel depressiven Verstimmungen wurde sie nach der stationären Behandlung in ein Therapieheim mit heilpädagogisch-psychotherapeutischer Betreuung vermittelt. In diesem Heim konnte die Patientin ihre Schulausbildung erfolgreich weiterführen. Im abschließenden Arztbrief wird auf die psychische Dynamik, die sich schon in der familiendiagnostischen Anfangsuntersuchung zeigte, Bezug genommen, wobei die Konflikthaftigkeit der Beziehung Evas zu ihren Eltern noch deutlicher hervorgehoben wird:

„In der Einzeltherapie thematisierte die Patientin immer wieder ausgeprägte Insuffizienzgefühle, Ablehnung ihrer Weiblichkeit, eine extrem symbiotische Beziehung zur Mutter und eine ambivalente Beziehung zum Vater. Die Patientin stellte immer wieder Beziehungen zwischen ihrer Erkrankung und der endogenen Depression des Vaters her. Gegenüber der Mutter wurden phasenweise auch ausgeprägte Aggressionen deutlich. Dies führte auch dazu, daß Eva zeitweilig den Kontakt zur Mutter von sich aus ablehnte."

6.2 Beispielfall B: Dissoziale Verhaltensauffälligkeiten bei endogener Depression der Mutter

Die Patientin Inga Baumert wird im Alter von 16;1 Jahren nach poliklinischer Konsultation wegen dissozialer Auffälligkeiten stationär aufgenommen. Inga wurde im Alter von drei Monaten von ihren jetzigen Eltern adoptiert. In der Familie lebt noch als leibliches Kind der Eltern der um ein Jahr ältere Bruder, der sich bisher ohne psychische Auffälligkeiten entwickelt hat. Die Adoptivmutter war mehrfach wegen depressiver Verstimmungen (endogene Depression) in stationärer und ambulanter Behandlung. In der Familie der Adoptivmutter finden sich weitere psychiatrische Erkrankungen: Ihre Mutter und ihre Schwester sind wahrscheinlich an einer Schizophrenie bzw. endogenen Depression (nicht genau eruierbar) erkrankt. Vom Adoptivvater und aus seiner Familie sind keine nennenswerten Erkrankungen bekannt. An der familiendiagnostischen Anfangsuntersuchung nehmen die beiden Adoptiveltern und die Patientin teil.

Auch im zweiten Beispiel soll aufgezeigt werden, wie die Probleme der Mutter mit den Problemen der Familie und den Schwierigkeiten der Tochter verknüpft sind. Unter anderem ist erkennbar, wie schwer es Frau B. fällt, die Tatsache ihrer Erkrankung zu akzeptieren und über ihre Depression zu sprechen. Weiterhin wird erkennbar, daß Frau B. Schuldgefühle wegen ihrer Krankheit und der damit verbundenen psychischen Labilität hat; dies führt in einen sich selbst aufrechterhaltenden Teufelskreis hinein: Die depressiven Verhaltensweisen sind der Grund für weitere depressive Reaktionsmuster. Deutlich wird auch die Gefahr, daß depressiv Erkrankte ihre eigenen Probleme und Schwierigkeiten in ihre Kinder hineinprojizieren. In unserem

Beispiel wird dadurch das abwehrende Verhalten der Tochter ihrer Mutter gegenüber noch intensiviert. Schließlich wird auch hier deutlich, wie die Eheprobleme mit den Depressionen von Frau B. zusammenhängen und daß wichtige Familienangelegenheiten nicht offen besprochen werden, weil andere Familienmitglieder meinen, Frau B. schonen zu müssen.

6.2.1 Kommentierte Ausschnitte aus dem familiendiagnostischen Interview mit Inga Baumert und ihren Eltern

Wie in unserem ersten Beispiel wurde auch das folgende familiendiagnostische Gespräch am Anfang einer stationären Behandlung (einige Tage nach Aufnahme von Inga) durchgeführt. Auf die Frage des Interviewers, was die Familie in die Klinik geführt hat, antwortet zunächst der Vater:

Vater: Äh, eine gesteigerte, sehr extrem gesteigerte Situation in der letzten Zeit, in der wir unserem Eindruck nach die Kontrolle über sie und ihr Verhalten verloren haben.

Interviewer: Ah ja.

Vater: Dahingehend, daß sie, na, der Fachausdruck ist wohl streunte, das heißt über Nacht wegblieb, ohne anzukündigen, daß und auch wo sie bleiben wollte, bei wem.

Interviewer: Hm.

Vater: Äh, verstärkt waren Eigentumsdelikte da in der letzten Zeit. Sie hat also gern Sachen weggenommen. Speziell Geld.

Interviewer: Hm.

Vater: Und wir wußten einfach nicht mehr, was wir tun sollten.

Mutter: Es ist verstärkt von klein auf dagewesen, aber verstärkte Unwahrheit sprechen. Ähm auch verstärkte Selbstzerstörung, was uns sehr beängstigt hat. Die Haut zerstören, äh Einkoten, Einnässen.

Interviewer: Ja.

Mutter: Also überhaupt für meine Begriffe äh beziehungslos äh in einem (gestikuliert mit den Händen) ja beziehungslos überhektisch irgendwas veranstalten, was Inga selbst schadet und uns schadet.

Interviewer: Ah ja.

Mutter:	Also der rote Faden läuft von Baby an quasi, aber äh das steigerte sich immer mehr für uns alle, für Inga einschließlich am allerbedrohlichsten, so empfinde ich das, äh es mußte sich Mißtrauen aufbauen unserem Kind gegenüber, wir mußten dauernd in Panik geraten und mißtrauisch sein, und was mich am meisten bedrückt hat, wir konnten gar nicht mehr lieb sein.
Interviewer:	Ah ja, das ist eine ganze Menge ne, das ist eine ganze Menge gewesen da jetzt.
Vater:	Hm, hm.
Mutter:	Und jetzt, wo sie weg ist, da ist natürlich ein Riesenloch (weint), und wir jammern nach der Inga, aber der Verstand sagt mir ja, so ging es auch nicht weiter.
Interviewer:	Ah ja, das fällt Ihnen jetzt nicht leicht, daß die Inga hier ist.
Vater:	Man sieht sie im Geiste an jeder Stelle im Haus oder so.
Interviewer:	Ja.
Vater:	Oder an bestimmten Stellen auf der Straße, wo man sie sonst sah.
Interviewer:	Ja, ahja, das ist ja recht kurz und in wenigen Worten recht viel gesagt, eigentlich schon sehr viel zusammengefaßt. Was sagst Du denn dazu, Inga, Deine Eltern haben so stichpunktartig das angeschnitten?
Patientin:	(Blickt nach unten.)
Interviewer:	Das ist ein bißchen viel hm?
Patientin:	(Weint und wischt sich die Tränen ab.)
Interviewer:	Machen wir es mal der Reihe nach, ich hab noch eines vergessen, damit ich mir Ihre Situation noch ein bißchen genauer vorstellen kann. In der Familie sind Sie und die Inga, und sind da noch andere Kinder?
Vater:	Ein Sohn.
Mutter:	Inga ist adoptiert, und der Sohn ist leiblich.
Interviewer:	Wie alt bist Du, Inga?
Patientin:	Sechzehn.

Interviewer: Du bist sechzehn. Ja, und Dein Bruder, wie heißt der?

Patientin: Clemens, der ist siebzehn.

Schon in diesem Anfangsabschnitt werden ein ganze Reihe von wichtigen Aspekten angesprochen, beide Eltern wirken recht offen, sie thematisieren ihre Ratlosigkeit, ja sie scheinen sich gleichsam in das Gespräch hineinzustürzen. Dem Interviewer selbst scheint dies fast „zu schnell" zu gehen.

Dabei sprechen sie zunächst über die offensichtlich dissoziale Symptomatik von Inga; bei der Schilderung der Auffälligkeiten wird deutlich, daß Vater und Mutter sehr unterschiedlich mit den Schwierigkeiten umgehen. Herr B. versucht betont sachlich und mit fachsprachlich „richtigen" Ausdrücken die aktuellen Probleme zu schildern; dabei bezieht er sich auf die objektiv feststellbaren Verhaltensweisen, die er in einer Weise schildert, die an Berichte aus dem psychiatrischen („verstärktes ...") oder gerichtlichen Bereich („Eigentumsdelikte") erinnern. Die Schilderungen der Mutter wirken z. T. noch „professioneller", dabei setzt sie aber andere Akzente; sie geht sofort über die aktuellen Probleme hinaus auf die Entwicklungsgeschichte zurück, sie schildert auch weniger das Verhalten, sondern richtet sich mehr auf Ingas intrapsychische Verfassung. Trotz der bemühten oder vielleicht auch eingeübten Fachsprachlichkeit wirken beide Eltern keineswegs kühl oder distanziert, sondern engagiert.

Dieses Engagement zeigt sich auch daran, daß die Eltern von sich aus ihre Schwierigkeiten mit der stationären Behandlungsmodalität thematisieren. Was hinter diesen Trennungsschwierigkeiten der Eltern steht, kann aufgrund des Gesprächsausschnittes nur vermutet werden; möglicherweise haben sie Schuldgefühle wegen der Kliniksunterbringung von Inga; eine weiterführende Hypothese, die noch überprüft werden müßte, ginge in die Richtung, daß die Familie durch das Fehlen von Inga zusätzlich labilisiert wird.

Eine Schwierigkeit für den Interviewer besteht darin, Inga überhaupt in das Interview mit einzubeziehen, sie scheint zwar emotional berührt, kann oder will aber ihre eigene Position nicht verdeutlichen. Diese Schwierigkeit kann als Teil der berichteten Symptomatik verstanden werden: Die Eltern fühlen sich für die dissoziale Problematik verantwortlich, Inga selbst aber kann die Verantwortung für ihr eigenes Verhalten nur unzureichend übernehmen.

Diese ungleiche Gesprächsbeteiligung wird im folgenden Abschnitt noch deutlicher:

Mutter: Will freundlich mit ihr sprechen oder, weiß ich nicht, einfach normales Familienleben, und dann äh ist schon wieder irgendwas gelaufen, wo ich einfach das dann ja nicht durchgehen lassen kann.

Interviewer: Ja.

Mutter: Und ich persönlich muß sagen, dann hab ich so eine innere Angst und fang an zu schreien vor lauter Angst und schrei sie an und schimpfe, und dann kann ich mich selber natürlich auch wieder nicht ausstehen, und das ist dann so ein elender Teufelskreis.

Interviewer: Hm.

Mutter: Und äh irgendwie so eine Ohnmacht äh.

Interviewer: Ja, da regen Sie sich innerlich auf, bekommen Angst.

Mutter: Ja ich bekomme innen drin Angst vor den Folgen, die ja entstehen, wenn Inga in einem Personenkreis landet, wo einfach nichts mehr äh zu kontrollieren ist.

Interviewer: Ja.

Mutter: Dann tritt Angst auf, und ich fang an zu schimpfen, dann schimpf ich.

Interviewer: Oder schreien Sie?

Mutter: Ja.

Interviewer: Und das führt dann auch nicht weiter?

Mutter: Ne ne, das ist ein Teufelskreis. Ich selber kann mich am wenigsten leiden dann dabei.

Interviewer: Hm.

Mutter: Und sprech ich aber mit Inga normal und sage meinetwegen: „Hör mal, das find ich aber nicht richtig oder das möcht ich nicht oder das gibt es nicht." Das ist so, als wenn Inga dies nicht hört. Also ich hab oft den Eindruck, daß sie mich zwar sprechen sieht oder hört, aber daß sie den Zusammenhang gar nicht aufnimmt. Als wenn Inga äh immer alles äh mit Gewalt erfüllen muß. Also wenn ich meinetwegen sage, sie ist ja nun schon sechzehn, der Ofen ist heiß, meine Erfahrung ist, ich fasse den nicht an, dann muß Inga den ganz dringend anfassen, um sich erst zu verbrennen.

Interviewer: Ja.

Mutter: Und das ist unwahrscheinlich anstrengend für mich wenigstens äh einmal zu wissen aha das Kind ist in Gefahr und wir gleichzeitig mit, denn allein was ja das Klauen angeht, das sind unendliche Kostenpunkte, die wir mittlerweile bestreiten mußten. Die bedrohlich sind für die ganze Familie und für mein Empfinden natürlich auch. Äh und äh dann ist das ja furchtbar anstrengend zu wissen: ich kann reden wie ich will, ich kann weinen wie ich will, ich kann mich auch ruhig verhalten, ich kann machen was ich will.

Interviewer: Ja.

Mutter: Äh das arbeitet dann alles in mir.

Interviewer: Ja.

Mutter: Was machst du jetzt am besten, wie verhältst du dich, um das Kind nicht noch mehr zu bedrohen oder dich selber, das ist schon irre anstrengend.

Interviewer: Ja.

Mutter: Und dann ist wieder eine Anstrengung und dieser Berg, der wird immer höher.

Interviewer: Ja, hm.

Mutter: Also so versuch ich das zu erklären.

.

.

.

Mutter: Und ich schäme dann vor allem, wenn ich, hinterher hab ich dann sogar ein schlechtes Gewissen, wenn ich wütend werde und sag: ‚Ich bring dich da hin, wo ich dich hergeholt hab'. Das kommt dann so aus dem Instinkt heraus, so eine Not ist das, und dann weiß ich anschließend erst, was ich überhaupt gesagt hab, denn ...

Interviewer: Hm.

Mutter: Beziehungsweise wir, ja ich oder wir aus einem, ja wie soll ich sagen, sie hatte ja gar keine Familie.

Interviewer: Ja.

Mutter: Und kein Zuhause und da haben wir sie geholt und wollten sie ja in unsere Familie hineinnehmen und wie kann ich so was sagen, daß ich sie raustun will aus der Familie und jetzt hab ich es aber getan.

Interviewer: Ja.

Mutter: Aus dieser Notsituation heraus. Und das belastet mich unwahrscheinlich.

Die Mutter thematisiert ihre Sorgen um die Tochter, dabei wird deutlich, daß durch die Schwierigkeiten mit Inga ihre eigenen depressiven Reaktionsformen aktualisiert werden („... dieser Berg", Selbstvorwürfe, das Gefühl, keine Resonanz zu erhalten). Dabei wird die Beziehungsproblematik durch den Umstand, daß Inga ein Adoptivkind ist, erheblich verschärft. Der Inhalt der möglichen Schuldgefühle der Mutter im Zusammenhang mit der Kliniksaufnahme wird in dieser Passage auch verdeutlicht; „aus dem Instinkt heraus" oder aus der „Notsituation" heraus artikuliert Frau B. Ausstoßungstendenzen gegen Inga.

Durch die Frage des Interviewers an den Vater, ob er die Schwierigkeiten ähnlich wie seine Frau erlebt, werden Diskrepanzen zwischen den Eltern und Ehekonflikte angedeutet:

Vater: Also ich bin, ja, wie soll ich das ausdrücken, hab vielleicht äh dickere Haut, und viele Dinge, die für meine Frau in Ingas Verhalten katastrophal zu sehen sind,

Interviewer: Hm.

Vater: sind für mich es nicht, weil ich als Kind ähnliche Dinge gemacht habe, auch manche Dinge, die heute erheblich krimineller noch wären, als Inga es getan hat, und vieles für mich noch ist, ist nicht so schlimm wie sie es sieht.

Interviewer: Ja.

Vater: Und dadurch entstehen jetzt natürlich auch wieder Diskrepanzen zwischen ihr, sie hat ihre, inzwischen sehe ich es, in vielem begründete Ängste, die ich nicht habe. Sie sieht die Gefahren, die dadurch entstehen, Inga orientiert sich natürlich dann in dem Augenblick an dem für sie leichteren Partner, an mir, ja,

Interviewer: Ja.

Vater: der das als gar nicht so katastrophal ansieht manches,

Interviewer: Hm.

Vater: und äh ihre Ängste verstärken sich.

Interviewer: Hm.

Vater: Also gibt es auch zwischen uns beiden Differenzen, äh Schimpfereien und was weiß ich, der eine schaltet ab, der andere wird dann noch aufgeregter, ängstlicher.

.
.
.

Mutter: Ja, ich muß aber dazu sagen, ich bin vor etlichen Jahren selbst dazu genötigt gewesen, für mich persönlich Tiefenpsychologie und Verhaltensforschung zu machen, weil ich persönlich mal gesundheitlich mal sehr schlecht dran war aus Verdrängungsgründen. Und äh

Interviewer: Ja.

Mutter: insofern sind, das merken Sie vielleicht auch hier am Gespräch, sind wir es gewöhnt oder bin ich es auch gewöhnt, äh, mit Therapeuten zu sprechen.

Interviewer: Ja.

Mutter: Also für mich liegt das jetzt schon etliche Jahre zurück, aber insofern äh gehört für uns persönlich oder für mich vor allem sehr wichtig die Psychologie mit zum Leben.

Interviewer: Ahja.

Mutter: Weil ich sie auch für mich, für meine Person benötige.

Interviewer: Vor einigen Jahren waren Sie selber in Therapie?

Mutter: Ja es sind schon wieder sechs Jahre rum, bin ich wieder stockgesund, ja, ja.

Interviewer: Hm, und seither fühlen Sie sich wohler?

Mutter: Ja ja einwandfrei, ich muß nur sagen, äh, ich habe so den Hang dazu, und das hat sich bei mir auch bestätigt, daß ich weiß und fühle, daß ich für meine Person mit der Psychologie arbeiten kann.

Interviewer: Ja.

Mutter: Äh wenn ich für mich im Unklaren bin und das sich womöglich körperlich niederschlagen könnte in Zuständen oder Apathie oder was auch immer, daß ich persönlich also Gefühl oder Verstand in Einklang bringen kann.

Interviewer: Ja.

Mutter: Und mich dann äh natürlich vorausgehend durch Fachleute unterstützt äh eben in der Lage bin, auch für den Rest meines Lebens, so sehe ich das, auf jeden Fall da eine Balance zu finden.

.
.
.

Mutter: Ja und für mich ist dann ja auch oft genug der Gedankengang, ja verflixt noch mal, bin ich denn so überkandidelt, daß ich das merke und fühle und sehe, wo ist jetzt die Mitte?

Interviewer: Ja.

Mutter: Genauso gut frag ich mich ja auch, du lieber Gott, wenn ich das Kind da drangsaliere womöglich mit irgendwelchen Dingen, die ich sehe und fühle und das ist gar nicht so, also ich bin ja nicht der liebe Gott, so daß ich, ich kann mir nicht in allem sicher sein, es gibt Dinge,

Interviewer: Hm.

Mutter: Gefühlsmomente, da weiß ich es haargenau für mich persönlich, ich bin ja nicht meine Tochter und umgekehrt. Das ist also dann immer so ein Hin und Her, so eine richtige Arbeit.

Interviewer: Ja.

Mutter: So im Gehirn und ...

Interviewer: Sie haben sich sehr viel Gedanken gemacht darüber. Sehr viel Gedanken. Ja. Wenn Du das so hörst Inga. Haben sich ja sehr viel Gedanken gemacht, Deine Eltern, oder?

Patientin: Ja, ich mach mir ja nicht immer so viele Gedanken.

Interviewer: Du nicht?

Patientin: (schüttelt den Kopf)

Interviewer: Machst Dir nicht so viele Gedanken, was machst Du denn?

Patientin: Nichts (lächelt).

Interviewer: Versuchst das einfach zu vergessen?

Patientin: Nö, das nicht, aber ich denk immer, was soll ich erzählen, ist sowieso egal.

In dieser Passage deuten sich Ehekonflikte an; außerdem wird verständlich, welchen Stellenwert die Krankheit der Mutter in der Familie einnimmt. Frau B. nähert sich diesem Thema recht vorsichtig und indirekt, und sie benennt auch ihre Erkrankung nicht eindeutig. Das Thema scheint sie zu ängstigen. Dazu kommt außerdem, daß ihre Darstellung teilweise widersprüchlich und ambivalent ist; einerseits schildert sie sich als „stockgesund", andererseits aber arktikuliert sie eine ganze Reihe von Schwierigkeiten, die sich aus der Krankheit ergeben, unter anderem auch Abgrenzungsprobleme gegenüber Inga („ich bin ja nicht meine Tochter und umgekehrt"), und hat das Gefühl, daß sie ihre Tochter aus ihren eigenen psychischen Problemen heraus „drangsaliert".

Das dissoziale und vordergründig vielleicht unbeteiligt anmutende Verhalten der Tochter erscheint nun dem Verhalten der Mutter direkt komplementär: Während sich die Mutter „zu viele Gedanken macht", lehnt Inga das für sich ab; sie erzählt „nichts", weil es „sowieso egal" ist. In dieser Resignation allerdings wird eine Ähnlichkeit zur mütterlichen Haltung erkennbar. Durch ihre „Nicht-Beteiligung" am Gespräch versucht sie vielleicht auch Distanz zur Mutter und zu deren Problemen zu gewinnen.

Die wichtigsten familiären Belastungen, die aus den dargestellten Gesprächsausschnitten ersichtlich sind, haben einen engen Zusammenhang zu den depressiven Tendenzen bei der Mutter. Dazu gehören nicht nur die Abgrenzungsprobleme zwischen Frau B. und ihrer Tochter, die als Ausdruck ihrer depressiven Struktur verstanden werden können; auch die andeutungsweise erkennbaren Ehekonflikte scheinen eng mit den depressiven Verarbeitungsformen der Mutter, durch die sich der Vater auch belastet fühlt, verbunden zu sein.

Ein Ergebnis unserer systematischen Auswertung des Familiengesprächs mit den „Marburger Familiendiagnostischen Skalen" (MFS) ist in Abbildung 6.2 dargestellt. In dieser Abbildung ist die familiäre „Beziehungsdynamik", aufgeschlüsselt nach Bindungs- und Abgrenzungstendenzen, graphisch veranschaulicht (vgl. hierzu auch REMSCHMIDT & MATTEJAT, 1993). Im MFS-Bereich „Beziehungsdynamik" wird von den Familiendiagnostik-Experten eingeschätzt (Ratingverfahren), ob und in welchem Ausmaß die Patientin gegenüber der Mutter ein auffälliges Bindungsverhalten zeigt oder ein auffälliges Abgrenzungsverhalten. Unter Bindungsverhalten fallen

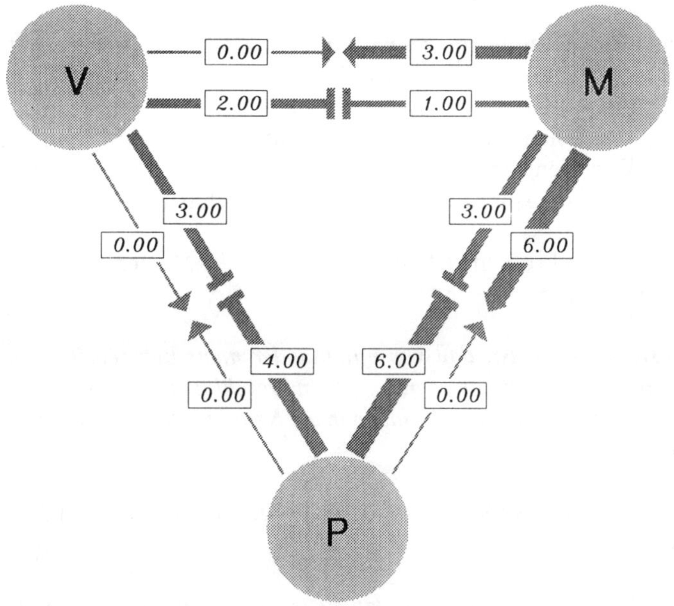

Erläuterung: ⟶ Bindungstendenzen
⟶| Abgrenzungstendenzen

Abbildung 6.2: Auswertung des familiendiagnostischen Gespräches mit den Marburger Familiendiagnostischen Skalen (MFS): Beziehungsdynamik zwischen Inga Baumert und ihren beiden Eltern.

solche Verhaltensweisen, in denen die Patientin mehr Nähe, Kontakt, Hilfestellung, Schutz und Führung, also eine engere, tendenziell eher abhängige Beziehung sucht. Unter Abgrenzungsverhalten dagegen werden Verhaltensweisen verstanden, bei denen die Patientin gebenüber der Mutter auf Distanz geht, sich ihr entzieht, nichts von ihr wissen will oder sich ihr gegenüber zur Wehr setzt. Im Standardfall wird nicht nur das Verhalten der Patientin gegenüber der Mutter dargestellt, sondern das Verhalten jedes Familienmitgliedes (Vater, Mutter, Patientin) jedem anderen Familienmitglied gegenüber erfaßt. Aus der Abbildung 6.2, in der das Ergebnis einer solchen vollständigen Beschreibung einer familiären Triade dargestellt ist, ist ersichtlich, daß die Familiendiagnostiker im Verhalten der Patientin ausschließlich Abgrenzungstendenzen — die sich besonders stark gegenüber der Mutter zeigen — konstatieren; die Beziehung zwischen Vater und Tochter erscheint dabei symmetrisch, die Beziehung zwischen Mutter und Tochter dagegen ungleich: Die Mutter sucht einen engeren Kontakt, eine intensivere Beziehung, stößt dabei aber auf keine positive Resonanz bei ihrer Tochter. In ähnlicher — wenn auch abgeschwächter — Weise zeigt sich dieses Beziehungsmuster auch zwischen den Eheleuten.

6.2.2 Kommentierte Ausschnitte aus den Einzelexplorationen

Obwohl sich diese Familie im gemeinsamen Familiengespräch recht weitgehend geöffnet hat und wahrscheinlich das Wichtigste dessen angesprochen hat, was überhaupt „familienoffiziell" darstellbar ist, ergeben sich auch bei dieser Familie in den Einzelexplorationen zusätzliche problematische Aspekte, und die bereits im gemeinsamen Familiengespräch angesprochenen Konflikte gewinnen durch die Angaben in den Einzelexplorationen noch eine verschärfte Note.

Nach den wichtigsten Problemen befragt, resümiert die Mutter ihre Angaben aus dem gemeinsamen Gespräch:

„Das wichtigste Problem ist, daß wir miteinander nicht lieb sein können, wenn Inga auffällig ist. Außerdem, daß ich es mit meinem Gefühl und Gewissen nicht vereinbaren kann, daß Inga sich mit Lügen und Klauen in die Kriminalität begibt. Das bringt mich in panische Angst."

In ihrer abschließenden Äußerung zu dieser Frage wird sie sehr viel deutlicher als im gemeinsamen Gespräch:

„Die Angst, daß Inga innendrin tot ist, daß sie traurig ist, das fühle ich mit. Ich spüre die Not, daß innen was fehlt bei ihr."

Diese extremen Formulierungen lassen unschwer erkennen, daß Frau B. hier tendenziell ihre eigenen Probleme in ihrer Tochter sieht (Projektion).

Bei der Schilderung ihrer eigenen Familiengeschichte wird zum einen eine hereditäre Belastung und außerdem eine äußerst schwierige Entwicklungsgeschichte deutlich. Frau B. schildert ihre Mutter wie sich selbst als „übersensibel"; sie ist in einer psychiatrischen Klinik, in der sie wegen einer schweren Depression war, verstorben. Sie selbst war als Kind und Jugendliche wechselhaft untergebracht, sie ist teilweise bei den leiblichen Eltern, teilweise bei Verwandten und teilweise in einem Kinderheim groß geworden.

Beziehungsprobleme zu ihrem Mann habe es von Beginn der Ehe an immer gegeben. Nach einigen Jahre der Ehe, „seit die Kinder sprechen konnten" sei sie „psychisch und psychosomatisch erkrankt" und habe ein Jahr lang von der Familie getrennt gelebt, um zu sich selbst zu finden. Frau B. schildert mehrere stationäre und ambulante Behandlungen. Aus den von uns ergänzend angeforderten Befunden geht die Diagnose „endogene Depression" hervor. Die Idee, Inga zu adoptieren, hatte Frau B. selbst; der Grund war nach ihren Angaben, weil sie „etwas Sinnvolles" tun wollte.

Durch die Einzelexploration des Vaters kommen wiederum völlig andere, teilweise überraschende Aspekte zur Darstellung. Aus Gründen des Datenschutzes müssen wir hier auf die wörtliche Wiedergabe verzichten und benennen die wichtigsten Aspekte nur stichpunktartig; als wichtigstes Problem nennt er die finanzielle Situation der Familie. Die Familie hat hohe Schulden, von denen aber nur er, der Vater weiß. Herr B. möchte seine Frau hiermit nicht belasten. Als weitereres Problem nennt er das eheliche Sexualleben. Herr B. kann mit seiner Frau keine Zärtlichkeiten austauschen, und die Eheleute haben auch keine sexuellen Kontakte mehr miteinander. Dazu kommen eigene soziale Ängste und eine „innere Unsicherheit", die sich besonders im beruflichen Leben auswirkt. Und schließlich nennt er noch Konflikte mit der Ehefrau, weil diese zu viel psychologisiere und Herrn B. selbst jetzt „in Therapie schicken" will. Er habe häufig eine Scheidung in Erwägung gezogen, aber die beiden Kinder würden ihn dann letztlich doch in der Familie halten. Erst ganz am Ende und relativ kurz nennt er noch die Schwierigkeiten mit Inga, die aus seiner Sicht aber nur Folgen der allgemeinen familiären Situation und insofern nur von sekundärer Bedeutung sind. Zeitweilig hatte er die Absicht, Inga in ein Internat zu geben, womit auch seine Frau einverstanden war, was sich aber aus finanziellen Gründen nicht realisieren ließ.

Die Patientin schließlich ist in der Einzelexploration kooperativer als im Familiengespräch; auf die Frage, welche Probleme aus ihrer Sicht bestehen, antwortet sie:

„Oh, ich habe eigentlich keine Probleme, meine Mutter hat mit mir Probleme. Ich glaube, sie weiß nicht, was ich gerne machen will. Zum Beispiel durfte sie als Kind nicht so viel unternehmen, wie ich das darf, und sie hat Angst, daß ich da mal an den falschen Typen gerate, hauptsächlich hat sie Angst vor Kriminalität... Sie hat mir noch gar nicht genau erklärt, weshalb ich hergekommen bin. Sie erklärt das immer so komisch. Sie spricht wie ein halber Psychologe, und dann verstehe ich sie nicht."

Diese Einstellung erläutert sie noch an einzelnen Beispielen. Als weiteres Problem (das einzige Problem, bei dem sie nicht ihre Mutter zitiert, sondern das sie selbst sieht) thematisiert sie die Beziehung zwischen ihren Eltern:

„Meine Mutter und mein Papa, die passen irgendwie nicht zusammen. Mein Vater ist ruhiger Typ, meine Mutter muß überall hinterhergucken, ob auch alles richtig ist, die quakt immer so viel. Meistens ist das unnütze."

In allen ihren Problemdefinitionen wird somit ihre Ablehnung gegenüber der Mutter deutlich. Auf die Frage nach Behandlungszielen bei ihrer eigenen stationären Behandlung meint sie auch nach längerem Nachfragen, daß die Behandlung auf keinen Fall etwas nützen könnte.

In den Einzelexplorationen zeigt sich somit, daß sich die Familienmitglieder im gemeinsamen Gespräch noch gegenseitig geschont haben; in den Einzelgesprächen nutzen sie die Möglichkeit, die anstehenden Schwierigkeiten weitaus deutlicher zu artikulieren. Die Familie erscheint so extrem durch die Eheschwierigkeiten und die Verhaltensweisen der Mutter, die sich aus ihrer Erkrankung ergeben, belastet zu sein, daß die anstehenden Probleme im gemeinsamen Gespräch nur außerst vorsichtig angesprochen werden können.

6.2.3 Ergebnisse des „Subjektiven Familienbildes (SFB)“

Ob die Familienstruktur, so wie sie von den Familiendiagnostikern („außenstehenden“ Beobachtern) konstatiert wird (vgl. Abbildung 6.2), von den Familienmitgliedern in ähnlicher Weise erlebt wird, können wir überprüfen, indem wir die SFB-Ergebnisse heranziehen. Wie bei unserem ersten Beispiel, so haben wir auch hier das SFB durchgeführt. Neben der Patientin haben hier auch die beiden Eltern den Fragebogen bearbeitet. Das Ergebnis hinsichtlich des Aspektes „emotionale Verbundenheit“ („Valenz“) ist in der Abbildung 6.3 dargestellt.

Betrachten wir das subjektive Familienbild der Patientin, so wird hier ähnlich wie in unserem ersten Beispielfall deutlich, daß die Familie im Erleben der Patientin in zwei Teile aufgespalten ist:

Auf der einen Seite eine wechselseitig sehr positiv getönte Beziehung zwischen Vater und Tochter; im Vergleich dazu hat die Mutter in der Familie eine isolierte Position. Ingas Ablehnung und Abwehr gegenüber der Mutter drückt sich darin aus, daß sie der Mutter eher emotional negative Einstellungen zuschreibt. Interessant hierbei

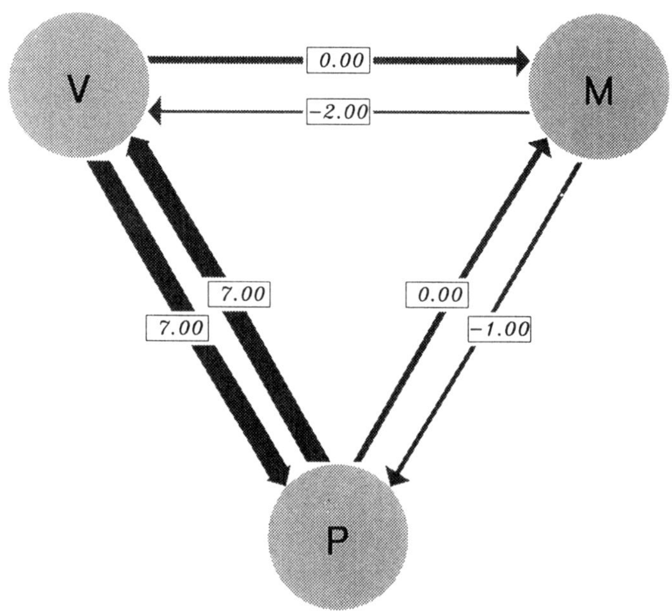

Abbildung 6.3.1: Subjektives Familienbild (SFB-Valenzaspekt) bei der Familie Baumert, aufgeschlüsselt nach den Probanden.
Teil 1: Emotionale Verbundenheit, so wie sie von Inga Baumert erlebt wird.

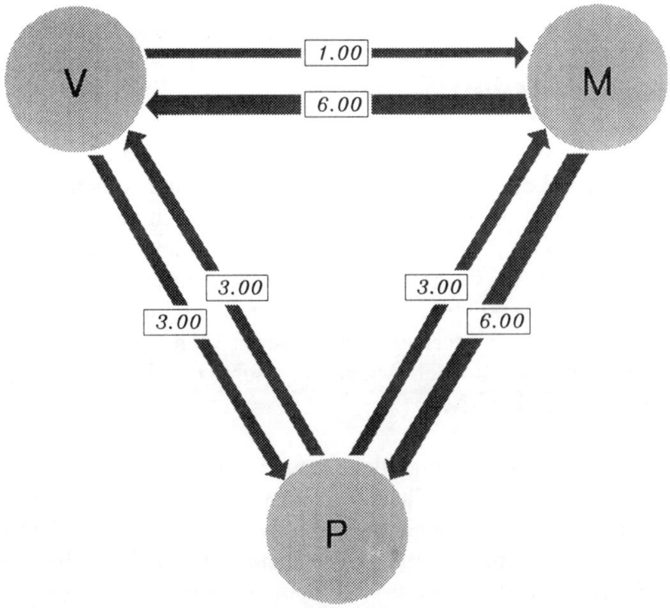

Abbildung 6.3.2: Subjektives Familienbild (SFB-Valenzaspekt) bei der Familie Baumert, aufgeschlüsselt nach den Probanden.
Teil 2: Emotionale Verbundenheit, so wie sie von Frau Baumert erlebt wird.

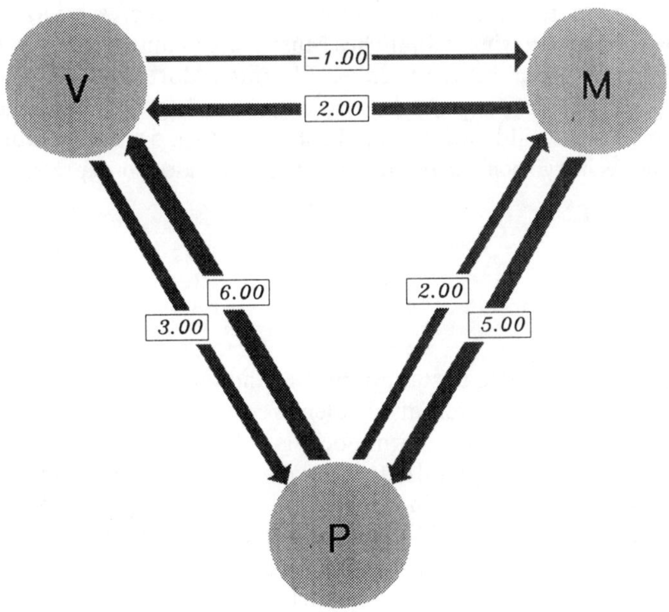

Abbildung 6.3.3: Subjektives Familienbild (SFB-Valenzaspekt) bei der Familie Baumert, aufgeschlüsselt nach den Probanden.
Teil 3: Emotionale Verbundenheit, so wie sie von Herrn Baumert erlebt wird.

ist, daß sie ihr eigenes Verhältnis zur Mutter fast genauso schildert wie die Beziehung zwischen Vater und Mutter (Positive Orientierung am bzw. Identifikation mit dem Vater, Ausgrenzung der Mutter).

Das subjektive Familienbild der Mutter ist in mehreren Hinsichten dem Erleben Ingas genau entgegengesetzt; die Mutter selbst schildert sich als den beiden anderen Personen emotional sehr positiv zugewandt, wobei die positive Resonanz der beiden anderen Personen deutlich geringer ist als ihr emotionales Beziehungsangebot: Sie bekommt weniger zurück, als sie gibt. Inga und ihre Mutter erleben die Familienbeziehungen somit völlig unterschiedlich. Insbesondere die Stellung der Mutter ist in den beiden subjektiven Familienbildern entgegengesetzt: Während Inga die mütterlichen emotionalen Beziehungsangebote eher negativ einschätzt, erlebt die Mutter selbst ihre Beziehungsangebote sehr positiv.

Das Familienbild des Vaters schließlich kann als ein Kompromiß zwischen der Sichtweise Ingas und der seiner Ehefrau aufgefaßt werden. Teilweise finden sich Ähnlichkeiten zum Erleben von Inga, teilweise Ähnlichkeiten zum Familienbild von Frau B. Sein eigenes Verhalten schildert er als distanziert-zurückhaltend, während er die emotionalen Beziehungsangebote der beiden anderen Personen an ihn eher positiver darstellt.

Die Ergebnisse des SFB bestätigen somit die Auswertung der Gespräche und ergänzen sie. Besonders deutlich wird, daß Inga ihre Eltern gleichsam in zwei Parteien aufspaltet: Sie orientiert sich eng am Vater und grenzt die depressive Mutter aus. Mit dieser Aufspaltung haben wir ein ähnliches Muster wie in unserem ersten Beispielfall, in dem die Patientin ebenfalls den kranken Elternteil (dort ist es der Vater) aus der Familie ausgrenzt. Beide Beispiele illustrieren unsere Ergebnisse aus der Untersuchung mit der „Familien-Identifikations-Probe“ (s. Kap. 5); wir vermuten deshalb, daß beide Fälle recht typisch für Familien mit einem endogen-depressiven Elternteil sind.

6.2.4 Weiterer Verlauf

Inga war insgesamt 4 Monate in stationärer Behandlung. Erst nach einigen Wochen wurde das ganze Ausmaß ihrer dissozialen Verhaltensprobleme deutlich, wobei manche neueren Vorfälle den Eltern noch gar nicht bekannt waren. Inga war außerdem schon in der Grundschulzeit zweimal wegen primärer Enuresis diurna und nocturna und wegen Enkopresis in Behandlung, diese Symptomatik bestand auch noch bei stationärer Aufnahme. Im Anschluß an die stationäre Behandlung in unserer Klinik erfolgte aus organisatorischen Gründen die Verlegung in eine andere kinder- und jugendpsychiatrische Klinik, die erheblich näher am Wohnort der Familie lag. Von dort aus wurde ihr eine Unterbringung in einem Therapieheim vermittelt. Diese Perspektive einer außerfamiliären Unterbringung wurde im Behandlungsverlauf immer eindeutiger; wenn man die Anfangsdiagnostik genau studiert, ist sie ansatzweise schon dort erkennbar; zur Illustration des Verlaufes seien noch einige Ausschnitte aus unserem abschließenden Arztbrief angefügt:

„Inga zeigte zum Zeitpunkt der stationären Aufnahme keinerlei Einsicht in die Problematik ihres dissozialen Verhaltens. Sie vermochte ihre schweren Verhaltensauffälligkeiten (Streunen, Diebstähle, Alkoholmißbrauch und Drogenkonsum) nur als Problemzuschreibung der Mutter zu erleben und sieht keinen Sinn in der Behandlung. Auch hinsichtlich der primären Enuresis und der Enkopresis ließ die Patientin zunächst keinerlei Leidensdruck erkennen.

... Inga versuchte sich anfangs auf der Station anzupassen, was ihr auch zunächst gut gelang, im weiteren Verlauf traten die dissozialen Verhaltensstörungen, gekoppelt mit depressiven Stimmungsschwankungen, wieder deutlicher in den Vordergrund ...

In den gemeinsamen familientherapeutischen Gesprächen wurden u. a. folgende Zusammenhänge deutlich: Die Eltern versuchen Inga zu führen, ihr Grenzen zu setzen, sind dabei aber beide sehr halbherzig und unsicher. Die Rollendifferenzierung zwischen elterlichen und kindlichen Rollen ist kaum vorhanden, häufig sogar umgekehrt, sodaß Inga die Eltern steuern kann ... Die Familienmitglieder sind in hochgradig dysfunktionale Beziehungsmuster verstrickt, in dem die teilweise sehr differenzierten Einsichten der Eltern nur für weitere Verwirrung in der aktuellen Kommunikation sorgten ... Ungelöste Konflikte, die bis in die elterlichen Herkunftsfamilien verfolgt werden können, und die psychische Beeinträchtigung beider Eltern, insbesondere der psychisch kranken Mutter, führen zu massiven Eheproblemen und zu einer zögerlichen Übernahme der elterlichen Funktionen gegenüber den Kindern.

Während des stationären Aufenthalts führten wir eine intensive Elternberatung in dem Sinne durch, daß den Eltern die Notwendigkeit von längerfristig angelegten Therapiemaßnahmen für Inga vermittelt werden konnte. Den Eltern war es möglich, zu erkennen, daß aufgrund des Schweregrades der bei Inga bestehenden Problematik und aufgrund der familiären Belastungen eine längerfristige außerfamiliäre Unterbringung der Jugendlichen unvermeidlich ist.“

6.3 Beispielfall C: Spezifische emotionale Störungen bei Schizophrenie der Mutter

Unser dritter Beispielfall handelt von einer Frau, wir nennen sie Frau Bauer, die nach drei akut-schizophrenen Schüben zwar in mancherlei Hinsicht noch erheblich eingeschränkt ist, aber doch in einer normalen Umgebung leben kann. Frau Bauer ist verheiratet und hat zwei Kinder; ihr erstes Kind wurde 3 1/2 Jahre nach ihrer letzten schizophrenen Episode geboren, das zweite Kind 3 Jahre später. Frau Bauer stellte ihre beiden Jungen mehrfach in unserer Klinik vor.

Der Fall ist deshalb von besonderem Interesse, weil wir hier die Entwicklung der Familie und ihre Kontakte zu verschiedenen Kliniken und Institutionen nunmehr seit fast 15 Jahren überblicken. Der ältere Sohn Dieter wurde erstmals im Alter von 4 1/2 Jahren bei uns auf Anregung der Kinderklinik und des niedergelassenen Kinderarztes wegen „Ernährungsschwierigkeiten" vorgestellt. Zwei Jahre später wurde derselbe Junge wieder poliklinisch vorgestellt, da eine Entscheidung über die Einschulung des Jungen anstand; 11 Jahre später wurde Dieter wieder bei uns zur poliklinischen Untersuchung vorgestellt, diesmal zusammen mit seinem jüngeren Bruder Bruno. Die Jungen sind jetzt 18 bzw. 15 Jahre alt. Ein Anlaß war jetzt die Frage, wie die Jungen schulisch und beruflich weiter gefördert werden können. Daneben standen jedoch eine Reihe anderer Fragen zur Diskussion. Bei der Darstellung des Falles werden wir chronologisch vorgehen und auf die verfügbaren schriftlichen Unterlagen aus unserer Klinik oder aus anderen Einrichtungen zurückgreifen.

Bei diesem Beispiel einer extrem belasteten Familie stellt die psychotische Erkrankung der Mutter nur eine von mehreren schwerwiegenden Problemen dar. Alle Familienmitglieder sind in ihrer allgemeinen Leistungsfähigkeit und Intelligenzleistung gemindert; der Ehemann und Vater in der Familie ist psychopathologisch auffällig, bei den Kindern finden sich — neben ihren psychischen Beeinträchtigungen — auch eine körperliche Retardierung und Hinweise auf chromosomal bedingte Auffälligkeiten. Bei solchen multiplen Problembelastungen besteht die Gefahr, daß sich die verschiedenen Belastungen wechselseitig potenzieren, zumal die Kompensationsmöglichkeiten des Ehemanns eingeschränkt sind. Aus dem Beispiel kann deutlich werden, wie die Entwicklung der Kinder durch eine elterliche Psychose beeinträchtigt werden kann, wenn weitere Belastungsfaktoren (bei Eltern und Kindern) dazukommen.

Dazu kamen extreme Schwierigkeiten in der Kooperation mit der Familie. Obwohl die Familie mehrfach zu kinderpsychiatrischen oder ähnlichen Einrichtungen (z. B. Erziehungsberatungsstellen) Kontakt hatte, kam nie eine kontinuierliche Beratung oder Behandlung zustande, weil die Eltern hierzu nicht bereit bzw. nicht in der Lage waren. Zeitweilig wurde erwogen, die Kinder aus der Familie herauszunehmen; doch auch dazu kam es nicht, obwohl vieles für eine Fremdunterbringung sprach. So werden an diesem Fall auch die Schwierigkeiten und die Grenzen der fachlichen Hilfestellung deutlich.

6.3.1 Erste Vorstellung von Dieter Bauer im Alter von 4 1/2 Jahren

Hintergrund der ersten Vorstellung des älteren Sohnes Dieter in der Kinder- und Jugendpsychiatrischen Klinik waren Ernährungsstörungen, die bei Dieter bis in die Säuglingszeit (z. B. häufiges Erbrechen) zurückverfolgt werden konnten. Dieter wurde im Alter von 11 Monaten das rechte Auge wegen eines Retinoblastoms enukleiert; postoperativ heilte die Wunde sehr gut. Dieter blieb aber noch zwei weitere Monate wegen seines Untergewichts in stationärer Behandlung der Kinderklinik. Bei Aufnahme lag er mit weniger als 7 kg unter der 5. Alterperzentile, auch der Kopfumfang lag mit 44 cm unter der 5. Alterperzentile. Im Verlauf der Behandlung nahm er kontinuierlich zu, sodaß er mit 7540 g entlassen wurde. Im Jahre 1974, im

Alter von 3 Jahren, wurde Dieter wiederum — nun hauptsächlich wegen anhaltender Obstipation — in der Kinderklinik stationär behandelt. Diese Ernährungsschwierigkeiten hielten bei Dieter auch in der Folgezeit an.

Die Kollegen in der Kinderklinik und der behandelnde niedergelassene Kinderarzt drängten auf eine Vorstellung in der Kinder- und Jugendpsychiatrie, nachdem nun auch der jüngere Bruder Bruno im Alter von 1 1/2 Jahren in der Kinderklinik wegen Erbrechens stationär aufgenommen wurde und nachdem offensichtlich geworden war, daß die Mutter Schwierkeiten hatte, die Vorschläge zur Ernährung der Kinder praktisch umzusetzen, obwohl sie sehr bemüht erschien.

Bei dieser ersten Vorstellung in der Kinder- und Jugendpsychiatrie (Dieter 4 Jahre und Bruno 1 Jahr alt) berichtet die Mutter zur Familienanamnese, daß sie selbst vor über 10 Jahren, nach der Scheidung von ihrem ersten Mann, stationär psychiatrisch behandelt wurde. Nach den Angaben der psychiatrischen Klinik (mit ihrem Einverständnis eingeholte Arztbriefe und Berichte) wurde sie jedoch insgesamt dreimal wegen schizophrener Episoden stationär behandelt, im 6., 5. und 4. Jahr vor Geburt ihres ersten Sohnes Dieter.

Genauere Angaben zu ihrer Erkrankung aber konnte der untersuchende Kollege damals im Rahmen der kinderpsychiatrischen Untersuchung nicht von der Mutter gewinnen; das Thema war ihr offensichtlich unangenehm; sie betonte immer wieder, daß sie nunmehr wieder völlig gesund sei. Die folgenden Passagen aus dem Arztbrief von 1976 illustrieren die Situation:

„Im Jahre 1974 war der Patient 2 Wochen in stationärer Behandlung wegen anhaltender Obstipation in der Kinderklinik. Auch jetzt gäbe es noch Probleme mit dem Stuhlgang. Die Mutter versucht ihn 3-4 mal am Tag abzuhalten; dennoch hat er nur alle 2-3 Tage Stuhlgang, wobei er ganz fürchterlich schreie ... der Patient sei einerseits sehr frech, gehorche nicht, ärgere den kleineren Bruder, andererseits sei er überängstlich, kann sich nicht gegen andere Kinder durchsetzen ... Die größten Sorgen aber macht sich die Mutter, weil der Junge einfach nicht essen wolle. Sie habe schon alles versucht und zahlreiche Medikamente zur Appetitanregung gegeben, es sei manchmal einfach unmöglich, ihm etwas Essen „einzutrichtern“. Sie hätte es auch schon versucht, indem sie ihn dann in den Keller gesteckt hätte, manchmal habe sie sich auch schon selbst vergessen und ihn furchtbar verhauen, er bekommen überhaupt viel „Dresche“, aber es nütze einfach alles nichts und sie wisse nicht mehr, was sie noch tun solle ...“

„Der fast fünf Jahre alte, ausgesprochen zierliche, kleine untergewichtige Junge klammert sich überängstlich an die Mutter, ist insgesamt erheblich verspannt und läßt sich nur kurzfristig auf dem Schoß der Mutter untersuchen ... zu einfachsten motorischen Funktionen ist der Junge nicht zu bewegen.“

Eine psychologische Untersuchung des Jungen war zu diesem Zeitpunkt nicht möglich. Neben den Ernährungsproblemen, den berichteten Eß- und Verdauungsstörungen und dem Untergewicht des Jungen wurde eine erhebliche motorische Retardierung festgestellt, und es wurde eine Lernbehinderung beim Jungen vermutet. Die damals angeordneten Laboruntersuchungen (EEG, Chromosomenuntersuchungen u. ä.) erbrachten keine pathologischen Befunde.

Die Verhaltensbeobachtung wie auch die Angaben der Mutter vermittelten den Eindruck, daß die Ernährungsprobleme bei den Jungen zu einem erheblichen Teil durch das Verhalten der Mutter verursacht wurden oder zumindest durch ihr Verhalten verstärkt werden. Aus diesem Grunde wurde ihr vorgeschlagen, die Unterstützung einer Erziehungsberatungsstelle in Anspruch zu nehmen. Dabei sollte auch die Entwicklungsverzögerung im psychomotorischen Bereich behandelt werden.

Aufgrund dieses Vorschlages meldete sich die Mutter auch bei der nächstgelegenen Erziehungsberatungsstelle. Es kam jedoch nicht zu einer kontinuierlichen Zusammenarbeit. Der uns ebenfalls vorliegende Bericht der Erziehungsberatungsstelle aus dem Jahr 1977 gibt die Gründe an:

„Aufgrund der Gespräche mit der Mutter, eines Hausbesuches und aufgrund des Eindruckes des Kindes gehen wir davon aus, daß bei Dieter die Folgen einer starken milieubedingten Störung zu erkennen sind. Den größten Anteil an der Störung hat die Kindesmutter. Sie ist nicht in der Lage, die Beratungsinhalte zu akzeptieren oder gar zu befolgen. Daher haben wir das Kind aus dem Elternhaus zumindest halbtags in den Kindergarten der Hilfe für Behinderte überwiesen. Seitdem sind tagsüber in dem Kindergarten weder Essensverweigerung noch Verdauungsstörungen zu beobachten. Nach der Rückkehr aus dem Kindergarten treten zu Hause diese Symptome aber wieder auf.“

Der Bericht kommt zur Schlußfolgerung:

„Im Interesse des Kindes ... werden wir nicht darum herum kommen, von Amts wegen Schritte in dieser Familie einzuleiten ...“

Es erfolgte auch ein entsprechender Hinweis an das Jugendamt; dieser Hinweis an das Jugendamt hat jedoch nicht zu einer Veränderung der Lebenssituation der Kinder oder der Familie insgesamt geführt; die genauen Gründe hierfür sind uns nicht bekannt. Unterlagen hierzu sind zum Zeitpunkt der Recherche vom zuständigen Jugendamt nicht zu erhalten. Wir vermuten, daß die Angelegenheit „im Sande verlaufen“ ist und daß es nicht zu einer Fremdunterbringung kam, weil die Kinder körperlich hinreichend versorgt waren (Wahrnehmung von Kliniksterminen etc.). Gleichzeitig verstand es die Mutter aber auch, sich unauffällig dem „Zugriff“ des Jugendamtes zu entziehen, das heißt, es wurden keine weiteren aufsehenerregenden Ereignisse bekannt.

6.3.2 Zweite Vorstellung von Dieter Bauer im Alter von 7 Jahren

Im Jahre 1978 gab es zwischen den Schulbehörden und der Mutter einen Konflikt darüber, wie der 7jährige Dieter zu beschulen sei. Die Mutter wünschte die Einschulung in eine normale Grundschule, die Schulbehörde dagegen schlug die Eingliederung in eine Sonderschule für Lernbehinderte vor.

In diesem Zusammenhang suchte die Mutter wieder den Kontakt zu unserer Klinik; sie versprach sich offenbar Hilfe von der Klinik, wenn auch wahrscheinlich nur, um „Munition“ gegen die Schule zu erhalten. Bei der psychologischen Untersuchung, die nun möglich war, erreichte Dieter im Kramer-Intelligenz-Test einen Intelligenz-Quotienten von 82; der Göttinger Form-Reproduktionstest erbrachte ein extrem auffälliges Ergebnis, was als Hinweis auf eine minimale cerebrale Funktionsstörung interpretiert wurde. Aufgrund dieser Befunde konnte der Mutter die gewünschte Bestätigung, daß Dieter normal beschult werden kann, nicht gegeben werden. Stattdessen wurde ihr deutlich gemacht, daß die Vorschläge der Schulbehörden unseres Erachtens durchaus begründet sind. In diesem Zusammenhang finden sich die folgenden Passagen im damaligen Arztbrief:

„Wir hatten den Jungen damals an die Erziehungsberatungsstelle an ihrem Heimatort F. verwiesen. Die Mutter hatte sich auch dorthin gewandt, es war jedoch wegen der offenbar ablehnenden Haltung der Mutter nicht zu einer kontinuierlichen Betreuung des Kindes gekommen“ ... „Die Mutter war auch bei uns Ratschlägen nicht zugänglich und besteht darauf, den Jungen in die Normalschule einschulen zu lassen.“

In einer anderen Passage wird der Eindruck von der Mutter noch etwas ausführlicher beschrieben:

„Die Kindesmutter ist der Aufgabe, mit dem beeinträchtigten Jungen umzugehen, offenkundig nicht gewachsen. Sie fördert die Unselbständigkeit des Kindes, spricht ununterbrochen auf Dieter ein und ist nicht in der Lage, auf die Bedürfnisse des Jungen einzugehen. In der Untersuchung macht sie einen hochgradig labilen Eindruck.“

Diese Zitate werfen nicht nur Licht auf das Verhalten der Mutter, sondern sie spiegeln wohl auch die Ratlosigkeit im Umgang mit ihr: Einerseits ist es offensichtlich, daß die Mutter im Hinblick auf ihre erzieherische Einstellung und ihr Verhalten im Umgang mit dem Jungen dringend Beratung bzw. Unterstützung benötigt; dies wird ihr auch angeboten. Andererseits aber laufen diese Beratungsangebote ins Leere, sie können von der Mutter nicht aufgegriffen werden. Die untersuchenden Ärzte und Psychologen sind quasi „am Ende ihres Lateins“, sie finden keine Möglichkeit, die notwendige Hilfestellung auch tatsächlich an die Mutter heranzubringen. Wie sich später herausstellt, kann die Mutter dann doch die Einschulung ihres Sohnes Dieter in die Sonderschule für Lernbehinderte aktzeptieren und mittragen.

6.3.3 Dritte Vorstellung von Dieter Bauer im Alter von 18 Jahren und gleichzeitig erste poliklinische Untersuchung von Bruno Bauer im Alter von 15 Jahren

a) Dieter Bauer

Der 18jährige Dieter hat mittlerweile die Lernbehinderten-Sonderschule mit gutem Erfolg abgeschlossen. Er macht z. Z. zum zweiten Mal ein Berufsgrundbildungsjahr (BGJ). Nach der ersten Absolvierung war nach Angaben der Familie keine Vermittlung in einen Beruf möglich gewesen, die Familie hofft nun, daß Dieter an einer Maßnahme des Arbeitsamtes in einer Nachbarstadt teilnehmen kann. Hierzu wünscht die Familie unsere Unterstützung. Dies ist der Anlaß der Vorstellung. Als weitere Probleme berichtet die Familie, daß die bereits seit der Säuglingszeit bestehende Eßstörung nach wie vor vorhanden ist. Dieter und seine Eltern berichten außerdem übereinstimmend, daß Dieter fast seine gesamte Freizeit im Elternhaus verbringe, keine Kontakte zu Gleichaltrigen habe und im wesentlichen mit Fernsehen, Lesen und Fahrradfahren beschäftigt sei. Gemeinsame Aktivitäten finden im wesentlichen mit dem jüngeren Bruder Bruno statt.

In der intern-neurologischen Untersuchung ergaben sich als wichtigste Auffälligkeiten ein Gewicht, das mit 40.5 kg bei einer Größe von 171 cm weit unterhalb der 3. Perzentile liegt. Der Kopfumfang mit 52 cm ist ebenfalls weit unterhalb der 3. Perzentile. Die Pubertät ist mit dem Stadium PH 2-3 erheblich verzögert. In Zusammenarbeit mit der humangenetischen Abteilung der Universität wurde der Verdacht auf eine chromosomale Erkrankung (Deletion am langen Arm des Chromosoms 13) geäußert. Dieser Verdacht konnte mikroskopisch jedoch nicht bestätigt werden. Aufgrund der Dysmorphiezeichen und Auffälligkeiten (Mikrocephalie, Minderwuchs, schmales Lippenrot, Klinodaktylie und Lernbehinderung) ist im Zusammenhang mit dem nicht familiär auftretenden Retinoblastom an eine Mikrodeletion zu denken, die bisher nicht nachweisbar ist. In der psychologischen Untersuchung mit einem Intelligenztest lag Dieters Ergebnis im Bereich der Lernbehinderung.

Aufgrund der umfangreichen Untersuchungen, die hier nicht im einzelnen dargestellt werden müssen, werden auf der Achse I des „Multiaxialen Klassifikationsschemas" (ICD-9; REMSCHMIDT & SCHMIDT, 1986) die Diagnosen „Emotionale Störung mit sozialer Isolation (Empfindsamkeit, Scheu und Abkapselung)" und „Atypische Eßstörung" gestellt. Teilleistungsstörungen wurden nicht mehr nachgewiesen; das heißt, es ergibt sich keine Diagnose auf der zweiten Achse; auf der dritten Achse wird die Diagnose „Lernbehinderung" kodiert. Auf der Achse IV wird die Diagnose „Pubertas tarda" vermerkt. Auf der Achse V schließlich werden folgende Problembereiche registriert: „Psychische Auffälligkeiten bei anderen Familienmitgliedern" (01), „Übermäßig ausgeprägte oder abnorme familiäre Beziehungen" (04), „Unzureichende Anregung im sozialen, sprachlichen oder Wahrnehmungsbereich" (06).

Dies wird in der folgenden Arztbriefpassage näher erläutert:

„Bei der Eßstörung muß eine reaktive Komponente in Erwägung gezogen werden. Bei der Beobachtung von Patient und Mutter fiel ein ausgeprägt kleinkindhaftes Verhalten auf, welches sich u. a. darin äußerte, daß Dieter nur in Gegenwart der Mutter Blut abgenommen bekommen wollte und selbst dabei als 18jähriger bitterlich weinte. Außenkontakte der Kinder werden von seiten der Mutter und des Vaters in keinster Weise gefördert, obwohl diese dringend erforderlich wären. Aufgrund der bereits seit dem frühen Kindesalter bestehenden Eßstörung bezieht sich ein erheblicher Teil der Aktivitäten der Familie auf das Essen."

b) Bruno Bauer

Gleichzeitig mit Dieter wird sein 15jähriger Bruder Bruno von den Eltern wegen „Untergewichts" und wegen Problemen im schulischen und sozialen Bereich vorgestellt:

„Bruno besucht z. Z. die Klasse 8 der Hauptschule im Heimatdorf, in der er jedoch erhebliche Probleme hat. Leistungsmäßig seien Schwierigkeiten insbesondere in Mathematik und im Kunstunterricht aufgetreten. Er sei seinen Klassenkameraden nicht gewachsen, sehr sensibel, nehme sich häufig alles zu Herzen und weine viel. Bei Anforderungen habe er Angst, sei aufgeregt, gebe schnell auf, wenn etwas nicht klappe. Kontakte zu Gleichaltrigen habe er nicht, er sei im wesentlichen zu Hause und beschäftige sich mit seinem Bruder Dieter."

Zur Entwicklungsgeschichte geben die Eltern unter anderem folgendes an:

„Die Schwangerschaft war auffällig durch eine Hyperemesis gravidarum, die Geburt war unproblematisch. Die Mutter habe allerdings große Angst gehabt, da sie bei Bruno ebenfalls die Entwicklung eines Retinoblastoms befürchtet habe. Auch B. habe Ernährungsprobleme im Sinne von häufigem Erbrechen gehabt. In der Kinderklinik in Freiburg wurde eine Pylorushypertrophie festgestellt, die operiert wurde. An die frühkindlichen Entwicklungsdaten können sich die Eltern nicht genau erinnern, der Patient konnte aber nach Angaben der Mutter mit ca. 1 Jahr laufen. Die Entwicklungszeitpunkte hätten sich nicht von denen anderer Kinder unterschieden." „Bruno war nur kurze Zeit im Kindergarten, ein Vierteljahr vor Schulbeginn. Er habe erhebliche Trennungsschwierigkeiten gezeigt und habe häufig nicht in den Kindergarten gehen wollen. Mit 6 Jahren wurde er in die Grundschule im Heimatdorf eingeschult." „Im Kleinkindalter war B. bisher zweimal wegen Erbrechens in der Kinderklinik stationär aufgenommen worden." „Eine organische Ursache habe sich jedoch nicht feststellen lassen. Bei Anforderungen könne B. auch heute häufig nichts zu sich nehmen."

Der Bericht über die intern-neurologische Untersuchung stellt unter anderem fest: *„Größe für das Lebensalter mit 144 deutlich unterhalb der 3. Perzentile, Gewicht mit 28.5 kg für die Größe auf der 3. Perzentile. Kopfumfang mit 50.5 cm ebenfalls unterhalb der 3. Perzentile." „In der internistischen Untersuchung fällt wie bei dem Bruder eine schmale Oberlippe auf, eine angedeutete Klinodaktylie. Darüber hinaus liegt eine Pubertas tarda mit PH-Stadium 1 nach Tanner vor."*

Der psychologische Befund schließlich enthält unter anderem folgende Passage: *„Bei der Überprüfung der intellektuellen Leistungsfähigkeit mit dem reduzierten Wechsler-Intelligenztest für Kinder realisierte Bruno Testwerte im Bereich einer Lernbehinderung. Die visuomotorische Koordinationsfähigkeit ist altersadäquat entwickelt (GFT). Zur Erfassung emotionaler Aspekte wurden ein projektiv-assoziatives Verfahren (Düss-Fabeln) und eine Exploration durchgeführt. Bruno ist ein überangepaßter Junge mit wenigen sozialen Kontakten. Es bestehen Ängste in Leistungssituationen. Während der Testuntersuchung verhielt sich Bruno freundlich und zugewandt."*

Wie bei seinem Bruder, so besteht auch bei Bruno der Verdacht auf eine chromosomale Erkrankung; hierfür sprechen faziale Dysmorphiezeichen, Mikrozephalus, Minderwuchs und intellektuelle Minderbegabung. Andere Stoffwechselerkrankungen wurden laborchemisch ausgeschlossen. Diagnostisch wurde Bruno genauso wie sein Bruder klassifiziert; das heißt, auf allen Achsen des MAS erhielt er genau dieselben Diagnosen, was ein relativ seltener Fall ist.

6.3.4 Das Beratungsgespräch mit den Eltern

Mehrere Wochen nach der letzten Vorstellung fand ein gesondertes Beratungsgespräch alleine mit den Eltern statt; dieses Gespräch wurde von der untersuchenden Ärztin und einem der Autoren geführt.

Von Beginn an wirken beide Eltern sehr beunruhigt und leicht irritierbar; auf Nachfragen geben sie zu, daß sie nur sehr ungern in der Klinik sind. Es ist ihnen zunächst auch sichtlich unangenehm, überhaupt etwas ausführlicher mit uns ins Gespräch zu kommen. Besondere Befürchtungen knüpft die Mutter an das Ergebnis der von uns eingeleiteten genetischen Untersuchung; sie hat Angst, daß ihre Jungen „nicht heiraten dürfen". Wie sehr diese Befürchtungen an der Realität der beiden Jungen vorbeigehen, wird deutlich, wenn man sich vergegenwärtigt, wie extrem die Jungen in ihrem sozialen Kontaktverhalten eingeschränkt sind; eine Heirat ist z. Z. auch beim 18jährigen Jungen überhaupt nicht vorstellbar. Da die Befunde noch nicht verfügbar sind, bieten wir den Eltern an, noch einen späteren Termin zu vereinbaren. Hierauf wollen sie sich aber nicht einlassen, sie möchten sich die Befunde lieber vom Hausarzt erklären lassen; in die Klinik möchten sie zunächst nicht mehr kommen, weil sie das alles zu sehr belastet und aufregt.

Zur psychotischen Erkrankung der Mutter sagen beide Eltern übereinstimmend, daß sie ja nun schon über 20 Jahre lang zurückliegt und daß die Mutter seither völlig gesund sei; die Krankheit sei vollständig bewältigt. Damit gebe es überhaupt keine Probleme. Nach anderen Problemen befragt, gibt die Mutter an, daß sie „leicht erregbar" sei; der Vater meint, daß sich seine Frau „schnell verrückt macht". Er sage ihr oft „Mach Dich nicht verrückt!", das helfe aber wenig. Weder der Vater noch die Mutter bringen dies in Verbindung mit der psychotischen Erkrankung. Der Vater schildert sich selbst aber auch als leicht erregbar; auch er lasse sich durch

Kleinigkeiten aus dem Konzept bringen. Wenn zum Beispiel beim Schaufeln von Sand ein Arbeitskollege nicht die „Schippe übers Knie nimmt, das macht mich verrückt."

Als Hauptproblem bei ihren beiden Jungen sehen sie, daß die beiden „zu schmächtig" seien; aber sie selbst (die Eltern) seien als Kinder auch recht schmächtig gewesen. Beide Eltern sind jetzt allerdings tendenziell adipös. Als weiteres Problem nennt der Vater, daß die Jungen sich nicht wehren können: „Ich sage immer ‚ihr müßt euch wehren!' " Der jüngere, Bruno, habe außerdem Angst vor Leistungen, er weint auch leicht in der Schule. Bruno werde außerdem öfter mal von anderen Schülern „verklopft", andererseits habe Bruno aber einen Freund im Dorf, Dieter dagegen nicht. Beim älteren, Dieter, wären die Probleme früher ähnlich gewesen, jetzt sei er aber freier und selbständiger geworden. Er könne alleine aus dem Haus gehen und zum Beispiel alleine mit dem Zug sogar in die nächste Kreisstadt fahren. Im Erziehungsverhalten schildern sie übereinstimmend die Mutter als nachgiebiger, den Vater als strenger. Das Verhältnis zwischen der Mutter und ihren Söhnen sei eng; die Kinder erzählen ihr „alles". Vor dem Vater hätten sie dafür mehr Respekt, er kann sich besser durchsetzen; die Mutter dagegen „ist mehr dran an den Kindern".

Obwohl die beiden Eltern im Gespräch zunächst sehr ablehnend und abwehrend erschienen, gingen sie im Gespächsverlauf zunehmend vertrauensvoller und bereitwilliger auf unsere Fragen ein. Trotzdem blieb das Gespräch auf einem äußerst elementaren Niveau; bei etwas differenzierteren Fragestellungen waren die Eltern schnell überfordert. So konnten sie zum Beispiel kaum unterscheiden zwischen ihrem eigenen Verhalten und den Verhaltensweisen ihrer Kinder. Fragebogenverfahren waren weder mit Herrn Bauer noch mit seiner Frau durchführbar, wie übrigens auch mit ihren beiden Söhnen nicht. Der Vater konnte sich auf Fragebogenverfahren nicht einlassen, weil er „nicht richtig lesen" könne, er habe seine Brille vergessen. Auch zu Hause kümmere er sich nicht um schriftliche Angelegenheiten oder Geldangelegenheiten, das sei Sache seiner Frau. Frau Bauer wollte keinen Fragebogen bearbeiten, weil es für sie „zu aufregend" sein könnte.

In einer solchen Situation war es natürlich nur ansatzweise möglich, den Eltern die Problematik der Kinder — so wie sie von uns gesehen wird — klarzumachen. Die Eltern selbst sehen von sich aus keine Notwendigkeit, anders als bisher mit dem Verhalten von Dieter und Bruno umzugehen, insbesondere auch nicht auf eine größere Verselbständigung der Kinder zu drängen.

Allerdings stimmten sie unserem Vorschlag zu, die Maßnahme des Arbeitsamtes für ihn mit dem Versuch einer außerhäuslichen Unterbringung für ihn (im Zusammenhang mit einer Ausbildungswerkstätte für Behinderte) zu verbinden. Dieter selbst akzeptiert das auch. Was den jüngeren, Bruno, betrifft, so erhielten wir von den Eltern die Zustimmung, mit den Lehrern Brunos Kontakt aufzunehmen, um einer möglichen Überforderung (Hauptschule bei Lernbehinderung) vorzubeugen. Abgesehen von den organmedizinischen Abklärungen (die von den Eltern auch präzise wahrgenommen wurden) wollten die Eltern keine weiteren Untersuchungs- oder Beratungstermine mehr wahrnehmen. Wir verdeutlichten den Eltern die Möglichkeit, sich — auch bei Problemen, die ihnen vielleicht geringfügig erschienen — wieder an unsere Klinik zu wenden. Weitergehende Maßnahmen — die nur gegen den erklärten Willen der Eltern möglich wären — halten wir zum jetzigen Zeitpunkt nicht für erforderlich. Gravierende Eingriffe in die Familie, die früher möglicherweise sinnvoll gewesen wären (Fremdplazierung der Kinder wurde ja auch vorgeschlagen), sind jetzt nicht mehr angezeigt. Natürlich wäre es sehr wünschenswert gewesen, wenn die beiden Jungen im psychischen, sozialen und intellektuellen Bereich eine bessere Förderung erhalten hätten. Doch im ganzen Verlauf, den wir überblicken, ist es leider nicht gelungen, eine kontinuierliche Kooperation zwischen der Familie und einer fachlichen Einrichtung zu etablieren. Bei einer Bewertung des Gesamtverlaufes ist zu bedenken, daß die Familienbeziehungen von den Eltern wie von den Kindern positiv und tragfähig erlebt werden, daß die Familie trotz der geschilderten extremen Beeinträchtigungen in geordneter und sozial akzeptierter Weise in einer dörflichen Gemeinschaft lebt und daß sie ihre alltäglichen Lebensvollzüge ohne institutionelle Hilfe selbständig regelt. Dies ist eine Leistung, die unseren Respekt verdient.

6.4 Beispielfall D: Schulphobie mit beginnender psychotischer Episode bei Schizophrenie der Mutter

Abschließend soll über den 12jährigen Sven Biel berichtet werden, der wegen einer ausgeprägten Schulphobie mit einer beginnenden psychotischen Episode fast 5 Monate lang stationär behandelt wurde. Der Fall hat mancherlei Ähnlichkeiten mit dem zuletzt geschilderten Fall: Die Mutter des jungen Patienten ist an einer Schizophrenie erkrankt mit bisher einer akuten Episode, die stationär psychiatrisch behandelt wurde. Auch bei dieser Mutter zeigen sich deutliche Beeinträchtigungen durch die Erkrankung, auch bei ihr ist die Erziehungsfähigkeit beeinträchtigt, der Ehemann kann auch hier allenfalls bedingt kompensatorisch wirksam werden, ja er wirkt in mancherlei Hinsicht sogar stärker eingeschränkt als seine Frau.

Aber es gibt auch wesentliche Unterschiede zum letzten Fall: Es gibt keine intellektuellen Beeinträchtigungen in der Familie; alle Familienmitglieder sind normal intelligent. Ein weiterer wichtiger Unterschied liegt in der Einstellung zur schizophrenen Erkrankung: Obwohl es auch für sie nicht einfach ist, über ihre psychotische Erkrankung zu sprechen, so verleugnet Frau Biel jedoch ihre Krankheit nicht; sie kann relativ offen darüber sprechen und die Entwicklung der schizophrenen Erkrankung differenziert darstellen. Auch andere Familienprobleme können mit ihr relativ offen besprochen werden.

Mit dieser Familie entwickelte sich dementsprechend nach anfänglichen Schwierigkeiten eine gute Kooperation. Der Therapieerfolg war zufriedenstellend und stabil. Das Beispiel zeigt, daß selbst unter schwierigen Bedingungen effektiv Hilfe geleistet und ein positiver Verlauf erreicht werden kann.

6.4.1 Entwicklung der Symptomatik, Befunde und Diagnose bei Sven Biel

Unmittelbarer Aufnahmeanlaß waren häufige Fieberschübe, die über Monate hinweg anhielten. Das Fieber und verschiedene andere körperliche Beschwerden (Bauchschmerzen, Kopfschmerzen, Schlafstörungen) führten dazu, daß Sven die Schule immer weniger besuchte. Im laufenden Schuljahr versäumte er bis zur stationären Aufnahme etwa die Hälfte der Schultage. Neben diesen psychosomatischen Symptomen und schulbezogenen Problemen berichten die Eltern weitere Probleme: Im häuslichen Bereich haben die Eltern erhebliche Durchsetzungsschwierigkeiten gegenüber Sven. Sven bestimmt weitgehend die Struktur des häuslichen Bereichs (Essen, Fernsehen). Bezüglich der Schularbeiten sind die Eltern auch nicht in der Lage, ihre Vorstellungen durchzusetzen. Die Eltern berichten außerdem von depressiven Verstimmungen, unter denen Sven leidet. Schließlich ist es zwischen den Eltern wegen der genannten Schwierigkeiten zu erheblichen Differenzen gekommen. Der Vater meint, die Mutter stütze die Beschwerden Svens. Er ist zunächst gegen jegliche Art der Behandlung gewesen. Diese Konflikte können die Eltern untereinander aber nicht direkt austragen. Jeder Elternteil versucht einzeln, seine Erziehungskonzeption bei Sven durchzusetzen, was schließlich keinem gelingt.

Sven ist das einzige Kind in der Familie. Als wichtigstes Ereignis aus der Familienanamnese ist hervorzuheben, daß Frau Biel vor 4 Jahren (Sven war damals 8 Jahre alt) eine schizophrene Psychose hatte, die 4 1/2 Monate lang stationär in einer psychiatrischen Klinik behandelt wurde. Seither wird die Mutter durch einen niedergelassenen Psychiater medikamentös behandelt; die Stimmungs- und Aktivitätslage der Mutter ist seit ihrer schizophrenen Episode nach ihren eigenen Angaben anhaltend subdepressiv bis depressiv. Diese Angaben bestätigen sich auch im direkten Kontakt mit Frau Biel. Ihre Depressivität ist schwankend, jedoch nicht ausgeprägt phasisch verlaufend. Das Verhaltensrepertoire von Frau Biel wirkt sehr eingeschränkt (Mimik, Gestik, Sicherheit des Auftretens, Deutlichkeit, Prägnanz des Auftretens eingeschränkt). Im nonverbalen Verhalten wirkt sie sehr starr; sie kleidet sich dunkel, so als ob sie in Trauer wäre. In der Familie von Frau Biel kommen weitere psychiatrische Erkrankungen vor: Eine Schwester ihrer Mutter war depressiv, eine Cousine der Mutter wurde ebenfalls stationär psychiatrisch behandelt (keine genauen Angaben). Aus der Familie des Vaters und beim Vater selbst werden keine bedeutsamen psychiatrischen Erkrankungen angegeben.

Zur Entwicklung von Sven berichtet die Mutter, daß die Schwangerschaft mit Sven nicht geplant war. Die Geburt erfolgte zeitgerecht und ohne Komplikationen. Nach der Geburt hatte Frau Biel nach ihren Angaben schwere depressive Verstimmungen. Die Entwicklung von Sven in der frühen Kindheit (Nahrungsaufnahme, psychomotorische Entwicklung) war unauffällig; lediglich bezüglich der Sprachentwicklung zeigte Sven leichte Auffälligkeiten (Dyslalie). Die Sauberkeitsentwicklung war leicht verzögert. Ab dem 3. Lebensjahr ging Sven vormittags in den Kindergarten. Dort hatte er anfangs Kontaktschwierigkeiten. Mit 5 1/2 Jahren begann Sven wieder einzunässen und einzukoten. Er wurde deshalb in einer kinderpsychiatrischen

Poliklinik vorgestellt und im Anschluß daran insgesamt 2 Jahre lang psychagogisch behandelt (tiefenpsychologisch fundierte Spieltherapie). Im Verlauf der Therapie wurde Sven in einer Poliklinik für Stimm- und Sprachkranke vorgestellt. Dort wurde eine Rhinolalie und eine kombinierte Zischlautstörung festgestellt. Eine logopädische Behandlung, die damals vorgeschlagen wurde, haben die Eltern nicht aufgenommen. Sven wurde nach der Schulreifeuntersuchung ein Jahr zurückgestellt; mit 7 Jahren wurde er dann eingeschult; seit Schulbeginn ist Sven ein überdurchschnittlich guter Schüler. Bis vor etwa einem Jahr war der Kontakt zu den anderen Kindern in der Klassengemeinschaft relativ gut. Seit einem Jahr jedoch beklagt sich Sven häufiger darüber, daß er von den Mitschülern gehänselt wird und daß er sich gegen die Mitschüler nicht wehren kann.

Herr Biel arbeitet als Angestellter einer staatlichen Behörde, Frau Biel arbeitet seit der Geburt ihres Sohnes nicht mehr; sie ist nur noch im Haushalt tätig und betreut den Jungen. Das Familienklima ist stark durch die depressiven Zustände von Frau Biel geprägt. Sie schildert sich wenig aktiv und in ihrer Einstellung pessimistisch. Ihr Mann ist nicht in der Lage, hierzu ein Gegengewicht zu bilden. Im häuslichen Milieu und in der Freizeit ist er eher noch weniger aktiv als Frau Biel. Auch bezüglich der Durchsetzungsprobleme gibt es zwischen den beiden Eltern keine Unterschiede: Weder die Mutter noch der Vater sind in der Lage, Sven deutliche Anweisungen oder gar Entscheidungshilfen zu geben.

Die intern-pädiatrische und die neurologische Untersuchung ergaben Normalbefunde, ebenso die ergänzenden Laboruntersuchungen. Die psychologische Untersuchung ergab eine überdurchschnittliche Intelligenz (obere Grenze des Durchschnitts). Die Leistungen waren besonders gut im Bereich der sprachlichen Intelligenz; einen starken Leistungsabfall gegenüber diesen guten Leistungen zeigte Sven bei einfachen Konzentrationsaufgaben. Im durchgeführten Fragebogenverfahren (PFK 9-14) stellte sich Sven als wenig durchsetzungsfähig gegenüber anderen Kindern, gehemmt und kontrolliert im sozialen Umgang dar. In der psychologischen Exploration war Sven kontaktbereit und zugänglich. Sein sprachliches Verhalten war sehr differenziert, teilweise wirkte es etwas altklug. Bei Aufnahme ist seine Stimmung schwankend zwischen einer positiven Einstellung gegenüber der Klinik einerseits und andererseits einer verzweifelten Stimmung.

Aufgrund der durchgeführten Untersuchungen wurde folgende Diagnose gestellt: Schulphobie mit beginnender psychotischer Episode, depressiven Verstimmungen, sozialen Interaktionsschwierigkeiten und psychosomatischer Symptomatik (rezidivierende Fieberschübe, Kopf- und Bauchschmerzen). Diese Symptomatik ist sehr eng auf die häuslichen Interaktionsschwierigkeiten zu beziehen, die sich hauptsächlich in Durchsetzungsproblemen der Eltern gegenüber Sven manifestieren.

6.4.2 Entwicklung und Verlauf der schizophrenen Erkrankung bei der Mutter

In vertiefenden anamnestischen Gesprächen mit Frau Biel schildert sie sich als sehr ruhiges und gehemmtes Kind. Die mündliche Mitarbeit in der Schule sei immer schlecht gewesen, schriftlich aber sei sie eine sehr gute Schülerin gewesen (Realschulabschluß; Drogistenlehre). Ihre psychischen Beeinträchtigungen lassen sich bis in ihre Jugendlichenzeit zurückverfolgen; sie berichtet davon, daß sie schon immer im Kontakt stark gehemmt war und keine engeren Beziehungen zu Männern aufnahm. Vor nunmehr 17 Jahren (als sie 27 Jahre alt war) sei sie erstmals „richtig depressiv" gewesen. Sie konnte jeweils für einige Stunden lang „nicht mehr richtig denken" und „nichts mehr behalten". Nach einigen Stunden war dieser Zustand jeweils wieder vorüber. Zu dieser Zeit suchte sie deshalb einen Nervenarzt auf und übte autogenes Training. Diese Übungen hätten ihr jedoch nichts genützt. Sie hatte sich in dieser Zeit auch in ihrem Beruf nur noch sehr schwer zurechtgefunden, führte aber ihre Arbeit trotzdem weiter.

Im Alter von 28 Jahren lernte sie ihren Ehemann kennen. Die Entwicklung dieses Kontaktes ist charakteristisch für die passive Haltung der beiden Eheleute: Ihre Schwester arbeitete mit seiner Schwester in einer Firma. Die beiden Schwestern fanden, „daß ihre jüngeren Geschwister nichts mit sich anzufangen wissen" und haben die beiden deshalb „zusammengeführt". Im Verlauf dieser Bekanntschaft besserte sich auch die psychische Verfassung von Frau Biel. Vor 15 Jahren machte sie mit dem zukünftigen Ehemann einen gemeinsamen Urlaub. Im selben Jahr ließ sie sich auch in einer psychiatrischen Klinik untersuchen, um zu erfahren, ob es sinnvoll sei, eine Ehe einzugehen. Unmittelbarer Untersuchungsanlaß damals waren Konversionssymptome: Sie konnte plötzlich nicht mehr laufen. Dort wurde sie beruhigt, und es wurde ihr Valium verschrieben.

Zwei Jahre nach der Heirat wurde der Sohn Sven geboren; nach der Geburt von Sven begannen ihre depressiven Verstimmungen wieder und waren gravierender als vorher. Sie habe dann gegenüber Sven immer das Gefühl gehabt, daß sie ihre Mutterrolle nicht recht auszuführen weiß. Als Sven 2 1/2 Jahre alt war, litt sie zusätzlich unter schweren Angstzuständen. Frau Biel begann deshalb eine psychoanalytische Therapie, die insgesamt 5 Jahre lang dauerte. Gegen Ende dieser Behandlung ging es ihr zunehmend schlechter, was nach wenigen Monaten in eine psychotische Episode mündete: Sie begann Stimmen zu hören und hatte deshalb extreme Angstzustände. Diese Angst wurde zum Beispiel dadurch ausgelöst, daß sie die Stimme eines verstorbenen Selbstmörders hörte, der ihr bekannt war und der ihr sagte, daß sie zu ihm kommen soll. Ihr Psychoanalytiker hat sie schließlich in eine psychiatrische Klinik eingewiesen. Frau Biel meint, daß ihr die stationäre Behandlung mehr genutzt habe als alle anderen Behandlungsversuche. Insbesondere die medikamentöse Behandlung hätte ihr sehr geholfen und die Angstzustände gemildert.

Herr Biel weiß bis heute nur teilweise um diese Dinge. Er hat sich inhaltlich nie mit seiner Frau über diese belastenden Erlebnisse auseinandergesetzt. Er habe nie etwas dazu gesagt, auch nie etwas gefragt, sei aber immer „lieb, nett und fürsorglich" gewesen. Frau Biel meint, daß sie ihrem Ehemann in der Psychose eigentlich näher gewesen wäre als irgendwann sonst. Er hätte sehr lieb zu ihr gehalten. Daß er nicht weiter nachgefragt habe, sei für ihren Mann nichts Besonderes, da er ohnehin nie nachfrage. Sprechen könne man mit ihm sehr wenig. Er sei sehr zurückhaltend; am liebsten sei es ihm, wenn gar nichts los ist, und er sei auch sexuell wenig aktiv. Frau Biel hat immer gehofft, daß sie etwas mehr Aktivität auf ihren Ehemann übertragen könne, was aber bis heute nicht gelungen sei. Die Schwester ihres Mannes habe ihr erzählt, daß er früher kaum je ein Wort gesprochen habe und abendelang geschwiegen habe. Er habe auch noch nie viel unternommen. Frau Biel selbst sei im Vergleich dazu unternehmungslustiger.

Im Einzelgespräch mit Herrn B., in dem seine Entwicklungsgeschichte erfragt werden soll, ist nur sehr schwer ein Gespräch mit ihm zustande zu bringen. Herr Biel ist von der psychischen Struktur als zwanghaft-depressiv einzuschätzen: Zwanghafte Züge werden in seiner sehr umständlichen und weitschweifigen Sprechweise deutlich; er spricht sehr viel über Nebensächlichkeiten und ist kaum in der Lage, auf psychische Aspekte einzugehen. Im Zusammenhang mit Svens Schulphobie erzählt er zum Beispiel ausführlich darüber, daß Sven häufig falsch angezogen sei und über die Busverbindungen in ihrem Stadtteil. Er erklärt Svens Probleme damit, daß die öffentlichen Verkehrsmittel falsch organisiert und die Fußgängerübergänge falsch angeordnet seien, andere Gründe könne er sich nicht vorstellen. Die übrigen Schilderungen seiner Frau bestätigt er: Er ergreift keine Initiative im Freizeitbereich. Nach der Arbeit schaut er kurz fern und schläft, ansonsten entwickelt er keine Aktivitäten. Er sieht es ungern, wenn seine Frau überhaupt aus dem Hause geht und sich nicht ähnlich verhält wie er selbst. In seiner Herkunftsfamilie sei er gut mit allen Familienmitgliedern ausgekommen. Sein Vater sei eine „ziemlich blasse Persönlichkeit" gewesen; ähnlich könnte man ihn selbst auch schildern. Weiterführende Angaben über emotionale Beziehungen, zum Beispiel zu seinen Eltern, sind von Herrn Biel nicht zu bekommen.

6.4.3 Zusammenhänge zwischen mütterlicher Erkrankung und aktuellen Problemen von Sven: Beispielsequenzen aus dem Familienerstgespräch

Wie in den beiden ersten Beispielfällen, so wurde auch hier am Tage der stationären Aufnahme ein familiendiagnostisches Interview durchgefürt. An diesem Gespräch nahmen — außer dem Therapeuten — allerdings nur Sven und seine Mutter teil; obwohl eingeladen, erschien der Vater nicht, da er zu diesem Zeitpunkt noch eine stationäre Behandlung mißbilligte. Aus dem Gesprächstranskript werden hier nur zwei kurze Passagen herausgegriffen, in denen zwei wesentliche Aspekte deutlich werden können, das Problem der Projektion und das Problem der Parentifizierung im Verhältnis zwischen Frau Biel und ihrem Sohn Sven.

Der folgende Ausschnitt stammt aus der Anfangspassage des Familiengesprächs, in der der Therapeut versucht, die Gründe für die stationäre Aufnahme abzuklären.

Zunächst schildern Mutter und Sohn ausführlich die häufigen Fieberschübe Svens:

Therapeut: Das ist also jetzt mit dem Fieber der Hauptgrund gewesen?

Mutter: Ja.

Therapeut: Gibt's da noch andere Gründe, warum sie gesagt haben: „Ja, das ist ganz wichtig, daß du mal in die Klinik gehst, damit das ..." (wird unterbrochen)

Mutter: Nein, eigentlich nicht. Wir waren vor den großen Ferien, waren wir hier zur Untersuchung, weil Sven so Unterbauchbeschwerden hatte...

Sven: (unterbricht, spricht dabei aber sehr leise) Ich will auch was sagen.

Mutter: ... und ihm war häufiger schlecht und hatte Bauchschmerzen unterhalb des Bauchnabels. Du, Sven, ich bin gleich fertig, ja! Da war ihm häufig schlecht, und er hatte auch so stimmungsmäßig ein bißchen seelischen Tiefstand. Er sagte also zum Beispiel „Warum lebe ich überhaupt noch" und „Das ist doch alles so schwer zu ertragen, ich schaff das überhaupt nicht mehr" und „Ich weiß manchmal gar nicht, was mit mir los ist".

Sven: (Unterbricht die Mutter und ist dabei sehr erregt, wirkt ärgerlich) „Warum leb ich überhaupt noch", hab ich nicht gesagt, hast du mir untergeschoben ... (unverständlich) ... ganz was anderes damit gemeint.

Mutter: Nein, du hast aber gesagt, du schaffst das alles nicht mehr und du weißt manchmal gar nicht, was mit dir los ist.

Sven: (Sehr erregt) Ja. Aber das mit dem „Warum leb ich überhaupt noch" hast du mir untergeschoben, hab ich nicht gesagt, nicht mal angedeutet.

Mutter: Na, da brauchst du doch nicht gleich so böse zu sein.

Sven: (Weinend und schluchzend) Doch, das klingt ja so, als wollte ich am liebsten tot sein.

Mutter: Na, ja so war das nicht gemeint. Sven, aber du hast das aber so in der Richtung gesagt.

Sven: Nein, hast du was falsch verstanden.

Mutter: Na, es ist ja auch egal. Jedenfalls, da ich selbst gemütskrank bin ...

Sven: (Spricht sehr leise dazwischen) Ist nicht egal.

Mutter: ... wollte ich den Sven auch mal untersuchen lassen, ob sich da irgendwas in der Richtung sich entwickelt oder ob man das also abklären kann schon in dem Stadium oder was man da wohl machen kann.

In diesem kurzen Ausschnitt wird exemplarisch deutlich, wie Frau Biel ihre psychische Krankheit bzw. Beeinträchtigung tendenziell auf Sven projiziert: Zunächst bleiben ihre Befürchtungen etwas unklar und indirekt formuliert, man bemerkt, wie schwer es ihr fällt, über ihre Erkrankung zu sprechen; dann findet sie aber doch den Mut, dieses Problem von sich aus anzusprechen. In den jetzigen Schwierigkeiten von Sven sieht sie erste Anzeichen dafür, daß sich auch bei ihm eine Psychose entwickeln könnte. Sie befürchtet, an den psychischen Problemen Svens schuld zu sein, indem sie ihre Erkrankung erblich und durch ihr Verhalten an Sven weitergibt und daß sie deshalb als Mutter für Sven versagt. Sie hat deshalb Schuldgefühle, und ihre ohnehin vorhandenen depressiven Tendenzen (Selbstkritik, Selbstabwertung, gedrückte Stimmung) werden dadurch noch verstärkt. Heftig wehrt sich Sven dagegen, daß ihm die Mutter Selbstmordgedanken „unterschiebt“, bleibt dabei aber letztlich erfolglos, denn die Diskussion hierüber wird von der Mutter abgebrochen.

Im Anamnesegespräch hatte Frau Biel angegeben, daß sie sich von Sven „unterjocht“ fühlt. Dieses Gefühl, machtlos gegenüber dem Kind zu sein und von ihm unterdrückt zu werden, hat die Mutter eigentlich seit Geburt des Kindes. Seitdem Sven ca. 3 Jahre alt ist, hat sie darüber hinaus das Gefühl, ihm intellektuell und körperlich unterlegen zu sein. In einer späteren Phase des Familiengesprächs wird dieser Problembereich in anderer Weise thematisiert: Sven beklagt sich darüber, daß die Eltern ihm keine Orientierung und keine Führung geben und ihn mit vielen Entscheidungen — mit denen er überfordert ist und bei denen er Hilfe bräuchte — alleine lassen:

Therapeut: Einmal sagst du, in vielen Dingen möchtest du selbständig sein, ja?

Sven: Ja.

Therapeut: Mehr alleine machen und weniger Unterstützung, ja? Und in anderen Dingen, in manchen anderen Sachen möchtest du mehr Unterstützung, ja?

Sven: Ja, nämlich in solchen Sachen

Therapeut: Ja?

Sven:	... die mir so schwer, so schwere Sachen, daß so, wo ich mich nicht alleine, wo ich mich nicht entscheiden kann, da sollen sie mir helfen, Entscheidungen zu treffen. Mehr verlange ich doch gar nicht.
Mutter:	Sven, das mußt du aber dann auch klar und deutlich sagen.
Therapeut:	Das ist für sie irgendwie ...
Mutter:	Das ist für mich ganz neu.
Therapeut:	... neu.
Mutter:	Ja.
Sven:	Da komme ich mir aber immer vor ... (unverständlich) ..., dann muß ich mir ja vorkommen, wie, wie einer, der genau sagt „So, du mußt jetzt zu mir das und das“, so wie ein Vorsager, so wie ein Souffleur beim Theater, so wie beim Theater, einer der Mitspieler selbst, der Souffleur ist, ja also in dem anderen Sinne souffliert, was der sagen soll. Der sagt „Gibst du mir jetzt das und das, ich verlange jetzt von dir das und das, du machst jetzt das und das mit mir“. Das ist ja grad so, als seid ihr die Unselbständigen, wenn ich euch immer erst dazu ermuntern muß, mich zu ermuntern. Das ist ein einziger Teufelskreis, wenn ich euch ermuntern muß, mich zu ermuntern. Dann sieht's so aus, daß ich euch ermuntern muß, mich zu ermuntern, euch zu ermuntern (stöhnt). (Weinend) Begreifst du das nicht?

In diesem kurzen Ausschnitt wird deutlich, was die Mutter wohl meint, wenn sie sich Sven unterlegen fühlt. Sie hat große Schwierigkeiten, Sven gegenüber Entscheidungen zu treffen, zu vertreten und durchzusetzen. Sven erhält nur geringe elterliche Führung und Kontrolle. Die Durchsetzungsschwierigkeiten der Eltern und ihre Unfähigkeit, klare Strukturen vorzugeben, führen dazu, daß Sven in eine elternhafte Rolle gedrängt wird (Parentifizierung). Die Rollenverteilung in der Familie ist so verschoben, daß hierüber kaum noch sinnvoll gesprochen werden kann; der Gesprächsausschnitt stellt ein typisches Beispiel für eine schwere Kommunikationsstörung dar: Sven und seine Mutter verwickeln sich in Paradoxien: verwirrend, daß auch die Kommunikation hierüber paradox wird; Sven erkennt diese Verwirrung deutlich und reagiert umso verzweifelter.

Das Familiengespräch wurde auch bei Familie Biel mit Hilfe der Marburger Familiendiagnostischen Skalen ausgewertet. In Abbildung 6.4 ist die Beziehungsdynamik (zu einer genaueren Erläuterung vgl. das Beispiel in Abbildung 6.2) der Familie Biel graphisch dargestellt. Hieraus ist ersichtlich, daß die Beziehungsdynamik ihre höchste Intensität in der Beziehung zwischen Mutter und Sven hat: Das mütterliche Verhalten gegenüber Sven ist ausschließlich von Bindungstendenzen geprägt; Ab-

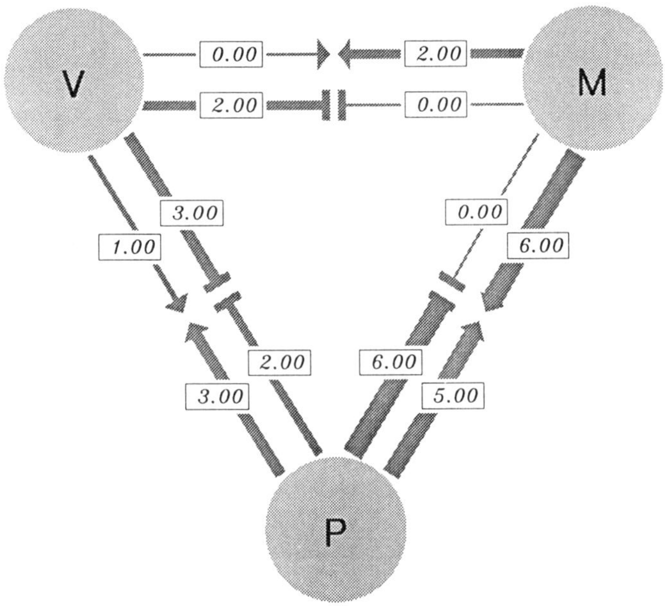

Erläuterung: ——▶ Bindungstendenzen
——▌ Abgrenzungstendenzen

Abbildung 6.4: Auswertung des familiendiagnostischen Gespräches mit den Marburger Familiendiagnostischen Skalen (MFS): Beziehungsdynamik zwischen Sven Biel und seinen beiden Eltern.

grenzungstendenzen fehlen völlig. Svens Beziehung zu seiner Mutter dagegen stellt sich hochambivalent dar: In seinem Verhalten der Mutter gegenüber finden sich sowohl Bindungs- wie auch Abgrenzungstendenzen in einem hohen Ausmaß.

6.4.4 Verlauf und Ergebnis der Behandlung

Die Fieberschübe, die den unmittelbaren Aufnahmeanlaß darstellten, traten während des stationären Aufenthaltes überhaupt nicht mehr auf. Auch die sonstige körperliche Symptomatik verminderte sich bereits während der ersten Wochen des stationären Aufenthaltes erheblich.

Mit der Aufnahme geriet Sven in eine depressive Verstimmung. Dazu kam, daß Sven nun Probleme offenlegte, die er vorher verheimlicht hatte. Unter anderem berichtete er über zwanghafte Impulse zu suizidalen Handlungen; dazu gehörten zum Beispiel Tendenzen, sich unter ein Auto zu werfen. Außerdem berichtete er von halluzinatorischen Erlebnissen, die einige Zeit zurücklagen (Stimmenhören) und ansatzweise von Derealisations- und Depersonalisationserlebnissen. Wegen dieser psychosenahen Symptomatik (aus diesem Grund haben wir oben von einer „beginnenden psychotischen Episode“ gesprochen) wurde Sven zwei Monate lang neuroleptisch behandelt. Die Zwangsimpulse und die ansatzweise vorhandenen Derealisationserlebnisse verschwanden unter der Medikation, und die depressive Verstimmung verbesserte sich ebenfalls in dieser Zeit. Neben der Medikation nutzte Sven die folgenden therapeutischen Angebote:

(1) Psychotherapeutische Gespräche: Sven griff die Möglichkeit zu Gesprächen bereitwillig und dankbar auf. Für sein Alter war er sehr gut in der Lage, komplizierte Inhalte in differenzierter Form verbal zu bearbeiten.
(2) Beschäftigungstherapie und Milieutherapie: Sven konnte die sozialen Kontakte, die für Sven zunächst nur ängstigend waren, erproben und zunehmend ihre positiven Qualitäten entdecken; im Verlauf dieser Therapie konnte Sven auch motiviert werden, sich mehr körperlich und handwerklich zu betätigen.
(3) Verhaltenstherapeutisches Wiedereingliederungsprogramm in die Schule: In den Gesprächen wurde mit Sven die Wiedereingliederung in die Schule vorbereitet. Sven konnte schrittweise zum Schulbesuch motiviert werden. Nach 2 1/2 Monten besuchte er eine Schule, die in unmittelbarer Nähe der Klinik liegt. Die schulische Betreuung von Sven wurde mit den dortigen Lehrern abgesprochen. Zur Verbesserung der Mitarbeit und des sozialen Kontaktes mit den Mitschülern wurden verhaltenstherapeutische Selbstkontrollprogramme durchgeführt.
(4) Wöchentliche intensive Beratungsgespräche und Verhaltensmodifikation mit den Eltern: Im Rahmen dieser Gespräche wurde mit den Eltern der Stellenwert der mütterlichen Erkrankung besprochen; weiterhin wurde (u. a. anhand von Videoaufnahmen) herausgearbeitet, wie die Störungen von Sven mit den elterlichen Verhaltensweisen zusammenhängen. Unter anderem entwickelten die Eltern eine Vorstellung davon, wie sie ihr künftiges Familienleben gestalten wollten, was sie dabei wechselseitig voneinander und was sie von Sven erwarten. Im Anschluß daran wurde mit den Eltern ein verhaltenstherapeutisches Programm durchgeführt, das sich vorwiegend auf die elterlichen Durchsetzungsschwierigkeiten gegenüber Sven bezog. In diesem Selbstkontrollprogramm übten die Eltern anhand von einfachen Beispielsituationen ein, wie sie sich Sven gegenüber durchsetzen können. Die Eltern arbeiteten an diesem Programm sehr motiviert mit. Jeweils an den Wochenenden wurden die vorher durchgesprochenen elterlichen Verhaltensweisen neu erprobt. Sven wurde hierzu jeweils zwei Tage beurlaubt.

Alle genannten Maßnahmen zeigten einen sehr guten Erfolg. Sven konnte wieder gut in die Schule eingegliedert werden, er fehlte keinen Tag mehr. Die schulische Mitarbeit, seine Leistungen und der Kontakt zu den Mitschülern entwickelte sich sehr gut. Analoges gilt auch für Svens Verhalten im stationären Bereich. Gegen Ende des stationären Aufenthaltes (2 1/2 Monate ohne Medikation) traten auch keine depressiven Verstimmungen mehr auf, ebensowenig die psychosomatische Symptomatik. Auch die übrigen genannten Symptome waren nicht mehr feststellbar. Der häusliche Bereich konnte insoweit umstrukturiert werden, als die Eltern nunmehr in der Lage sind, in einigen wichtigen Bereichen (z. B. Schularbeiten, Aufräumen, Gestaltung des häuslichen Ablaufes) sich gegenüber Sven durchzusetzen. Nach der Entlassung Svens nach Hause trat die Symptomatik nicht mehr auf; die Familie kam 1/2 Jahr lang weiterhin zu wöchentlichen Therapiegesprächen. Ein katamnestisches Gespräch fand zwei Jahre später statt; der Behandlungserfolg erwies sich bis zu dieser Zeit als stabil.

Anhang

Tabelle A-4.1: Häufigkeit von Erkrankungen und Belastungen bei den Eltern der Patienten in der kinder- und jugendpsychiatrischen Inanspruchnahmepopulation

		Psychische und körperliche Erkrankungen bei den Eltern					
		Vater		Mutter		Insges.*	
		abs.	%	abs.	%	abs.	%
„Körperlicher Bereich“							
OLI	Oligophrenien	13	1.2	29	2.5	38	3.2
ANF	Anfallskrankheiten	20	1.8	23	2.0	39	3.3
MIS	Mißbildungen	5	0.5	9	0.8	13	1.1
INT	Interne Erkrankungen	74	6.7	80	6.9	127	10.7
SON	Sonstige neurologische Erkrankungen	28	2.5	34	2.9	57	4.8
„Psychischer Bereich“							
PSY	Psychosen	41	3.7	52	4.5	89	7.5
PAT	Psychopathien	12	1.1	17	1.5	27	2.3
NEU	Neurosen	31	2.8	79	6.8	102	8.6
SUI	Suicidale Handlungen	39	3.5	43	3.7	78	6.6
ALK	Alkoholismus, Süchte	203	18.5	82	7.1	250	21.0
KRI	Kriminalität	22	2.0	9	0.8	26	2.2

* Die Prozentangaben in der Spalte „Insgesamt“ ergeben geringere Werte als die Summierung der Belastungen väterlicherseits und mütterlicherseits, da in manchen Familien beide Eltern die entsprechende Belastung aufweisen.

Tabelle A-4.2: Vergleich von psychotischen Patienten mit Patienten ohne Diagnose auf der Achse I des MAS im Hinblick auf Belastungen mit psychischen Erkrankungen in der Verwandtschaft (1. bis 3. Verwandtschaftsgrad)

	Belastungen mit psychischen Störungen in der Verwandtschaft		
Diagnose	Keine Belast.	Mindest. eine Belast.	Summe
Patienten ohne klinisch-psychiatr. Syndr.	50 96.15 %	2 3.85 %	52 27.81 %
Psychotische Patienten	99 73.33 %	36 26.67 %	135 72.19 %
Summe	149 79.68 %	38 20.32 %	187 100.00 %
Statistik	df	Wert	P
Likelihood ratio Chi-Quadrat	1	15.271	0.000
Fishers exakter Test (2-seit.)			0.000

Tabelle A-4.3: Vergleich von psychotischen Patienten und Patienten mit anderen Diagnosen auf der Achse I des MAS im Hinblick auf Belastungen mit psychischen Erkrankungen in der Verwandtschaft (1. bis. 3. Verwandtschaftsgrad)

Diagnose	Belastungen mit psychischen Störungen in der Verwandtschaft: Keine Belast.	Mindest. eine Belast.	Summe
Patienten mit anderen Diagnosen auf der Achse I des MAS	836 89.32 %	100 10.68 %	936 87.39 %
Psychotische Patienten	99 73.33 %	36 26.67 %	135 12.61 %
Summe	935 87.30 %	136 12.70 %	1071 100.00 %
Statistik	**df**	**Wert**	**P**
Likelihood ratio Chi-Quadrat	1	22.493	0.000
Fishers exakter Test (2-seit.)			0.000

Tabelle A-4.4: Belastungen mit psychischen Erkrankungen bei den Eltern und Anzahl der Belastungen auf der Achse V des MAS*

Belastungen mit psychischen Erkrankungen bei den Eltern		Anzahl der Belastungen auf der Achse V des MAS: 0	1	2	3—8	Summe
Keine Belastungen mit psychischen Erkrankungen	Abs.	138	142	84	46	410
	Zeilen-%	33.66	34.63	20.49	11.22	71.93
Ein Elternteil mit psychischen Erkrankungen belastet	Abs.	32	48	39	12	131
	Zeilen-%	24.43	36.64	29.77	9.16	22.98
Beide Elternteile mit psychischen Erkrankungen belastet	Abs.	2	6	10	11	29
	Zeilen-%	6.90	20.69	34.48	37.93	5.09
Summe	Abs.	172	196	133	69	570
	Zeilen-%	30.18	34.39	23.33	12.11	100.00
	Statistik			**df**	**Wert**	**P**
	Chi-Quadrat			6	32.551	0.000
	Likelihood ratio Chi-Quadrat			6	29.179	0.000

* Bei der Anzahl der Belastungen auf der Achse V des MAS wird das Item Nr. 1 der Achse V nicht mitgezählt.

Tabelle A-5.1: Die für die Auswertung definierte Stichprobe: Zusammenfassende Übersicht

	Fallzahl insgesamt	Fallzahl durch Stichprobenminderung wegen fehlender Werte*
Gesamtstichprobe aller untersuchten Kinder:	153	108
Davon — Aus Fam. mit einem schizophr. Elternteil	59	36
— Aus Fam. mit einem depress. Elternteil	94	72
Reduzierte Stichprobe der ältesten untersuchten Kinder aus jeder Familie (ein Kind pro Familie):	94	74
Davon — Aus Fam. mit einem schizophr. Elternteil	34	23
— Aus Fam. mit einem depress. Elternteil	60	51

* Die Stichprobenminderung ergibt sich hauptsächlich wegen fehlender Werte beim IQ und bei den in der Identifikationsprobe erhobenen Testwerten. Von insgesamt 108 Kindern liegen die Ergebnisse der Identifikationsprobe und der IQ gleichermaßen vor. Bei insgesamt 45 Kindern dagegen fehlen entweder der IQ oder die Werte aus der Identifikationsprobe oder andere zentrale Variablen, die in den komplexen Analysen Verwendung finden sollen. Die fehlenden Werte bei den 45 Kindern erklären sich durch folgenden Umstand: IQ und Identifikationsprobe wurden erst bei Kindern ab 8 Jahren erhoben; d. h., für die Kinder zwischen 4 und 7 Jahren liegen diese Werte nicht vor. Dazu kommen einige Kinder, mit denen die Identifikationsprobe wegen intellektueller Überforderung nicht sinnvoll durchgeführt werden konnte oder die bei der Untersuchung nicht hinreichend kooperierten.

Tabelle A-5.2: Symptomliste zur Elternbefragung

Symptomliste Teil 1: Psychosomatische Symptome der Kinder

1 = Adipositas
2 = Anorexie
3 = Asthma bronchiale
4 = Gehäuftes Erbrechen
5 = Gehäufte Durchfälle
6 = Herzbeschwerden
7 = Gehäufte Kopfschmerzen
8 = Vegetative Dystonie

Symptomliste Teil 2: Verhaltensauffälligkeiten der Kinder

1 = Weinerlichkeit
2 = Psychomotorische Unruhe
3 = Aggressivität
4 = Gehemmtheit
5 = Phobien
6 = allgemeine Ängstlichkeit
7 = Pavor nocturnus
8 = Schulängste
9 = Schulversagen
10 = Schulschwänzen
11 = Arbeitsbummelei
12 = Kontaktarmut
13 = Distanzlosigkeit
14 = Schlafstörungen
15 = Noktambulismus
16 = Jaktationen
17 = Nägelbeißen
18 = Sprechstörungen
19 = Enuresis
20 = Enkopresis
21 = Appetitstörungen
22 = Tics
23 = Zwänge
24 = andere Erziehungsschwierigkeiten
25 = Fortlaufen
26 = Lügen
27 = Stehlen
28 = Verwahrlosungserscheinungen
29 = Haareausreißen

Tabelle A-5.3: Schichtverteilung der Familien mit einem endogen-depressiven bzw. einem schizophrenen Elternteil

	Kinder mit einem			
	endogen-depressiven Elternteil		schizophrenen Elternteil	
	(Abs.)	(%)	(Abs.)	(%)
Soziale Schicht				
Oberschicht und obere Mittelschicht	3	5.0	3	8.8
Mittl. Mittelschicht	6	10.0	7	20.6
Untere Mittelschicht	23	38.3	14	41.2
Obere Unterschicht	14	23.3	8	23.5
Untere Unterschicht und sozial Verachtete	14	23.3	2	5.9
Summe	60	100 %	34	100 %

Chi-Quadrat-Median-Test:
Chi-Quadr.-Korr.: 2.0143; df = 1; p = 0.15582 (n. s.)
Chi-Quadr.-Rohw.: 2.6829; df = 1; p = 0.10142

Zusammengefaßte Tabelle:

	Kinder mit einem			
	depressiven Elternteil		schizophrenen Elternteil	
	(Abs.)	(%)	(Abs.)	(%)
Mittel- und Oberschicht	32	53	24	71
Unterschicht	28	47	10	29

Tabelle A-5.4: Altersverteilung der Kinder in den beiden untersuchten Gruppen: Absolute Häufigkeiten

	Alter des Kindes			
	5—6	7—12	12—19	Summe
Kinder mit einem depressiven Elternteil	0	15	45	60
Kinder mit einem schizophrenen Elternteil	3	15	16	34

Chi-Quadrat-Median-Test: Chi-Quadr.-Korr.: 6.261196; df = 1; p = 0.01234
Chi-Quadr.-Rohw.: 7.437100; df = 1; p = 0.00638

Tabelle A-5.5: Geschlechtsverteilung der Kinder in den beiden untersuchten Gruppen

	Geschlecht des Kindes		
	männlich	weiblich	Summe
Kinder mit einem depressiven Elternteil	27 (45 %)	33 (55 %)	60
Kinder mit einem schizophrenen Elternteil	18 (53 %)	16 (47 %)	34

Chi-Quadr.-Korr.: 0.276366; df = 1; p = 0.59902 (n. s.)
Chi-Quadr.-Rohw.: 0.548427; df = 1; p = 0.45896 (n. s.)

Tabelle A-5.6: Durchschnittswerte und Streuungen und statistische Testergebnisse auf den MMPI-Skalen für die beiden Kindergruppen (Die Standardabweichungen sind in Klammern gesetzt.)

MMPI-Skala		Kinder mit einem depressiven Elternteil (n = 43*)		Kinder mit einem schizophrenen Elternteil (n = 9*)		T-Test (für varianz-heterogene Stichproben)	
		M	SD	M	SD	t	p
L	Lügenwert	46.46	(12.50)	42.55	(8.35)		
F	Validitätswert	47.46	(8.50)	53.44	(11.35)		
K	Korrekturfaktor	52.27	(9.90)	48.66	(14.08)		
HD	Hypochondrie	48.02	(6.05)	68.88	(21.08)	2.9441	0.0185
D	Depression	46.32	(9.35)	50.44	(16.58)		
HY	Hysterie	50.04	(8.14)	51.66	(12.34)		
PP	Psychopathie	49.00	(8.32)	62.66	(14.89)	2.6676	0.0257
MF	MF-Interessen	46.23	(9.16)	46.77	(16.69)		
PA	Paranoia	43.90	(10.08)	52.11	(15.53)		
PT	Psychasthenie	48.27	(8.52)	78.44	(21.89)	4.0685	0.0035
SC	Schizoidie	49.60	(6.98)	74.11	(21.18)	3.4323	0.0089
MA	Hypomanie	49.76	(10.01)	50.55	(13.74)		
SI	Intr./Extravers.	47.18	(11.34)	46.66	(13.91)		

* Darüber hinaus in einigen Fällen fehlende Werte.

Tabelle A-5.7: Durchschnittliche Identifikation des Kindes mit dem gesunden und dem kranken Elternteil in Familien mit einem depressiven Elternteil und Familien mit einem schizophrenen Elternteil (Basis: reduzierte Stichprobe)

	Kinder aus Familien					
	mit einem depressiven Elternteil (n = 60)			mit einem schizophrenen Elternteil (n = 24)		
Korrelation	r*	z**	z-STD***	r	z	z-STD
Gesunder Elternteil — Idealich	.688	.844	(.698)	.299	.308	(.399)
Erkrankter Elternteil — Idealich	.442	.475	(.667)	.285	.293	(.479)
Gesunder Elternteil — Realich	.550	.619	(.577)	.378	.398	(.647)
Erkrankter Elternteil — Realich	.504	.555	(.549)	.301	.311	(.492)

* Spearmansche Rangkorrelationen über z-Transformation berechnet.
** z-transformierte Korrelationswerte.
*** In Klammern sind die Standardabweichungen angegeben.

t-Test-Ergebnisse:

t-Test-Ergebnis für Korrelation gesunder Elternteil — Idealich:
F-Wert: 3.0603; df = 59 + 23; p = 0.004278
t-Hom.: 3.5302; df = 82; p = 0.000684
t-Het.: 4.4128; df = 71; p = 0.000035

t-Test-Ergebnis für Korrelation erkrankter Elternteil — Idealich:
F-Wert: 2.0140; df = 59 + 22; p = 0.071513
t-Hom.: 1.1975; df = 81; p = 0.234604
t-Het.: 1.3951; df = 56; p = 0.168497

t-Test-Ergebnis für Korrelation gesunder Elternteil — Realich:
F-Wert: 1.2574; df = 23 + 59; p = 0.474041
t-Hom.: 1.5315; df = 82; p = 0.129489
t-Het.: 1.4575; df = 38; p = 0.153188

T-test-Ergebnis für Korrelation erkrankter Elternteil — Realich:
F-Wert: 1.2451; df = 59 + 22; p = 0.581108
t-Hom.: 1.8627; df = 81; p = 0.066125
t-Het.: 1.9568; df = 44; 0 = 0.056731

Tabelle A-5.8: Ergebnisübersicht zur ersten Varianzanalyse: MANOVA/ANOVA für Familien-Identifikations-Variablen nach den Faktoren ELT (Depressive vs. Schizophrene Eltern), KET (Vater erkrankter Elternteil vs. Mutter erkrankter Elternteil); SEX (Jungen vs. Mädchen), adjustiert nach Alter und Intelligenz (IQ) der Kinder (N = 108)

		Kovariaten			Faktoren			Wechselwirkungen zwischen den Faktoren				Freiheitsgrade
		Alter	IQ	Alter +IQ	ELT	KET	SEX	ELT X KET	KET X SEX	ELT X SEX	ELT X KET X SEX	FG
Gesamterg.:												
Wilks		.924	.993	.916	.896	.925	.922	.947	.953	.950	.951	
M appr.	F	1.968	.169	1.062	2.753	1.916	2.021	1.329	1.178	1.242	1.238	(4.95)
	P	.106	.954	.391	.032	.114	.098	.265	.325	.298	.300	
I-V	F	.009	.268	.156	6.531	2.827	.104	2.626	1.483	.340	.583	
	P	.925	.606	.856	.012	.096	.747	.108	.226	.561	.447	(1.98)
I-M	F	1.079	.100	.538	1.103	6.744	.082	.777	2.745	.272	.032	
	P	.301	.752	.585	.296	.011	.775	.380	.101	.603	.857	(1.98)
R-V	F	4.494	.028	2.447	.029	1.348	2.032	1.366	.012	1.484	1.290	
	P	.037	.867	.092	.866	.233	.157	.245	.912	.226	.259	(1.98)
R-M	F	.005	.386	.193	2.736	4.803	4.590	.019	2.507	.299	.216	
	P	.943	.536	.825	.101	.031	.035	.891	.117	.586	.643	(1.98)
FG	M	(4.96)	(4.96)	(8.190)								
	U	(1.99)	(1.99)	(2.98)								

Legende:
I-V = Ideale Identifikation mit dem Vater
I-M = Ideale Identifikation mit der Mutter
R-V = Reale Identifikation mit dem Vater
R-M = Reale Identifikation mit der Mutter

Tabelle A-5.9: Ergebnisübersicht zur zweiten Varianzanalyse: MANOVA/ANOVA für Familien-Identifikations-Variablen nach den Faktoren ELT (Depressive vs. Schizophrene Eltern), KET (Vater erkrankter Elternteil vs. Mutter erkrankter Elternteil), SEX (Jungen vs. Mädchen), adjustiert nach Alter und Intelligenz (IQ) der Kinder (N = 108)

		Kovariaten			Faktoren		Wechselwirkungen zwischen den Faktoren					Freiheitsgrade
		Alter	IQ	Alter +IQ	ELT	KET	SEX	ELT X KET	KET X SEX	ELT X SEX	ELT X KET X SEX	FG
Wilks		.880	.969	.856	.828	.897	.911	.928	.943	.932	.965	
M appr.	F	3.267	.769	1.964	4.947	2.729	2.311	1.847	1.449	1.728	.865	(4.95)
	P	.015	.548	.053	.0012	.034	.063	.126	.224	.150	.488	
I-G	F	.599	.436	.423	12.541	4.471	.093	2.081	4.946	.119	.090	
	p	.441	.510	.657	.00061	.037	.761	.152	.028	.731	.765	(1.98)
I-K	F	2.160	1.547	1.526	.224	5.041	.062	.270	.786	.525	.360	
	P	.145	.216	.222	.637	.027	.805	.605	.377	.470	.550	(1.98)
R-G	F	6.503	.002	3.423	.358	6.313	6.036	.034	2.362	1.766	.995	
	P	.012	.967	.037	.551	.014	.016	.854	.128	.187	.321	(1.98)
R-K	F	.306	.591	.370	1.592	.798	1.264	1.278	.027	.489	.128	
	P	.582	.444	.692	.210	.376	.264	.261	.869	.486	.721	(1.98)
FG	M	(4.96)	(4.96)	(8.190)								
	U	(1.99)	(1.99)	(2.98)								

Legende:
I-G = Ideale Identifikation mit dem gesunden Elternteil
I-K = Ideale Identifikation mit dem kranken Elternteil
R-G = Reale Identifikation mit dem gesunden Elternteil
R-K = Reale Identifikation mit dem kranken Elternteil

Tabelle A-5.10: Ergebnisübersicht zur Varianzanalyse 1 und 2: Durchschnittliche Korrelationskoeffizienten*, aufgeschlüsselt nach Faktoren und Identifikationsvariablen (N=108)

	Faktoren							
	Endogene Depression				Schizophrenie			
	Vater krank		Mutter krank		Vater krank		Mutter krank	
Identifikationsvariable:	Jungen	Mädchen	Jungen	Mädchen	Jungen	Mädchen	Jungen	Mädchen
I-V	.638	.636	.650	.549	.399	.662	.219	.072
I-M	.584	.732	.410	.311	.300	.635	.293	.302
R-V	.436	.545	.485	.433	.457	.521	.083	.396
R-M	.508	.764	.378	.516	.291	.640	.221	.204
I-G	.584	.732	.650	.549	.300	.635	.218	.072
I-K	.638	.636	.410	.311	.399	.662	.243	.302
R-G	.508	.764	.485	.433	.241	.640	.083	.396
R-K	.436	.545	.378	.516	.457	.521	.221	.204
Insges.	.542	.669	.481	.452	.362	.615	.204	.244

Legende für die Indentifikationsvariablen:
I-V = Ideale Identifikation mit dem Vater
I-M = Ideale Identifikation mit der Mutter
R-V = Reale Identifikation mit dem Vater
R-M = Reale Identifikation mit der Mutter
I-G = Ideale Identifikation mit dem gesunden Elternteil
I-K = Ideale Identifikation mit dem kranken Elternteil
R-G = Reale Identifikation mit dem gesunden Elternteil
R-K = Reale Identifikation mit dem kranken Elternteil

Die Berechnungen erfolgten mit den z-Werten; hier sind die z-Werte aber in Korrelationswerte (Spearman-Korr.) zurückgerechnet.

Tabelle A-5.11: Gesamtergebnis der Diskriminanzanalyse 1 mit der Abfolge der schrittweisen Aufnahme der Prognosevariablen in die Diskriminanzfunktion

Gesamtergebnis:

— Kanonische Korrelation:	.471
— WILKS Lambda:	.777
— Chi-Quadrat:	16.95
— df:	5
— Signifikanz von WILKS Lambda (Chi-Quadrat):	.005

Schritt-Nr.	In das Modell aufgenommene Variable	WILKs LAMBDA	WILKs LAMBDA p-Wert	Veränderung in RAOs V p-Wert
1	Intelligenz (IQ)	.879	.003	.002
2	Ideale Ident. mit dem Vater (I-V)	.808	.001	.008
3	Reale Ident. mit der Mutter (R-M)	.790	.001	.163
4	Ideale Ident. mit der Mutter (I-M)	.783	.002	.367
5	Reale Ident. mit dem Vater (R-V)	.777	.005	.424

Tabelle A-5.12: Gesamtergebnis der Diskriminanzanalyse 2 mit der Abfolge der schrittweisen Aufnahme der Prognosevariablen in die Diskriminanzfunktion

Gesamtergebnis:

— Kanonische Korrelation:	.520
— WILKS Lambda:	.729
— Chi-Quadrat:	21.293
— df:	5
— Signifikanz von WILKS Lambda (Chi-Quadrat):	.001

Schritt-Nr.	In das Modell aufgenommene Variable	WILKs LAMBDA	WILKs LAMBDA p-Wert	Veränderung in RAOs V p-Wert
1	Ideale Ident. mit gesundem Elternteil (I-G)	.852	.001	.000
2	Intelligenz (IQ)	.774	.000	.004
3	Ideale Ident. mit krankem Elternteil (I-K)	.763	.000	.239
4	Reale Ident. mit krankem Elternteil (R-K)	.747	.001	.159
5	Reale Ident. mit gesundem Elternteil (R-G)	.729	.001	.125

Literatur

Ainsworth, M. S., Blehar, M. C., Waters, E. & Wall, S. (1978). Patterns of attachment. A psychological study of the strange situation. Hillsdale, NJ: Erlbaum.

Albrecht, P., Torrey, E. F., Boone, E., Hicks, J. T. & Daniel, N. (1980). Raised cytomegalovirus-antibody level in cerebrospinal fluid of schizophrenic patients. Lancet, II, 769—772.

Allen, M. G., Cohen, S. & Pollin, W. (1972). Schizophrenia in veteran twins: a diagnostic review. American Journal of Psychiatry, 128, 939—945 (Korrektur auf S. 1468).

American Psychiatric Association (1987). Diagnostic and statistical manual of mental disorders, 3rd edition, revised (DSM-III-R). Washington: APA. (dt.: Diagnostisches und Statistisches Manual Psychischer Störungen [DSM-III-R]; Dt. Bearb. u. Einf. von H.-U. Wittchen, H. Saß, M. Zaudig & K. Koehler (1989). Weinheim: Beltz)

Anastasopoulos, G. & Photiades, H. (1962). Effect of LSD-25 on relatives of schizophrenic patients. Journal of Mental Science, 108, 95—98.

Andreasen, N. C., Smith, M. R., Jacoby, C. G., Dennert, J. W. & Olsen, S. A. (1982). Ventricular enlargement in schizophrenia: Definition and prevalence. American Journal of Psychiatry, 139, 292—296.

Angold, A. (1990). Childhood and adolescent depression, II: Research in clinical populations. In Chess, S., Hertzig, M. E. (Eds.). Annual progress in child psychiatry and child development, 1989 (pp. 355—384). New York: Brunner/Mazel. (Nachdruck aus: British Journal of Psychiatry (1988) 153, 476—492)

Anthony, E. J. (1958). An aetiological approach to the diagnosis of psychosis in childhood. Zeitschrift für Kinderpsychiatrie, 25, 89—96.

Anthony, E. J. (1962). Low-grade psychosis in childhood. In Richards, B. W. (Ed.). Proceedings of the London Conference on Scientific Study of Mental Deficiency (Vol. 2, pp. 398—410). Dagenham: May & Baker.

Arboleda, C. & Holzman, P. S. (1985). Thought disorder in children at risk for psychosis. Archives of General Psychiatry, 42, 1004—1013.

Asperger, H. (1944). Die „Autistischen Psychopathen" im Kindesalter. Archiv für Psychiatrie und Nervenkrankheiten, 117, 76—136.

Asperger, H. (1968). Zur Differentialdiagnose des kindlichen Autismus. Acta Paedopsychiatrica, 35, 136—145.

Bågedahl-Strindlund, M. (1986). Mentally ill mothers and their children. An epidemiological study of antenatal care consumption, obstetric conditions, and neonatal health. Acta Psychiatrica Scandinavica, 74, 32—40.

Baron, M., Gruen, R., Rainer, J. D., Kane, J., Asnis, L. & Lord, S. (1985). A family study of schizophrenic and normal control probands: Implications for the spectrum concept of schizophrenia. American Journal of Psychiatry, 142, 447—455.

Barry, H. (1939). A study of bereavement: An approach to problems in mental disease. American Journal of Orthopsychiatry, 9, 355—360.

Bateson, G., Jackson, D. D., Haley, J. & Weakland, J. (1956). Toward a theory of schizophrenia. Behavioral Science, 1, 251—264. (dt.: Auf dem Wege zu einer Schizophrenie-Theorie. In Bateson, G., Jackson, D. D., Haley, J., Weakland, J. H., Wynne, L. et al. (1969). Schizophrenie und Familie. Beiträge zu einer neuen Theorie (S. 11—43). Frankfurt: Suhrkamp.

Baumert, I. (1973). Untersuchung zur diagnostischen Valenz des HAWIK und die Entwicklung einer Kurzform (WIPKI). Bern: Huber.

Beardslee, W. R. & Podorefsky, D. (1990). Resilient adolescents whose parents have serious affective and other psychiatric disorders: Importance of self-understanding and relationships. In Chess, S. & Hertzig, M. E. (Eds.). Annual progress in child psychiatry and child development, 1989 (pp. 485—498). New York: Brunner/Mazel. (Nachdruck aus: American Journal of Psychiatry (1988) 145, 63—69)

Beardslee, W. R., Bemporad, J., Keller, M. B. & Klerman, G. L. (1983). Children of parents with major affective disorder: a review. American Journal of Psychiatry, 140, 825—832.

Beck, A. T. (1967). Depression: Causes and treatment. Philadelphia: University of Pennsylvania Press.

Bender, L. (1947). Childhood schizophrenia: clinical study of one hundred schizophrenic children. American Journal of Orthopsychiatry, 17, 40—56.

Bender, L. (1959). The concept of pseudopsychopathic schizophrenia in adolescents. American Journal of Orthopsychiatry, 29, 491—512.

Bernstein, G. A. (1991). Comorbidity and severity of anxiety and depressive disorders in a clinic population. Journal of the American Academy of Child Psychiatry, 30, 43—50.

Bertelsen, A., Harvald, B. & Hauge, M. (1977). A Danish twin study of manic-depressive disorders. British Journal of Psychiatry, 130, 330—351.

Biederman, J., Rosenbaum, J. F., Bolduc, E. A., Faraone, S. V. & Hirshfeld, D. R. (1991). A high risk study of young children of parents with panic disorder and agoraphobia with and without comorbid major depression. Psychiatry Research, 37, 333—348.

Billings, A. G. & Moos, R. H. (1983). Comparisons of children of depressed and non-depressed parents. A social-environmental perspective. Journal of Abnormal Child Psychology, 11, 463—485.

Bird, H. R., Gould, M. S. & Staghezza, B. (1992). Aggregating data from multiple informants in child psychiatry epidemiological research. Journal of the American Academy of Child and Adolescent Psychiatry, 31, 78—85.

Blackwood, D. H. R., St Clair, D. M., Muir, W. J. & Duffy, J. C. (1991). Auditory P300 and eye tracking dysfunction in schizophrenic pedigrees. Archives of General Psychiatry, 48, 899—909.

Bleuler, E. (1911). Dementia praecox oder Die Gruppe der Schizophrenien. In Aschaffenburg, G. (Hrsg.). Handbuch der Psychiatrie, Spezieller Teil, vierte Abteilung, 1. Hälfte. Leipzig: Deuticke. (Neuauflage: München 1978)

Bleuler, E. (1969). Lehrbuch der Psychiatrie (11. Aufl.). Berlin: Springer.

Bleuler, M. (1972). Die schizophrenen Geistesstörungen im Lichte langjähriger Kranken- und Familiengeschichten. Stuttgart: Thieme.

Bogerts, B. (1990). Die Hirnstruktur Schizophrener und ihre Bedeutung für die Pathophysiologie und Psychopathologie der Erkrankung. Stuttgart: Thieme.

Bosch, G. Psychosen im Kindesalter. In Kisker, K. P., Meyer, J.-E., Müller, M. & Strömgren, E. (Hrsg.). (1972). Psychiatrie der Gegenwart (S. 873—920). 2. Aufl., Bd. II, Teil 1 (Klinische Psychiatrie I). Berlin: Springer.

Bowlby, J. (1980). Attachment and loss. Vol. 3: Loss, sadness and depression. New York: Basic Books.

Brown, G. W. (1959). Experiences of discharged chronic schizophrenic patients in various types of living group. Milbank Memorial Fund Quarterly, 37, 105—131.

Brown, G. W. & Harris, T. (1978). Social origins of depression. A study of psychiatric disorder in women. London: Tavistock and New York: Free Press.

Brown, G. W. & Rutter, M. (1966). The measurement of family activities and relationships. A methodological study. Human Relations, 19, 241—263.

Brown, G. W., Carstairs, G. M. & Topping, G. (1958). Post-hospital adjustment of chronic mental patients. Lancet/II, 685—689.

Brown, G. W., Birley, J. L. T. & Wing, J. K. (1972). Influence of family life on the course of schizophrenic disorders: A replication. British Journal of Psychiatry, 121, 241—258.

Bundesminister für Jugend, Familie, Frauen und Gesundheit (Hrsg.). (1986). Siebter Jugendbericht. Bonn: Deutscher Bundestag. (Bundestags-Drucksache 10/6730, 10. 12. 86)

Bundesminister für Jugend, Familie, Frauen und Gesundheit (Hrsg.). (1990). Achter Jugendbericht. Bonn: Deutscher Bundestag. (Bundestags-Drucksache 11/6576, 06. 03. 90)

Cadoret, R. J., O'Gorman, T. W., Heywood, E. & Troughton, E. (1985). Genetic and environmental factors in major depression. Journal of Affective Disorders, 9, 155—164.

Cannon, T. D., Mednick, S. A. & Parnas, J. (1989). Genetic and perinatal determinants of structural brain deficits in schizophrenia. Archives of General Psychiatry, 46, 883—889.

Cannon, T. D., Mednick, S. A. & Parnas, J. (1990). Two pathways to schizophrenia in children at risk. In Robins, L. N. & Rutter, M. (Eds.). Straight and devious pathways from childhood to adulthood (pp. 328—350). Cambridge: Cambridge University Press.

Carlson, G. A. & Garber, J. (1986). Developmental issues in the classification of depression in children. In Rutter, M., Izard, C. E. & Read, P. B. (Eds.). Depression in young people. Developmental and clinical perspectives (pp. 399—434). New York: Guilford Press.

Carlson, G. A. & Kashani, J. H. (1988). Phenomenology of major depression from childhood through adulthood: analysis of three studies. American Journal of Psychiatry, 145, 1222—1225.

Chambers, W. J., Puig-Antich, J., Hirsch, M., Paez, P., Ambrosini, P. J., Tabrizi, M. A. & Davies, M. (1985). The assessment of affective disorders in children and adolescents by semistructured interview: test-retest reliability of the Schedule for Affective Disorders and Schizophrenia for School-Age Children, Present Episode Version. Archives of General Psychiatry, 42, 696—702.

Cheek, F. E. (1965). The father of the schizophrenic. The function of a peripheral role. Archives of General Psychiatry, 13, 336—345.

Coger, R. W. & Serafetinides, E. A. (1990). Schizophrenia, corpus callosum, and interhemispheric communication: A review. Psychiatry Research, 34, 163—184.

Cohler, B. J., Grunebaum, H. U., Weiss, J. L., Gamer, E. & Gallant, D. H. (1977). Disturbance of attention among schizophrenic, depressed and well mothers and their young children. Journal of Child Psychology and Psychiatry, 18, 115—135.

Conners, C. K. (1970). Symptom patterns in hyperkinetic, neurotic, and normal children. Child Development, 41, 667—682.

Conners, C. K., Himmelhock, J., Goyette, C. H., Ulrich, R. & Neil, J. F. (1979). Children of parents with affective illness. Journal of the American Academy of Child Psychiatry, 18, 600—607.

Corboz, R., Schmidt, M., Remschmidt, H., Schieber, P. & Göbel, D. (1983). Multiaxiale Klassifikation in Berlin, Mannheim und Zürich: Gemeinsamkeiten und Differenzen der Inanspruchnahmepopulationen dreier Kliniken — Artefakt oder Realität? In Remschmidt, H. & Schmidt, M. (Hrsg.). Multiaxiale Diagnostik in der Kinder- und Jugendpsychiatrie: Ergebnisse empirischer Untersuchungen (S. 77—109). Bern: Huber.

Cornblatt, B. & Erlenmeyer-Kimling, L. (1984). Early attentional predictors of adolescent behavioral disturbances in children at risk for schizophrenia. In Watt, N. F., Anthony, E. J., Wynne, L. C. & Rolf, J. E. (Eds.). Children at risk for schizophrenia. A longitudinal perspective (pp. 198—211). Cambridge: Cambridge University Press.

Cornblatt, B. A., Risch, N., Faris, G. et al. (1988). The Continuous Performance Test, Identical Pairs Version (CPT-IP) I. New findings about sustained attention in normal families. Psychiatry Research, 26, 223—238 [zitiert nach Cornblatt et al. 1992].

Cornblatt, B. A., Lenzenweger, M. F., Dworkin, R. H. & Erlenmeyer-Kimling, L. (1992). Childhood attentional dysfunctions predict social deficits in unaffected adults at risk for schizophrenia. British Journal of Psychiatry, 161, (Suppl. 18) 59—64.

Cox, A. D., Puckering, C., Pound, A. & Mills, M. (1987). The impact of maternal depression in young children. Journal of Child Psychology and Psychiatry, 28, 917—928.

Crow, T. J. (1990). The continuum of psychosis and its genetic origins. The sixty-fifth Maudsley Lecture. British Journal of Psychiatry, 156, 788—797.

Cutting, J. (1985). The psychology of schizophrenia. Edinburgh: Churchill Livingstone.

Cytryn, L., McKnew, D. H., Zahn-Waxler, C., Radke-Yarrow, M., Gaensbauer, T. J., Harmon, R. J. & Lamour, M. (1984). A developmental view of affective disturbances in the children of affectively ill parents. American Journal of Psychiatry, 141, 219—222.

Cytryn, L., McKnew, D. H., Zahn-Waxler, C. & Gershon, E. S. (1986). Developmental issues in risk research: the offspring of affectively ill parents. In Rutter, M., Izard, C. E. & Read, P. B. (Eds.). Depression in young people. Developmental and clinical perspectives (pp. 163—188). New York: Guilford.

Dahl, G. (1972). WIP. Reduzierter Wechsler-Intelligenztest. Anwendung, Auswertung, statistische Analysen, Normwerte. Meisenheim: Hain.

Day, R., Nielsen, J. A., Korten, A., Ernberg, G., Dube, K. C., Gebhart, J., Jablensky, A., Leon, C., Marsella, A., Olatawura, M., Sartorius, N., Strömgren, E., Takahashi, R., Wig, N. & Wynne, L. C. (1987). Stressful life events preceding the acute onset of schizophrenia: a cross-national study from the World Health Organization. Culture, Medicine and Psychiatry, 11, 123—205.

Decina, P., Mukherjee, S., Lucas, L, Linder, J. & Horwath, E. (1991). Patterns of illness in parent-child pairs both hospitalized for either schizophrenia or a major mood disorder. Psychiatry Research, 39, 81—87.

De Sanctis, S. (1908). Dementia praecocissima catatonica. Folia Neuro-biologica (Leipzig), 2, 9—12.

Despert, J. L. (1938). Schizophrenia in children. Psychiatric Quarterly, 12, 366—371.

Dilling, H., Mombour, W. & Schmidt, M. H. (Hrsg.). (1991). Internationale Klassifikation psychischer Störungen: ICD-10, Kap. V (F). Klinisch-diagnostische Leitlinien. Bern: Huber.

Doane, J. A. (1978). Family interaction and communication deviance in disturbed and normal families: A review of research. Family Process, 17, 357—376.

Doane, J. A., West, K. L., Goldstein, M. J., Rodnick, E. H. & Jones, J. E. (1981). Parental communication deviance and affective style. Predictors of subsequent schizophrenia spectrum disorders in vulnerable adolescents. Archives of General Psychiatry, 38, 679—685.

Doane, J. A., Jones, J. E., Fisher, L., Ritzler, B., Singer, M. T. & Wynne, L. C. (1982). Parental communication deviance as a predictor of competence in children at risk for adult psychiatric disorder. Family Process, 21, 211—223.

Downey, G. & Coyne, J. C. (1990). Children of depressed parents: an integrative review. Psychological Bulletin, 108, 50—76.

Dworkin, R. H., Bernstein, G., Kaplansky, L. M., Lipsitz, J. D., Rinaldi, A., Slater, S. L., Cornblatt, B. A. & Erlenmeyer-Kimling, L. (1991). Social competence and positive and negative symptoms: a longitudinal study of children and adolescents at risk for schizophrenia and affective disorder. American Journal of Psychiatry, 148, 1182—1188.

Eggers, C. (1967). Prognose und Verlauf kindlicher und präpuberaler Schizophrenien. Medizinische Dissertation, Universität Marburg.

Eggers, C. (1973). Verlaufsweisen kindlicher und präpuberaler Schizophrenien. Berlin: Springer. (Monographien aus dem Gesamtgebiete der Psychiatrie, Psychiatry Series, Bd. IX)

Eisenberg, L. (1957). The course of childhood schizophrenia. Archives of Neurology and Psychiatry, 78, 69—83.

Erel, O., Cannon, T. D., Hollister, J. M., Mednick, S. A. & Parnas, J. (1991). Ventricular enlargement and premorbid deficits in school-occupational attainment in a high risk sample. Schizophrenia Research, 4, 49—52.

Erlenmeyer-Kimling, L. (1968). Studies on the offspring of two schizophrenic parents. In Rosenthal, D. & Kety, S. S. (Eds). The transmission of schizophrenia (pp. 65—83). London: Pergamon.

Erlenmeyer-Kimling, L. & Cornblatt, B. (1984 a). Biobehavioral risk factors in children of schizophrenic parents. Journal of Autism and Developmental Disorders, 14, 357—374.

Erlenmeyer-Kimling, L. & Cornblatt, B. (1984 b). Kinder schizophrener Eltern: Die Untersuchung psychobiologischer Merkmale. In Steinhausen, H.-C. (Hrsg.). Risikokinder. Ergebnisse der Kinderpsychiatrie und -psychologie (S. 156—177). Stuttgart: Kohlhammer.

Erlenmeyer-Kimling, L. & Cornblatt, B. (1987). High-risk research in schizophrenia: a summary of what has been learned. Journal of Psychiatric Research, 21, 401—411.

Erlenmeyer-Kimling, L., Cornblatt, B. & Golden, R. (1983). Early indicators of vulnerability to schizophrenia in children at high genetic risk. In S. B. Guze, F. J. Earls & J. E. Barett (Eds.). Childhood psychopathology and development. New York: Raven Press.

Erlenmeyer-Kimling, L., Friedman, D., Cornblatt, B. & Jacobsen, R. (1985). Electrodermal recovery data on children of schizophrenic parents. Psychiatry Research, 14, 149—161.

Erlenmeyer-Kimling, L., Cornblatt, B. A., Bassett, A. S., Moldin, S. O., Hilldoff-Adamo, U. & Roberts, S. (1990). High-risk children in adolescence and young adulthood: course of global adjustment. In Robins, L. N. & Rutter, M. (Eds.). Straight and devious pathways from childhood to adulthood (pp. 351—364). Cambridge: Cambridge University Press.

Essen-Möller, E. (1941). Psychiatrische Untersuchungen an einer Serie von Zwillingen. Copenhagen: Munksgaard. (Acta Psychiatrica et Neurologica Scandinavica, Supplementum 23)

Fendrich, M., Weissman, M.M. & Warner, V. (1991). Longitudinal assessment of major depression and anxiety disorders in children. Journal of the American Academy of Child and Adolescent Psychiatry, 30, 38—42.

Fischer, M. (1971). Psychoses in the offspring of schizophrenic monozygotic twins and their normal co-twins. British Journal of Psychiatry, 118, 43—52.

Fischer, M., Harvald, B. & Hauge, M. (1969). A Danish twin study of schizophenia. British Journal of Psychiatry, 115, 981—990.

Fish, B. Biological antecedents of psychosis in children. In Freedman, D. (Ed.). (1975). The biology of major psychoses (pp. 49—80). New York: Raven Press.

Fish, B. (1977). Neurobiologic antecedents of schizophrenia in children: Evidence for an inherited, congenital neurointegrative defect. Archives of General Psychiatry, 34, 1297—1313.

Fish, B. (1984). Characteristics and sequelae of the neurointegrative disorder in infants at risk for schizophrenia: 1952—1982. In Watt, N. F., Anthony, E. J., Wynne, L. C. & Rolf, J. E. (Eds.). Children at risk for schizophrenia. A longitudinal perspective (pp. 423—439). Cambridge: Cambridge University Press.

Fish, B. & Alpert, M. (1963). Patterns of neurological development in infants born to schizophrenic mothers. In Wortis, J. (Ed.). Recent advances in biological psychiatry, Vol. 5 (pp. 24—37). New York: Plenum Press.

Fish, B., Marcus, J., Hans, S. L., Auerbach, J. G. & Perdue, S. (1992). Infants at risk for schizophrenia: sequelae of genetic neurointegrative defect. A review and replication analysis of pandysmaturation in the Jerusalem Infant Development Study. Archives of General Psychiatry, 49, 221—235.

Fisher, L. & Jones, J. E. (1980). Child competence and psychiatric risk, II: Areas of relationship between child and family functioning. Journal of Nervous and Mental Disease, 168, 332—337.

Fisher, L., Harder, D. W. & Kokes, R. F. (1980). Child competence and psychiatric risk, III: Comparisons based on diagnosis of hospitalized parent. Journal of Nervous and Mental Disease, 168, 338—342.

Flor-Henry, P. (1976). Lateralized temporal-limbic dysfunction and psychopathology. Annals of the New York Academy of Sciences, 280, 777—795.

Forehand, R., McCombs, A. & Brody, G. H. (1987). The relationship between parental depressive mood states and child functioning. Advances in Behaviour Research and Therapy, 9, 1—20.

Freud, S. (1924 a). Der Untergang des Ödipus-Komplexes. In Gesammelte Werke, Bd. 13 (S. 393—402). London: Imago (1940).

Freud, S. (1924 b). Neurose und Psychose. In S. Freud. Gesammelte Werke, Bd. 13 (S. 385—391). London: Imago (1940).

Freud, S. (1933). Neue Folge der Vorlesungen zur Einführung in die Psychoanalyse. In Gesammelte Werke, Bd. 15 (S. 1—206). London: Imago (1940).

Friedman, D., Vaughan, H. G. & Erlenmeyer-Kimling, L. (1979). Event-related potential investigations in children at high risk for schizophrenia. In Lehmann, D. & Callaway, E. (Eds.). Event-related potentials in man: Application and problems (pp. 105—120). New York: Plenum Press.

Friedman, D., Vaughan, H. G. & Erlenmeyer-Kimling, L. (1982). Cognitive brain potentials in children at risk for schizophrenia: Preliminary findings. Schizophrenia Bulletin, 8, 514—531.

Friedman, D., Cornblatt, B., Vaughan, H. & Erlenmeyer-Kimling, L. (1986). Event-related potentials in children at risk for schizophrenia during two versions of the continuous performance test. Psychiatry Research, 18, 161—177.

Gaebel, W., Ulrich, G. & Frick, K. (1988). Visuomotorische Suchleistung Schizophrener im akuten und remittierten Zustand. In Oepen, G. (Hrsg.). Psychiatrie des rechten und linken Gehirns. Neuropsychologische Ansätze zum Verständnis von „Persönlichkeit“, „Depression“ und „Schizophrenie“ (S. 80—92). Köln: Deutscher Ärzte-Verlag.

Gamer, E., Gallant, D., Grunebaum, H. U. & Cohler, B. J. (1977). Children of psychotic mothers: Performance of 3-year-old children on tests of attention. Archives of General Psychiatry, 34, 592—597.

Garmezy N. & Devine, V. (1984). Project competence: the Minnesota studies of children vulnerable to psychopathology. In Watt, N. F., Anthony, E. J., Wynne, L. C. & Rolf, J. E. (Eds.). Children at risk for schizophrenia. A longitudinal perspective. (pp. 289—303). Cambridge: Cambridge University Press.

Gelfand, D. M. & Teti, D. M. (1990). The effects of maternal depression on children. Clinical Psychology Review, 10, 329—353.

Goldstein, J. M., Faraone, S. V., Chen, W. J., Tolomiczencko, G. S. & Tsuang, M. T. (1990). Sex differences in the familial transmission of schizophrenia. British Journal of Psychiatry, 156, 819—826.

Goldstein, M. J. (1988 a). Die UCLA-Risikostudie zur Vorhersage schizophrener Störungen aufgrund familiärer Kommunikationsvariablen. In Kaschka, W. P., Joraschky, P. & Lungershausen, E. (Hrsg.). Die Schizophrenien. Biologische und familiendynamische Konzepte zur Pathogenese (S. 157—171) (Tropon-Symposium, Nr. 3.). Berlin: Springer. (übersetzt nach: Schizophrenia Bulletin, 13, (1987) 505—514)

Goldstein, M. J. (1988 b). The familiy and psychopathology. Annual review of psychology, 39, 283—299.

Goldstein, M. J., Rodnick, E. H., Jones, J. E., McPherson, S. R. & West, K. L. (1978). Familial precursors of schizophrenia spectrum disorders. In L. C. Wynne, R. L. Cromwell & S. Matthysse (Eds.). The nature of schizophrenia. New approaches to research and treatment (pp. 487—498). New York: Wiley.

Goodman, S. H. (1987). Emory University project on children of disturbed parents. Schizophrenia Bulletin, 13, 411—423.

Goodyer, I. M. (1990). Annotation: Recent life events and psychiatric disorder in school age children. Journal of Child Psychology and Psychiatry, 31, 839—848.

Gordon, D., Burge, D., Hammen, C., Adrian, C., Jaenicke, C. & Hiroto, D. (1989). Observations of interactions of depressed women with their children. American Journal of Psychiatry, 146, 50—55.

Gottesman, I. I. & Shields, J. (1972). (With a contribution by P. E. Meehl). Schizophrenia and genetics. A twin study vantage point. New York: Academic Press. (Personality and Psychopathology, Vol. 13)

Gottesman, I. I. & Shields, J. (1982). Schizophrenia. The epigenetic puzzle. Cambridge: Cambridge University Press.

Greenhill, L. L. & Shopsin, B. (1980). Psychiatric morbidity in the offspring of patients with affective disorders. A preliminary report. Neuropsychobiology, 6, 159—169.

Griffith, J. J., Mednick, S. A., Schulsinger, F. & Diderichsen, B. (1980). Verbal associative disturbances in children at high risk for schizophrenia. Journal of Abnormal Psychology, 89, 125—131.

Grigoroiu-Serbanescu, M., Christodorescu, D., Magureanu, S., Jipescu, I., Totoescu, A., Marinescu, E., Ardelean, V. & Popa, S. (1991). Adolescent offspring of endogenous unipolar depressive parents and of normal parents. Journal of Affective Disorders, 21, 185—198.

Grünewald, G., Grünewald-Zuberbier, E. & Netz, J. (1978). Late components of average evoked potentials in children with different abilities to concentrate. Electroencephalography and Clinical Neurophysiology, 44, 617—625.

Grunebaum, H. (1986). Families, patients, and mental health professionals: Toward a new collaboration. American Journal of Psychiatry, 143, 1420—1421.

Grunebaum, H., Weiss, J. L., Cohler, B. J., Hartman, C. R. & Gallant, D. H. (1975). Mentally ill mothers and their children. Chicago: University of Chicago Press.

Gruzelier, J. & Venables, P. (1974). Bimodality and lateral asymmetry of skin conductance orienting activity in schizophrenics: replication and evidence of lateral asymmetry in patients with depression and disorders of personality. Biological Psychiatry, 8, 55—73.

Günther, W., Steinberg, R., Petsch, R., Moser, E., Günther, R., Streck, P. & Heller, H. (1988). Hemisphärenfunktionsstörungen bei Schizophrenen während motorischer und musikalischer Aktivierung, gemessen mit EEG-Mapping, regionaler Hirndurchblutung und Kernspintomographie. In Oepen, G. (Hrsg.). Psychiatrie des rechten und linken Gehirns. Neuropsychologische Ansätze zum Verständnis von „Persönlichkeit", „Depression" und „Schizophrenie" (S. 134—146). Köln: Deutscher Ärzte-Verlag.

Gur, R. E. (1978). Left hemisphere dysfunction and left hemisphere overactivity in schizophrenia. Journal of Abnormal Psychology, 87, 226—238.

Häfner, H. (1988 a). Epidemiologie der Schizophrenie. Stand und Perspektiven. Fundamenta Psychiatrica, 2, 264—282.

Häfner, H. (1988 b). What is schizophrenia? Changing perspectives in epidemiology. European Archives of Psychiatry and Neurological Sciences, 238, 63—72.

Hallett, S. & Green, P. (1983). Possible defects of interhemispheric integration in children of schizophrenics. Journal of Nervous and Mental Disease, 171, 421—425.

Hammen, C. (1991). Depression runs in families. The social context of risk and resilience in children of depressed mothers. New York: Springer.

Hammen, C., Adrian, C., Gordon, D., Burge, D., Jaenicke, C. & Hiroto, D. (1987 a). Children of depressed mothers: maternal strain and symptom predictors of dysfunction. Journal of Abnormal Psychology, 96, 190—198.

Hammen, C., Gordon, D., Burge, D., Adrian, C., Jaenicke, C. & Hiroto, D. (1987 b). Maternal affective disorders, illness, and stress: risk for children's psychopathology. American Journal of Psychiatry, 144, 736—741.

Hammen, C., Burge, D., Burney, E. & Adrian, C. (1990). Longitudinal study of diagnoses in children of women with unipolar and bipolar affective disorder. Archives of General Psychiatry, 47, 1112—1117.

Hanson, D. R., Gottesman, I. I. & Meehl, P. E. (1977). Genetic theories and the validation of psychiatric diagnoses: implications for the study of children of schizophrenics. Journal of Abnormal Psychology, 86, 575—588.

Harder, D. W., Kokes, R. F., Fisher, L. & Strauss, J. S. (1980). Child competence and psychiatric Risk. IV. Relationships of parent diagnostic classifications and parent psychopathology severity to child functioning. Journal of Nervous and Mental Disease, 168, 343—347.

Harrington, A. (1987). Medicine, mind and the double brain: a study in the 19th century thought. Princeton, NJ: Princeton University Press.

Harrington, A. (1988). Alter Wein in jungen Schläuchen? — Historische Bemerkungen über aktuelle Tendenzen in der Neuropsychiatrie. In Oepen, G. (Hrsg.). Psychiatrie des rechten und linken Gehirns. Neuropsychologische Ansätze zum Verständnis von „Persönlichkeit", „Depression" und „Schizophrenie" (S. 17—25). Köln: Deutscher Ärzte-Verlag.

Harrington, R. (in press). Affective disorders. In Rutter, M., Hersov, L. & Taylor, E. (Eds.). Child and Adolescent Psychiatry. Modern Approaches. DSM-IV version, 3rd ed. Oxford: Blackwell. (Manuskript, Sept. 1992)

Harrington, R., Fudge, H., Rutter, M., Pickles, A. & Hill, J. (1990). Adult outcomes of childhood and adolescent depression: I. Psychiatric status. Archives of General Psychiatry, 47, 465—473.

Harrington, R., Fudge, H., Rutter, M., Pickles, A. & Hill, J. (1991). Adult outcomes of childhood and adolescent depression: II. Links with antisocial disorders. Journal of the American Academy of Child and Adolescent Psychiatry, 30, 434—439.

Harvey, P., Winters, K., Weintraub, S. & Neale, J. M. (1981). Distractibility in children vulnerable to psychopathology. Journal of Abnormal Psychology, 90, 298—304.

Harvey, P. D., Weintraub, S. & Neale, J. M. (1982). Speech competence of children vulnerable to psychopathology. Journal of Abnormal Child Psychology, 10, 373—387.

Hathaway, S. R. & McKinley, J. C. (1963). MMPI Saarbrücken. Handbuch zur deutschen Ausgabe des Minnesota Multiphasic Personality Inventory. Bern: Huber. (unveränderter Nachdruck 1977)

Heller, T. (1908). Über Dementia infantilis. Zeitschrift für die Erforschung und Behandlung des jugendlichen Schwachsinns, 2, 17—28.

Heller, T. (1930). Über Dementia infantilis. Zeitschrift für Kinderforschung, 37, 661—667.

Helmchen, H. (1988). Methodologische und strategische Erwägungen in der Schizophrenie-Forschung. Fortschritte der Neurologie — Psychiatrie, 56, 379—389.

Hermanns, J. (1989). Kritische Einstellung von Müttern und negative Mutter-Kind-Interaktion bei asthmakranken Kindern. Diss., Univ. Marburg, Naturwissenschaftliche Fakultät.

Heston, L. L. (1966). Psychiatric disorders in foster home reared children of schizophrenic mothers. British Journal of Psychiatry, 112, 819—825.

Higgins, J. (1974). Effects of child rearing by schizophrenic mothers. In Mednick, S. A., Schulsinger, F., Higgins, J. & Bell, B. (Eds.). Genetics, environment and psychopathology (pp. 263—282). New York: North-Holland.

Hirsch, S. & Leff, J. (1971). Parental abnormalities of verbal communication in the transmission of schizophrenia. Psychological Medicine, 1, 118—127.

Holmes, T. H. & Rahe, R.H. (1967). The Social Readjustment Rating Scale. Journal of Psychosomatic Research, 11, 213—218.

Holzman, P. S., Kringlen, E., Levy, D. L. & Haberman, S. J. (1980). Deviant eye tracking in twins discordant for psychosis. A replication. Archives of General Psychiatry, 37, 627—631.

Holzman, P. S., Solomon, C. M., Levin, S. & Waternaux, C. S. (1984). Pursuit eye movement dysfunctions in schizophrenia. Family evidence for specificity. Archives of General Psychiatry, 41, 136—139.

Holzman, P. S., Kringlen, E., Matthysse, S., Flanagan, S. D., Lipton, R. B., Cramer, G., Levin, S., Lange, K. & Levy, D. L. (1988). A single dominant gene can account for eye-tracking dysfunction and schizophrenia in offspring of discordant twins. Archives of General Psychiatry, 45, 641—647.

Hops, H., Biglan, A., Sherman, L., Arthur, J., Friedman, L. & Osteen, V. (1987). Home observations of family interactions of depressed women. Journal of Consulting and Clinical Psychology, 55, 341—346.

Huber, G. (1957). Pneumencephalographische und psychopathologische Bilder bei endogenen Psychosen. Berlin: Springer. (Monographien aus dem Gesamtgebiete der Neurologie und Psychiatrie, H. 79)

Inouye, E. (1963). Similarity and dissimilarity of schizophrenia in twins. In Proceedings, Third World Congress of Psychiatry (Montreal, Canada 1961, Vol. I, pp. 524—530). Montreal: University of Toronto Press & McGill University Press.

Isaac, G. (1991). Bipolar disorder in prepubertal children in a special educational setting: is it rare? Journal of Clinical Psychiatry, 52, 165—168.

Itil, T. M. (1978). Qualitative und quantitative EEG-Befunde bei Schizophrenen. EEG — EMG, 9, 1—13.

Jaenicke, C., Hammen, C., Zupan, B., Hiroto, D., Gordon, D., Adrian, C. & Burge, D. (1987). Cognitive vulnerability in children at risk for depression. Journal of Abnormal Child Psychology, 15, 559—572.

Janes, C., Weeks, D. G. & Worland, J. (1983). School behavior in adolescent children of parents with mental disorder. Journal of Mental and Nervous Disease, 171, 234—240.

Janes, C. L., Hesselbrock, V. & Stern, J. A. (1978). Parental psychopathology, age, and race as related to electrodermal activity of children. Psychophysiology, 15, 24—34.

John, R. S., Mednick, S. A. & Schulsinger, F. (1982). Teacher reports as a predictor of schizophrenia and borderline schizophrenia: a Bayesian decision analysis. Journal of Abnormal Psychology, 91, 399—413.

Johnston, L. A. & Holzman, P. (1979). Assessing schizophrenic thinking. San Francisco: Jossey Bass.

Jones, J. E. (1977). Patterns of transactional style deviance in the TATs of parents of schizophrenics. Family Process, 16, 327—337.

Kallmann, F. J. (1938). The genetics of schizophrenia. New York: Augustin.

Kanner, L. (1943). Autistic disturbances of affective contact. Nervous Child, 2, 217—250. (Nachdruck in: Acta Paedopsychiatrica, 35, (1968) 98—136)

Kashani, J. H., Burk, J. P. & Reid, J. C. (1985). Depressed children of depressed parents. Canadian Journal of Psychiatry, 30, 265—268.

Kashani, J. H., Beck, N. C. & Burk, J. P. (1987). Predictors of psychopathology in children of patients with major affective disorders. Canadian Journal of Psychiatry, 32, 287—290.

Katschnig, H. & Nouzak, A. (1992). Life-Event-Forschung. In Asanger, R. & Wenninger, G. (Hrsg.). Handwörterbuch der Psychologie (4., völl. neubearb. u. erw. Aufl.) (S. 398—405). Weinheim: Psychologie Verlags Union.

Keitner, G. I. & Miller, I. W. (1990). Family functioning and major depression: an overview. American Journal of Psychiatry, 147, 1128—1137.

Keller, M. B., Beardslee, W. R., Dorer, D. J., Lavori, P. W., Samuelson, H. & Klerman, G. R. (1986). Impact of severity and chronicity of parental affective illness on adaptive functioning and psychopathology in children. Archives of General Psychiatry, 43, 930—937.

Kelly, G. A. (1955). The psychology of personal constructs. New York: Norton.

Kendler, K. S. (1983) Overview: A current perspective on twin studies of schizophrenia. American Journal of Psychiatry, 140, 1413—1425.

Kendler, K. S., Gruenberg, A. M. & Tsuang, M. T. (1985). Psychiatric illness in first-degree relatives of schizophrenic and surgical control patients. A family study using DSM-III criteria. Archives of General Psychiatry, 42, 770—779.

Kety, S. S., Rosenthal, D., Wender, P. H. & Schulsinger, F. (1968). The types and prevalence of mental illness in the biological and adoptive families of adopted schizophrenics. In Rosenthal, D. & Kety, S. S. (Eds.). The transmission of schizophrenia (pp. 345—362). Oxford: Pergamon Press. (auch erschienen in: Journal of Psychiatric Research, 6, (Suppl. 1) (1968) 345—362)

Kety, S. S., Rosenthal, D., Wender, P. H., Schulsinger, F. & Jacobsen, B. (1975). Mental illness in the biological and adoptive families of adopted individuals who have become schizophrenic: a preliminary report based on psychiatric interviews. In Fieve, R. R., Rosenthal, D. & Brill, H. (Eds). Genetic Research in Psychiatry (pp. 147—165). Baltimore: Johns Hopkins University Press.

Kety, S. S., Rosenthal, D., Wender, P. H., Schulsinger, F. & Jacobsen, B. (1978). The biologic and adoptive families of adopted individuals who became schizophrenic: prevalence of mental illness and other characteristics. In Wynne, L. C., Cromwell, R. L. & Matthysse, S. (Eds). The nature of schizophrenia: new approaches to research and treatment (pp. 25—37). New York: Wiley.

Kleining, G. & Moore, H. (1968). Soziale Selbsteinstufung (SSE). Ein Instrument zur Messung sozialer Schichten. Kölner Zeitschrift für Soziologie und Sozialpsychologie, 20, 502—552.

Knorring, A.-L. von, Cloninger, R., Bohman, M. & Sigvardsson, S. (1983). An adoption study of depressive disorders and substance abuse. Archives of General Psychiatry, 40, 943—950.

Kolakowska, T., Williams, A. O., Ardern, M., Reveley, M. A., Jambor, K., Gelder, M. G. & Mandelbrote, B. M. (1985). Schizoprenia with good and poor outcome. I: Early clinical features, response to neuroleptics and signs of organic dysfunction. British Journal of Psychiatry, 146, 229—246.

Kolvin, I. (1971). Studies in the childhood psychoses. I. Diagnostic criteria and classification. British Journal of Psychiatry, 118, 381—384.

Kolvin, I., Garside, R. F. & Kidd, J. S. H. (1971). Studies in the childhood psychoses. IV. Parental personality and attitude and childhood psychoses. British Journal of Psychiatry, 118, 403—406.

Kolvin, I., Humphrey, M. & McNay, A. (1971). Studies in the childhood psychoses. VI. Cognitive factors in childhood psychoses. British Journal of Psychiatry, 118, 415—419.

Kolvin, I., Ounsted, C., Humphrey, M. & McNay, A. (1971). Studies in the childhood psychoses. II. The phenomenology of childhood psychoses. British Journal of Psychiatry, 118, 385—395.

Kolvin, I., Ounsted, C., Richardson, L. M. & Garside, R. F. (1971). Studies in the childhood psychoses. III. The family and social background in childhood psychoses. British Journal of Psychiatry, 118, 396—402.

Kolvin, I., Ounsted, C. & Roth, M. (1971). Studies in the childhood psychoses. V. Cerebral dysfunction and childhood psychoses. British Journal of Psychiatry, 118, 407—414.

Kovacs, M., Feinberg, T. L., Crouse-Novak, M. A., Paulauskas, S. L. & Finkelstein, R. (1984 a). Depressive disorders in childhood. I. A longitudinal prospective study of characteristics and recovery. Archives of General Psychiatry, 41, 229—237.

Kovacs, M., Feinberg, T. L., Crouse-Novak, M., Paulauskas, S. L., Pollock, M. & Finkelstein, R. (1984 b). Depressive disorders in childhood. II. A longitudinal study of the risk for a subsequent major depression. Archives of General Psychiatry, 41, 643—649.

Kringlen, E. (1967). Heredity and environment in the functional psychoses: an epidemiological-clinical twin-study. Oslo: Universitetsforlaget.

Kuyler, P. L., Rosenthal, L., Igel, G., Dunner, D. L. & Fieve, R. R. (1980). Psychopathology among children of manic-depressive patients. Biological Psychiatry, 15, 589—597.

Laroche, C., Cheifetz, P. N. & Lester, E. P. (1981). Antecedents of bipolar affective disorders in children. American Journal of Psychiatry, 138, 986—988.

Lee, C. M. & Gotlib, I. H. (1989). Clinical status and emotional adjustment of children of depressed mothers. American Journal of Psychiatry, 146, 478—483.

Leff, J. & Vaughn, C. (1985). Expressed emotion in families. Its significance for mental illness. New York: Guilford Press.

Leonhard. (1982). (persönliche Mitteilung, zit. n. Kendler, 1983).

Leonhard, K. (1986). Aufteilung der endogenen Psychosen und ihre differenzierte Ätiologie, 6. Aufl. (1. Aufl. 1957). Berlin: Akademie-Verlag.

Lidz, T., Cornelison, A., Fleck, S. & Terry, D. (1957 a). The intrafamilial environment of the schizophrenic patient: I. The father. Psychiatry, 20, 329—342.

Lidz, T., Cornelison, A., Fleck, S. & Terry, D. (1957 b). The intrafamilial environment of schizophrenic patients: II. Marital schism and marital skew. American Journal of Psychiatry, 114, 241—248. (dt. in Psyche, 13, (1959) 288—302)

Loehlin, J. C., Willerman, L. & Horn, J. M. (1988). Human behavior genetics. Annual Review of Psychology, 39, 101—133.

Luxenburger, H. (1928). Vorläufiger Bericht über psychiatrische Serienuntersuchungen an Zwillingen. Zeitschrift für die gesamte Neurologie und Psychiatrie, 116, 297—326.

McKnew, D. H., Cytryn, L., Efron, A. M., Gershon, E. S. & Bunney, W. E. (1979). Offspring of patients with affective disorders. British Journal of Psychiatry, 134, 148—152.

McNeil, T. F. & Kaij, L. (1978). Obstetric factors in the development of schizophrenia: Complications in the births of preschizophrenics and in reproduction by schizophrenic parents. In Wynne, L. C., Cromwell, R. L. & Matthysse, S. (Eds.). The nature of schizophrenia (pp. 401—429). New York: Wiley.

McNeil, T. F. & Kaij, L. (1984). Offspring of women with nonorganic psychoses. In Watt, N. F., Anthony, E. J., Wynne, L. C. & Rolf, J. E. (Eds.). Children at risk for schizophrenia. A longitudinal perspective (pp. 465—481). New York: Cambridge University Press.

McNeil, T. F., Kaij, L., Malmquist-Larsson, A., Näslund, B., Persson-Blennow, I., McNeil, N. & Blennow, G. (1983). Offspring of women with nonorganic psychoses. Development of a longitudinal study of children at high risk. Acta Psychiatrica Scandinavica, 68, 234—250.

Magaro, P. A. & Page, J. (1983). Brain disconnection, schizophrenia, and paranoia. Journal of Nervous and Mental Disease, 121, 133—140.

Mahler, M. S. (1952). On child psychosis and schizophrenia: Autistic and symbiotic infantile psychoses. Psychoanalytic Study of the Child, 7, 286—304.

Mahler, M. S., Ross, J. R. & De Fries, Z. (1949). Clinical studies in benign and malignant cases of childhood psychosis (schizophrenia-like). American Journal of Orthopsychiatry, 19, 295—305.

Marcus, J. (1974). Neurological findings in children of schizophrenic parents. In Anthony, E. J. & Koupernik, C. (Eds.). Children at psychiatric risk (pp. 123—131). New York: Wiley.

Marcus, J., Auerbach, J., Wilkinson, L. & Burack, C. M. (1981). Infants at risk for schizophrenia. The Jerusalem Infant Development Study. Archives of General Psychiatry, 38, 703—713.

Marcus, J., Hans, S. L., Nagler, S., Auerbach, J. G., Mirsky, A. F. & Aubrey, A. (1987). Review of the NIMH Israeli Kibbutz-City Study and the Jerusalem Infant Development Study. Schizophrenia Bulletin, 13, 425—438.

Marcus, L. M. (1972). Studies of attention in children vulnerable to psychopathology. Unpublished doctoral dissertation. Minneapolis: University of Minnesota.

Martin, M. (1991). Verlauf der Schizophrenie im Jugendalter unter Rehabilitationsbedingungen. Stuttgart: Enke. (Habilitationsschrift, Univ. Marburg, 1989).

Mather, J. A. (1985). Eye movements of teenage children of schizophrenics: a possible inherited marker of susceptibility to the disease. Journal of Psychiatric Research, 19, 523—532.

Mattejat, F. (1993). Subjektive Familienstrukturen. Untersuchungen zur Wahrnehmung der Familienbeziehungen und zu ihrer Bedeutung für die psychische Gesundheit von Jugendlichen. Göttingen: Hogrefe.

Mattejat, F. & Remschmidt, H. (1988 a). Behandlungsverlauf und Behandlungsergebnisse: Eine Übersicht. In Remschmidt, H. & Schmidt, M. H. (Hrsg.). Alternative Behandlungsformen in der Kinder- und Jugendpsychiatrie: Stationäre Behandlung, tagesklinische Behandlung und Home-treatment im Vergleich (S. 66—77). Stuttgart: Enke.

Mattejat, F. & Remschmidt, H. (1988 b). Explorative Untersuchung methodischer Fragen und Probleme. In Remschmidt, H. & Schmidt, M. H. (Hrsg.). Alternative Behandlungsformen in der Kinder- und

Jugendpsychiatrie: Stationäre Behandlung, tagesklinische Behandlung und Home-treatment im Vergleich (S. 81—101). Stuttgart: Enke.

Mattejat, F. & Remschmidt, H. (in Vorber.) Das Marburger Familiendiagnostische Interview. In Scholz, M. (Hrsg.). Bausteine zur Familientherapie.

Mattejat, F. & Scholz, M. (1994). Das subjektive Familienbild (SFB). Göttingen: Hogrefe.

Mednick, S. & Christiansen, K. O. (Eds.). (1977). Biosocial bases of criminal behavior. New York: Gardner Press.

Mednick, S. A. & Schulsinger, F. (1968). Some premorbid characteristics related to breakdown in children with schizophrenic mothers. In Rosenthal, D. & Kety, S. S. (Eds.). The transmission of schizophrenia (pp. 267—291). Oxford: Pergamon Press. (auch erschienen in: Journal of Psychiatric Research, 6, (1968) (Suppl. 1) 267—291.)

Mednick, S. A. & Schulsinger, F. (1980). Kinder schizophrener Eltern: Möglichkeiten der Früherkennung und Intervention. In Remschmidt, H. (Hrsg.). Psychopathologie der Familie und kinderpsychiatrische Erkrankungen (S. 35—49). Bern: Huber.

Mednick, S. A., Schulsinger, F., Teasdale, T. W., Schulsinger, H., Venables, P. H. & Rock, D. R. (1978). Schizophrenia in high-risk children: Sex differences in predisposing factors. In G. Serban (Ed.). Cognitive defects in the development of mental illness (pp. 169—197). New York: Brunner/Mazel.

Meehl, P. E. (1962). Schizotaxia, Schizotypy, Schizophrenia. American Psychologist, 17, 827—838.

Meehl, P. E. (1972). A critical afterword. In Gottesman, I. I., Shields, J. Schizophrenia and genetics. A twin study vantage point (pp. 367—415). Academic Press, New York. (Personality and Psychopathology, Vol. 13).

Mendlewicz, J. & Rainer, J. D. (1977). Adoption study supporting genetic transmission in manic-depressive illness. Nature, 268, 327—329.

Merikangas, K. R., Weissman, M. M., Prusoff, B. A., Pauls, D. L. & Leckman, J. F. (1985). Depressives with secondary alcoholism: Psychiatric disorders in offspring. Journal of Studies on Alcohol, 46, 199—204.

Merikangas, K. R., Prusoff, B. A. & Weissman, M. M. (1988). Parental concordance for affective disorders: Pychopathology in offspring. Journal of Affective Disorders, 15, 279—290.

Methner, C. (1974). Untersuchungen zur Persönlichkeitsstruktur und zur familiären Situation von Kindern endogen-depressiver Eltern. Med. Diss., Universität Marburg.

Mirdal, G. K. M., Mednick, S. A., Schulsinger, F. & Fuchs, F. (1974). Perinatal complications in children of schizophrenic mothers. Acta Psychiatrica Scandinavica, 50, 553—568.

Moos, R. H. & Moos, B. S. (1981). Family Environment Scale manual. Palo Alto, CA: Consulting Psychologists Press.

Morris, G. O. & Wynne, L. C. (1965). Schizophrenic offspring and parental styles of communication. Psychiatry, 28, 19—44.

Müller, P., Bürger, C. & Oeffler, W. (1988). Expressed emotion und ihr Zusammenhang mit Verlaufsmerkmalen schizophrener, zyklothymer und neurotischer Patienten. Nervenarzt, 59, 223—228.

Mufson, L., Weissman, M. M. & Warner, V. (1992). Depression and anxiety in parents and children: a direct interview study. Journal of Anxiety Disorders, 6, 1—13.

Murray, R. M., Reveley, A. M. & Lewis, S. W. (1988). Family history, obstetric complications and cerebral abnormality in schizophrenia. In Tsuang, M. T. & Simpson, J. C. (Eds.). Handbook of schizophrenia, Vol. 3: Nosology, epidemiology and genetics (pp. 563—577). Amsterdam: Elsevier.

Näslund, B., Persson-Blennow, I., McNeil, T., Kaij, L. & Malmquist-Larsson, A. (1984 a). Offspring of women with nonorganic psychosis: infant attachment to the mother at one year of age. Acta Psychiatrica Scandinavica, 69, 231—241.

Näslund, B., Persson-Blennow, I., McNeil, T., Kaij, L. & Malmquist-Larsson, A. (1984 b). Offspring of women with nonorganic psychosis: fear of strangers during the first year of life. Acta Psychiatrica Scandinavica, 69, 435—444.

Nasrallah, H. A., Jacoby, C. G., McCalley-Whitters, M. & Kuperman, S. (1982). Cerebral ventricular enlargement in subtypes of chronic schizophrenia. Archives of General Psychiatry, 39, 774—777.

Nie, N. H. & Hull, C. H. (1980). SPSS 8. Stuttgart: Fischer.

Nuechterlein, K. H. (1983). Signal detection in vigilance tasks and behavioral attributes among offspring of schizophrenic mothers and among hyperactive children. Journal of Abnormal Psychology, 92, 4—28.

Nuechterlein, K. H. (1986). Childhood precursors of adult schizophrenia (Annotation). Journal of Child Psychology and Psychiatry, 27, 133—144.

O'Connell, R. A., Mayo, J. A., O'Brien, J. D. & Mirsheidaie, F. (1979). Children of bipolar manic-depressives. In Mendlewicz, J. & Shopsin, B. (Eds.). Genetic aspects of affective illness (pp. 55—68). New York: Spectrum Publications.

Oepen, G., Fünfgeld, M., Zimmermann, P., Höll, Th., Landis, Th., Regard, M. & Hermle, L. (1987). Regulatory instability of hemispheric processing in schizophrenia. In Takahashi, R., Flor-Henry, P. & Gruzelier, J. (Eds.). Proceedings of the 3rd International Symposium on Cerebral Dynamics, Laterality and Psychopathology (pp. 329—330). Amsterdam: Elsevier.

Oepen, G., Fünfgeld, M., Höll, T., Zimmermann, P., Landis, T. & Hermle, L. (1988). Rechtshemisphärische Überaktivität und emotionale Irritabilität bei akuter Schizophrenie. In Oepen, G. (Hrsg.). Psychiatrie des rechten und linken Gehirns. Neuropsychologische Ansätze zum Verständnis von „Persönlichkeit", „Depression" und „Schizophrenie" (S. 53—64). Köln: Deutscher Ärzte-Verlag.

Oerter, R. (1982 a). Kindheit. In Oerter, R., Montada, L. et al. Entwicklungspsychologie (S. 195—241). München: Urban & Schwarzenberg.

Oerter, R. (1982 b). Jugendalter. In Oerter, R., Montada, L. et al. Entwicklungspsychologie (S. 242—313). München: Urban & Schwarzenberg.

Olbrich, R. (1983). Expressed emotion (EE) und die Auslösung schizophrener Episoden: Eine Literaturübersicht. Nervenarzt, 54, 113—121.

Oltmanns, T. F., Weintraub, S., Stone, A. A. & Neale, J. M. (1978). Cognitive slippage in children vulnerable to schizophrenia. Journal of Abnormal Child Psychology, 6, 237—245.

Orvaschel, H., Mednick, S., Schulsinger, F. & Rock, D. (1979). The children of psychiatrically disturbed parents. Differences as a function of the sex of the sick parent. Archives of General Psychiatry, 36, 691—695.

Orvaschel, H., Walsh-Allis, G. & Ye, W. (1988). Psychopathology in children of parents with recurrent depression. Journal of Abnormal Child Psychology, 16, 17—28.

Parnas, J., Schulsinger, F., Schulsinger, H., Mednick, S. A. & Teasdale, T. W. (1982 a). Behavioral precursors of schizophrenia spectrum. Archives of General Psychiatry, 39, 658—664.

Parnas, J., Schulsinger, F., Teasdale, T. W., Schulsinger, H., Feldman, P. M. & Mednick, S. A. (1982 b). Perinatal complications and clinical outcome within the schizophrenia spectrum. British Journal of Psychiatry, 140, 416—420.

Pellegrini, D. S. (1990). Psychosocial risk and protective factors in childhood. Journal of Developmental and Behavioral Pediatrics, 11, 201—209.

Penrose, L. S. (1968). Critical survey of schizophrenia genetics. In Howells, J. G. (Ed.). Modern perspectives in world psychiatry. Edinburgh: Oliver & Boyd.

Persson-Blennow, I., Näslund, B., McNeil, T. F., Kaij, L. & Malmquist-Larsson, A. (1984). Offspring of women with nonorganic psychosis: Mother-infant interaction at three days of age. Acta Psychiatrica Scandinavica, 70, 149—159.

Persson-Blennow, I., Näslund, B., McNeil, T. F. & Kaij, L. (1986). Offspring of women with nonorganic psychosis: Mother-infant interaction at one year of age. Acta Psychiatrica Scandinavica, 73, 207—213.

Politano, P. M., Stapleton, L. A. & Correll, J. A. (1992). Differences between children of depressed and non-depressed mothers: Locus of control, anxiety and self-esteem: A research note. Journal of Child Psychology and Psychiatry, 33, 451—455.

Pollin, W. & Stabenau, J. R. (1968). Biological, psychological and historical differences in a series of monozygotic twins discordant for schizophrenia. In Rosenthal, D. & Kety, S. S. (Eds.). The transmission of schizophrenia (pp. 317—332). Oxford: Pergamon Press.

Prange, A. J. & Loosen, P. T. (1981). Somatic findings in affective disorders: Their status as risk factors. In Regier, D. A. & Allen, G. (Eds.). Risk factor research in the major mental disorders. Rockville, MD: U. S. Department of Health and Human Services, National Institute of Mental Health.

Prentky, R. A., Salzman, L. F. & Klein, R. H. (1981). Habituation and conditioning of skin conductance responses in children at risk. Schizophrenia Bulletin, 7, 281—291.

Propping, P. (1988). Genetik der Schizophrenie. Münchner Medizinische Wochenschrift, 130, 157—160.

Propping, P. (1989). Psychiatrische Genetik. Befunde und Konzepte. Berlin: Springer.

Propping, P., Hilger, T. & Haverkamp, F. (1982). Hat die Kinderzahl schizophrener Patienten zugenommen? Eine epidemiologische Studie in Nordbaden 1949—1950 und 1965—1967. In Huber, G. (Hrsg.). Endogene Psychosen. Diagnose, Basissymptome und biologische Parameter (S. 133—142). Stuttgart: Schattauer.

Quinton, D., Rutter, M. & Gulliver, L. (1990). Continuities in psychiatric disorders from childhood to adulthood in the children of psychiatric patients. In Robins, Lee N. & Rutter, M. (Eds.). Straight and devious pathways from childhood to adulthood (pp. 259—278). Cambridge: Cambridge University Press.

Radke-Yarrow, M., Nottelmann, E., Martinez, P., Fox, M. B. & Belmont, B. S. (1992). Young children of affectively ill parents: a longitudinal study of psychosocial development. Journal of the American Academy of Child and Adolescent Psychiatry, 31, 68—77.

Remschmidt, H. (1975 a). Neuere Ergebnisse zur Psychologie und Psychiatrie der Adoleszenz. Zeitschrift für Kinder- und Jugendpsychiatrie, 3, 67—101.

Remschmidt, H. (1975 b). Psychologie und Psychopathologie der Adoleszenz. Monatsschrift Kinderheilkunde, 123, 316—323.

Remschmidt, H. (1980). Kinder von Eltern mit endogen-phasischen Psychosen. In Remschmidt, H. (Hrsg.). Psychopathologie der Familie und kinderpsychiatrische Erkrankungen (S. 50—70). Bern: Huber.

Remschmidt, H. (Hrsg.). (1981). Fünfjahresbericht 1975—1980. Freie Universität Berlin. Abteilung für Psychiatrie und Neurologie des Kindes- und Jugendalters. Berlin (unveröffentlicht).

Remschmidt, H. (Hrsg.). (1988 a). Siebenjahresbericht 1981—1987. Philipps-Universität Marburg, Klinik und Poliklinik für Kinder- und Jugendpsychiatrie. Marburg (unveröffentlicht).

Remschmidt, H. (1988 b). Schizophrene Psychosen im Kindesalter. In Kisker, K. P., Lauter, H., Meyer, J.-E., Müller, C. & Strömgren, E. (Hrsg.). Psychiatrie der Gegenwart, 3. Aufl., Bd. 7 (Kinder- und Jugendpsychiatrie) (S. 89—117). Berlin: Springer.

Remschmidt, H. (1992). Psychiatrie der Adoleszenz. Stuttgart: Thieme.

Remschmidt, H. (1993 a). Childhood and adolescent schizophrenia. Current opinion in psychiatry, 6, 470—479.

Remschmidt, H. (1993 b). Schizophrenic psychoses in children and adolescents. Triangle, 32, 15—24.

Remschmidt, H. (1993c). Depressive Syndrome im Kindes- und Jugendalter. In Lungershausen, E., Joraschky, P. & Barocka, A. (Hrsg.). Depression. Neue Perspektiven der Diagnostik und Therapie (S. 49—72). Berlin: Springer. (duphar med communication, Bd. 6)

Remschmidt, H. & Mattejat, F. (1988). Ergebnisse zur Fragestellung nach alternativen und komplementären Behandlungsmöglichkeiten Unterscheiden sich die Behandlungsmodalitäten hinsichtlich Verlauf und Ergebnis der Behandlung? In Remschmidt, H. & Schmidt, M. H. (Hrsg.). Alternative Behandlungsformen in der Kinder- und Jugendpsychiatrie: Stationäre Behandlung, tagesklinische Behandlung und Home-treatment im Vergleich (S. 78—80). Stuttgart: Enke.

Remschmidt, H. & Mattejat, F. (1993). Entwicklung eines praxisnahen familiendiagnostischen Systems: Überprüfung und Erprobung der „Marburger Familiendiagnostischen Skalen (MFS)“ im Hinblick auf meßtheoretische Gütekriterien und klinische Praktikabilität. Bericht zur Vorlage bei der Deutschen Forschungsgemeinschaft. Marburg (Manuskript).

Remschmidt, H. & Schmidt, M. (Hrsg.). (1983). Multiaxiale Diagnostik in der Kinder- und Jugendpsychiatrie: Ergebnisse empirischer Untersuchungen. Bern: Huber.

Remschmidt, H. & Schmidt, M. (Hrsg.) (unter Mitarbeit von C. Klicpera). (1986). Multiaxiales Klassifikationsschema für psychiatrische Erkrankungen im Kindes- und Jugendalter nach Rutter, Shaffer und Sturge. Mit einem synoptischen Vergleich zum DSM-III. 2., rev. Aufl. Bern: Huber. (1. Aufl. 1977)

Remschmidt, H. & Schmidt, M. H. (Hrsg.). (1988 a). Alternative Behandlungsformen in der Kinder- und Jugendpsychiatrie: Stationäre Behandlung, tagesklinische Behandlung und Home-Treatment im Vergleich. Stuttgart: Enke. (Klinische Psychologie und Psychopathologie, Bd. 47)

Remschmidt, H. & Schmidt, M. H. (Hrsg.). (1988 b). Kinder- und Jugendpsychiatrie in Klinik und Praxis. In drei Bänden, Bd. I: Grundprobleme, Pathogenese, Diagnostik, Therapie. Stuttgart: Thieme.

Remschmidt, H. & Schmidt, M. (Hrsg.) (im Druck). Multiaxiales Klassifikationsschema für psychiatrische Erkrankungen im Kindes- und Jugendalter nach Rutter, Shaffer und Sturge. Mit einem synoptischen Vergleich zum DSM-III. Neuauflage unter Berücksichtigung der ICD-10. Bern: Huber.

Remschmidt, H., Strunk, P., Methner, Ch. & Tegeler, E. (1973). Kinder endogen-depressiver Eltern — Untersuchungen zur Häufigkeit von Verhaltensstörungen und zur Persönlichkeitsstruktur. Fortschritte der Neurologie — Psychiatrie, 41, 326—340.

Remschmidt, H., Schmidt, M. & Göbel, D. (1983). Erprobungs- und Reliabilitätsstudie zum multiaxialen Klassifikationsschema für psychiatrische Erkrankungen im Kindes- und Jugendalter. In Remschmidt, H. & Schmidt, M. (Hrsg.). Multiaxiale Diagnostik in der Kinder- und Jugendpsychiatrie: Ergebnisse empirischer Untersuchungen (S. 43—75). Bern: Huber.

Reveley, A. M., Reveley, M. A., Clifford, C. A. & Murray, R. M. (1982). Cerebral ventricular size in twins discordant for schizophrenia. Lancet, I, 540—541.

Rieder, R. O. & Nichols, P. L. (1979). Offspring of schizophrenics III. Hyperactivity and neurological soft signs. Archives of General Psychiatry, 36, 665—674.

Rimland, B. (1964). Infantile Autism. The syndrome and its implications for a neural theory of behavior. New York: Appleton.

Roberts, G. W. (1991). Schizophrenia: A neuropathological perspective. British Journal of Psychiatry, 158, 8—17.

Rochester, S. R. & Martin, J. R. (1979). Crazy talk: A study of the discourse of schizophrenic speakers. New York: Plenum Press.

Rogers, T. R. & Forehand, R. (1983). The role of parent depression in interactions between mothers and their clinic-referred children. Cognitive Therapy and Research, 7, 315—324.

Rolf, J. E. (1972). The social and academic competence of children vulnerable to schizophrenia and other behavior pathologies. Journal of Abnormal Psychology, 80, 225—243.

Rolf, J. E. & Garmezy, N. (1974). The school performance of children vulnerable to behavior pathology. In Ricks, D. F., Thomas, A. & Roff, M. (Eds.). Life history research in psychopathology, Vol. 3 (pp. 87—107). Minneapolis: University of Minnesota Press.

Rosenthal, D. (1959). Some factors associated with concordance and discordance with respect to schizophrenia in monozygotic twins. Journal of Nervous and Mental Disease, 129, 1—10.

Rosenthal, D. (1966). The offspring of schizophrenic couples. Journal of Psychiatric Research, 4, 169—188.

Rosenthal, D. (1970). Genetic theory and abnormal behavior. New York: McGraw-Hill.

Rosenthal, D., Wender, P. H., Kety, S. S., Schulsinger, F., Welner, J. & Østergaard, L. (1968). Schizophrenics' offspring reared in adoptive homes. In Rosenthal, D. & Kety, S. S. (Eds.). The transmission of schizophrenia (pp. 377—391). Oxford: Pergamon Press.

Rüdin, E. (1916). Studien über Vererbung und Entstehung geistiger Störungen. I. Zur Vererbung und Neuentstehung der Dementia praecox. Berlin: Springer.

Rund, B. R. & Blakar, R. M. (1986). Schizophrenic patients and their parents: A multimethod design and the findings from an illustrative empirical study of cognitive disorders and communication deviances. Acta Psychiatrica Scandinavica, 74, 396—408.

Rutter, M. (1966). Children of sick parents. An environmental and psychiatric study. London: Oxford University Press. (Institute of Psychiatry, Maudsley Monograph No. 16)

Rutter, M. (1967). Psychotic disorders in early childhood. In Coppen, A. J. & Walk, A. (Eds.). Recent developments in schizophrenia. A symposium (pp. 133—158). [Published by autority of the Royal Medico-Psychological Association] Ashford/Kent: Headley. (British Journal of Psychiatry, Special Publication No. 1)

Rutter, M. & Brown, G. W. (1966). The reliability and validity of measures of family life and relationships in families containing a psychiatric patient. Social Psychiatry, 1, 38—53.

Rutter, M., Graham, P., Chadwick, O. F. D. & Yule, W. (1976). Adolescent turmoil: Fact or fiction? Journal of Child Psychology and Psychiatry, 17, 35—56.

Sameroff, A. J., Barocas, R. & Seifer, R. (1984). The early development of children born to mentally ill women. In Watt, N. F., Anthony, E. J., Wynne, L. C. & Rolf, J. E. (Eds.). Children at risk for schizophrenia. A longitudinal perspective (pp. 482—514). Cambridge: Cambridge University Press.

Sartorius, N., Jablensky, A., Korten, A., Ernberg, G., Anker, M., Cooper, J. E. & Day, R. (1986). Early manifestations and first-contact incidence of schizophrenia in different cultures. Psychological Medicine, 16, 909—928.

Sass, L. A., Gunderson, J. G., Singer, M. T. & Wynne, L. C. (1984). Parental communication deviance and forms of thinking in male schizophrenic offspring. Journal of Nervous and Mental Disease, 172, 513—520.

Scharfetter, C. (1968). Zur Erbbiologie der Symbiontischen Psychosen. Ein Beitrag zur Auffassung von den schizophrenieartigen Psychosen. Archiv für Psychiatrie und Nervenkrankheiten, 211, 405—413.

Scharfetter, C., Nüsperli, M. & Hurwitz, E. (1979). Die sogenannte schizophrene Reaktion — eine Nachuntersuchung nach 20 Jahren. Archiv für Psychiatrie und Nervenkrankheiten, 226, 347—368.

Schneider, K. (1967). Klinische Psychopathologie. 8. Aufl. Stuttgart: Thieme. (13. Aufl. 1987)

Schuchart, I. (1979). Untersuchungen zur Persönlichkeitsentwicklung von Kindern schizophrener Eltern. Med. Diss., Univ. Marburg.

Schulsinger, F., Parnas, J., Petersen, E. T., Schulsinger, H., Teasdale, T. W., Mednick, S. A., Møller, S. & Silverton, L. (1984). Cerebral ventricular size in the offspring of schizophrenic mothers. A preliminary study. Archives of General Psychiatry, 41, 602—606.

Seligman, M. E. P. (1975). Helplessness: On depression, development, and death. San Francisco: Freeman. (dt.: Erlernte Hilflosigkeit. 4., erw. Aufl. Beltz/Psychologie Verlags Union, Weinheim 1992)

Seligman, M. E. P. & Peterson, C. (1986). A learned helplessness perspective on childhood depression: theory and research. In Rutter, M., Izard, C. E. & Read, P. B. (Eds.). Depression in young people. Developmental and clinical perspectives (pp. 223—249). New York: Guilford.

Shaffer, D., Stokman, C. S., O'Connor, P. A., Shafer, S., Barmack, J. E., Hess, S., Spalten, D. & Schonfeld, I. S. (1986). Early soft neurological signs and later psychopathology. In Erlenmeyer-Kimling, L. & Miller, N. E. (Eds.). Life-span research on the prediction of psychopathology. New Jersey: Lawrence Erlbaum.

Siever, L. J. & Coursey, R. D. (1985). Biological markers for schizophrenia and the biological high-risk approach. Journal of Nervous and Mental Disease, 173, 4—16.

Silverton, L., Finello, K. & Mednick, S. (1984). Das Risikokind mit Entwicklung einer schizophrenen Erkrankung: Kennzeichen und belastende Faktoren. In Steinhausen, H.-C. (Hrsg.). Risikokinder. Ergebnisse der Kinderpsychiatrie und -psychologie (S. 178—192). Stuttgart: Kohlhammer.

Silverton, L., Finello, K. M., Schulsinger, F. & Mednick, S. A. (1985). Low birth weight and ventricular enlargement in a high-risk sample. Journal of Abnormal Psychology, 94, 405—409.

Silverton, L., Mednick, S. A., Schulsinger, F., Parnas, J. & Harrington, M. E. (1988). Genetic risk for schizophrenia, birthweight, and cerebral ventricular enlargement. Journal of Abnormal Psychology, 97, 496—498.

Singer, M. T. (1967). Family transactions and schizophrenia: I. Recent research findings. In Romano, J. (Ed.). The origins of schizophrenia. Proceedings of the First Rochester International Conference on Schizophrenia, March 29—31, 1967 (pp. 147—164). Amsterdam: Excerpta Medica Foundation. (Excerpta Medica International Congress Series, No. 151)

Singer, M. T. & Wynne, L. C. (1966). Principles for scoring communication defects and deviances in parents of schizophrenics: Rorschach and TAT scoring manuals. Psychiatry, 29, 260—288.

Slater, E. (with the assistance of Shields, J.). (1953). Psychotic and neurotic illnesses in twins. London: Her Majesty's Stationery Office. (Medical Research Council Special Report Series No. 278)

Slater, E. & Cowie, V. (1971). The genetics of mental disorders. London: Oxford University Press. (Oxford Monographs on Medical Genetics)

Spitz, R. A. & Wolf, K. M. (1946). Anaclitic depression: An inquiry into the genesis of psychiatric conditions in early childhood, II. Psychoanalytic Study of the Child, 2, 313—342.

Statistical Analysis System Institute (Ed.). (1989). SAS Language and Procedures: Usage, Version 6. Cary/NC: SAS Institute.

Statistisches Bundesamt (Hrsg.). (1979—1990). Statistisches Jahrbuch für die Bundesrepublik Deutschland. Stuttgart: Kohlhammer.

Stiffman, A. R., Jung, K. G. & Feldman, R. A. (1986). A multivariate risk model for childhood behavior problems. American Journal of Orthopsychiatry, 56, 204—211.

Stutte, H. (1960). Kinderpsychiatrie und Jugendpsychiatrie. In Gruhle, H. W., Jung, R., Mayer-Gross, W. & Müller, M. (Hrsg.). Psychiatrie der Gegenwart, Bd. II (Klinische Psychiatrie) (S. 952—1087). Berlin: Springer.

Stutte, H. (1969 a). Die Dementia infantilis (Heller) aus katamnestischer Sicht. Acta Paedopsychiatrica, 36, 317—326.

Stutte, H. (1969 b). Psychosen des Kindesalters. In Opitz, H. & Schmid, F. (Hrsg.). Handbuch der Kinderheilkunde, Bd. VIII, Teil 1 (S. 908—937). Berlin: Springer.

Stutte, H. & Harbauer, H. (1965). Die Nosologie der Dementia infantilis (Heller). Jahrbuch für Jugendpsychiatrie, 4, 206—222.

Szmukler, G. I., Berkowitz, R., Eisler, I., Leff, J. & Dare, C. (1987). Expressed emotion in individual and family settings: A comparative study. British Journal of Psychiatry, 151, 174—178.

Talovic, S. A., Mednick, S.A., Schulsinger, F. & Falloon, I. R. H. (1980). Schizophrenia in high-risk subjects: Prognostic maternal characteristics. Journal of Abnormal Psychology, 89, 501—504.

Tarrier, N., Vaughn, C., Lader, M. H. & Leff, J. P. (1979). Bodily reactions to people and events in schizophrenics. Archives of General Psychiatry, 36, 311—315.

Tarrier, N., Barrowclough, C., Vaughn, C., Bamrah, J. S., Porcedu, K., Watts, S. & Freeman, H. (1988). The community management of schizophrenia. A controlled trial of a behavioural intervention with families to reduce relapse. British Journal of Psychiatry, 153, 532—542.

Tegeler, E.-B. (1975). Untersuchung über Art und Häufigkeit von Verhaltensstörungen bei Kindern endogen-depressiver und manisch-depressiver Eltern. Diss., Univ. Marburg, Fachbereich Humanmedizin.

Tienari, P. (1975). Schizophrenia in Finnish male twins. In Lader, M. H. (Ed.). Studies of Schizophrenia (pp. 29—35). Ashford/Kent: Headley Brothers. (British Journal of Psychiatry, Special Publication No. 10)

Tienari, P., Sorri, A., Lahti, I., Naarala, M., Wahlberg, K.-E., Pohjola, J. & Moring, J. (1985). Interaction of genetic and psychosocial factors in schizophrenia (pp. 19—30). Acta Psychiatrica Scandinavica, 71, Supplementum 319.

Torrey, E. F., Yolken, R. H. & Winfrey, C. J. (1982). Cytomegalovirus antibody in cerebrospinal fluid of schizophrenic patients detected by enzyme immunoassay. Science, 216, 892—894.

Trautner, H. M. (1978). Lehrbuch der Entwicklungspsychologie, Bd. 1 (Grundlagen und Methoden). Göttingen: Hogrefe.

Van Dyke, J. L., Rosenthal, D. & Rasmussen, P. V. (1974). Electrodermal functioning in adopted-away offspring of schizophrenics. Journal of Psychiatric Research, 10, 199—215.

van Goor-Lambo, G. (1984). Wie zuverlässig ist die Achse V? Eine intersubjektive und intrasubjektive Zuverlässigkeitsuntersuchung der Achse V des Multiaxialen Klassifikationsschemas und deren Konsequenzen. Zeitschrift für Kinder- und Jugendpsychiatrie, 12, 62—78.

Vardy, M. M. & Kay, S. R. (1983). LSD psychosis or LSD-induced schizophrenia? A multimethod inquiry. Archives of General Psychiatry, 40, 877—883.

Vaughn, C. E. & Leff, J. P. (1976 a). The influence of family and social factors on the course of psychiatric illness. A comparison of schizophrenic and depressed neurotic patients. British Journal of Psychiatry, 129, 125—137.

Vaughn, C. & Leff, J. (1976 b). The measurement of expressed emotion in the families of psychiatric patients. British Journal of Social and Clinical Psychology, 15, 157—165.

Venables, P. H. (1984). Cerebral mechanisms, autonomic responsivity and attention in schizophrenia. In Spaulding, W. & Cole, J. K. (Eds.). Theories of schizophrenia and psychoses. Nebraska Symposium on Motivation (pp. 47—92). Lincoln: University of Nebraska Press.

Wahl, O. F. (1976). Monozygotic twins discordant for schizophrenia: a review. Psychological Bulletin, 83, 91—106.

Waldo, M. C., Adler, L. E. & Freedman, R. (1988). Defects in auditory sensory gating and their apparent compensation in relatives of schizophrenics. Schizophrenia Research, 1, 19—24.

Walker, E. F., Cudeck, R., Mednick, S. A. & Schulsinger, F. (1981). Effects of parental absence and institutionalization on the development of clinical symptoms in high-risk children. Acta Psychiatrica Scandinavica, 63, 95—109.

Walker, M., Moreau, D. & Weissman, M. M. (1990). Parents' awareness of children's suicide attempts. American Journal of Psychiatry, 147, 1364—1366.

Waring, M. & Ricks, D. (1965). Family patterns of children who became adult schizophrenics. Journal of Nervous and Mental Disease, 140, 351—364.

Watt, N. F., Fryer, J. H., Lewine, R. R. J. & Prentky, R. A. (1979). Toward longitudinal conceptions of psychiatric disorders. Progress in Experimental Personality Research, 9, 199—283.

Weintraub, S., Neale, J. M. & Liebert, D. (1975). Teacher ratings of children vulnerable to psychopathology. American Journal of Orthopsychiatry, 45, 838—845.

Weintraub, S., Prinz, R. J. & Neale, J. M. (1978). Peer evaluations of the competence of children vulnerable to psychopathology. Journal of Abnormal Child Psychology, 6, 461—473.

Weintraub, S., Winters, K. C. & Neale, J. M. (1986). Competence and vulnerability in children with an affectively disordered parent. In Rutter, M., Izard, C. E. & Read, P. B. (Eds.). Depression in young people. Developmental and clinical perspectives (pp. 205—220). New York: Guilford.

Weissman, M. M. (1983). The depressed mother and her rebellious adolescent. In Morrison, H. L. (Ed.). Children of depressed parents. Risk, identification, and intervention (pp. 99—113). New York: Grune & Stratton.

Weissman, M. M., Paykel, E. S. & Klerman, G. L. (1972). The depressed woman as a mother. Social Psychiatry, 7, 98—108.

Weissman, M. M., Leckman, J. F., Merikangas, K. R., Gammon, G. D. & Prusoff, B. A. (1984a). Depression and anxiety disorders in parents and children. Results from the Yale family study. Archives of General Psychiatry, 41, 845—852.

Weissman, M. M., Prusoff, B. A., Gammon, G. D., Merikangas, K. R., Leckman, J. F. & Kidd, K. K. (1984b). Psychopathology in the children (ages 6—18) of depressed and normal parents. Journal of the American Academy of Child Psychiatry, 23, 78—84.

Weissman, M. M., Gammon, G. D., John, K., Merikangas, K. R., Warner, V., Prusoff, B. A. & Sholomskas, D. (1987). Children of depressed parents. Increased psychopathology and early onset of major depression. Archives of General Psychiatry, 44, 847—853.

Weissman, M. M., Fendrich, M., Warner, V. & Wickramaratne, P. (1992). Incidence of psychiatric disorder in offspring at high and low risk for depression. Journal of the American Academy of Child and Adolescent Psychiatry, 31, 640—648.

Welner, Z., Welner, A., McCrary, M. D. & Leonard, M.A. (1977). Psychopathology in children of inpatients with depression: a controlled study. Journal of Nervous and Mental Disease, 164, 408—413.

Wender, P. H., Rosenthal, D., Kety, S. S., Schulsinger, F. & Welner, J. (1974). Crossfostering. A research strategy for clarifying the role of genetic and experiential factors in the etiology of schizophrenia. Archives of General Psychiatry, 30, 121—128.

Wender, P. H., Kety, S. S., Rosenthal, D., Schulsinger, F., Ortmann, J. & Lunde, I. (1986). Psychiatric disorders in the biological and adoptive families of adopted individuals with affective disorders. Archives of General Psychiatry, 43, 923—929.

Werry, J. S. (1979). The childhood psychoses. In Quay, H. C. & Werry, J. S. (Eds.). Psychopathological disorders of childhood. 2nd ed. (pp. 43—89). New York: Wiley.

Werry, J. S. (1992). Child and adolescent (early onset) schizophrenia: A review in light of DSM-III-R. Journal of Autism and Developmental Disorders, 22, 601—624.

Wild, C., Singer, M., Rosman, B., Ricci, J. & Lidz, T. (1965). Measuring disordered styles of thinking. Using the Object Sorting Test on parents of schizophrenic patients. Archives of General Psychiatry, 13, 471—476.

Worland, J. (1979). Rorschach developmental level in the offspring of patients with schizophrenia and manic-depressive illness. Journal of Personality Assessment, 43, 591—594.

Wyatt, R. J., Alexander, R. C., Egan, M. F. & Kirch, D. G. (1988). Schizophrenia, just the facts. What do we know, how well do we know it? Schizophrenia Research, 1, 3—18.

Wynne, L. (1968). Methodologic and conceptual issues in the study of schizophrenics and their families. In Rosenthal, D. & Kety, S. (Eds.). The transmission of schizophrenia (pp. 185—199). Oxford: Pergamon Press.

Wynne, L. C. & Singer, M. T. (1963a). Thought disorder and family relations of schizophrenics. I. A research strategy. Archives of General Psychiatry, 9, 191—198.

Wynne, L. C. & Singer, M. T. (1963b). Thought disorder and family relations of schizophrenics. II. A classification of forms of thinking. Archives of General Psychiatry, 9, 199—206.

Wynne, L., Singer, M., Bartko, J. & Toohey, M. (1977). Schizophrenics and their families: Recent research on parental communication. In Tanner, J. (Ed.). Developments in psychiatric research: The widening perspective (pp. 254—286). London: Hodder & Stoughton.

Yarrow, L. J. (1964). Separation from parents during early childhood. Review of Child Development Research, 1, 89—136.

Yolles, S. & Kramer, M. (1969). Vital statistics. In Bellak, L. & Loeb, L. (Eds.). The schizophrenic syndrome. New York: Grune & Stratton.

Zahn-Waxler, C., Cummings, E. M., McKnew, D. H. & Radke-Yarrow, M. (1984). Altruism, aggression, and social interactions in young children with a manic-depressive parent. Child Development, 55, 112—122.

Zuckerman, B., Bauchner, H., Parker, S. & Cabral, H. (1990). Maternal depressive symptoms during pregnancy, and newborn irritability. Journal of Developmental and Behavioral Pediatrics, 11, 190—194.

Kleine Anleitung zur Beratung von Eltern mit einer psychotischen Erkrankung

von

Helmut Remschmidt

und

Fritz Mattejat

Inhaltsverzeichnis

1. Einführung

Als Ergänzung zu unserem Buch "Kinder psychotischer Eltern" (REMSCHMIDT & MATTEJAT, 1994), in dem Forschungsergebnisse dargestellt sind, wollen wir in diesem Leitfaden Schlußfolgerungen aus der Forschung ziehen, Anregungen für die praktische Arbeit vermitteln und folgende Fragen behandeln:

- Was ist zu berücksichtigen, wenn Eltern mit einer psychotischen Erkrankung Kinder erziehen?
- Welche Probleme können dabei auftreten?
- Wie können die Betroffenen sich auf diese Situation möglichst gut einstellen?
- Welche fachlichen Hilfsmöglichkeiten stehen zur Verfügung?
- Wie kann fachliche Hilfe so genutzt werden, daß sie effektiv ist?
- Was sind die wichtigsten Schwierigkeiten, mit denen sich Patienten, Angehörige und Fachleute dabei auseinanderzusetzen haben?

Dabei versuchen wir, unsere Darstellung *allgemeinverständlich* zu halten; im Text sind daher keine Literaturhinweise genannt, sie sind am Ende des Broschüre angefügt. Dieser einfache Darstellungsstil wurde gewählt, um einen möglichst engen Bezug zur praktischen Gesprächssituation mit den Patienten und ihren Angehörigen herzustellen. Wir hoffen, daß Fachleute die nachfolgenden Ausführungen als Grundlage und Ausgangspunkt für die Beratung von psychotischen Patienten und ihren Familien verwenden können.

Zunächst werden die für die Praxis wichtigsten Schlußfolgerungen aus der klinischen Erfahrung und der Forschung in Merksätzen zusammengefaßt; im zweiten Abschnitt werden unter der Überschrift "Was kann getan werden ?" drei grundlegende Aufgabenbereiche dargestellt; es folgt die Nennung der wichtigsten Beratungs-, Betreuungs- und Behandlungsmöglichkeiten, und schließlich wird auf die Zusammenarbeit von Patienten, Angehörigen und Fachleuten und die anfallenden Probleme eingegangen. Auf Einzelheiten der medikamentösen und psychotherapeutischen Behandlung sowie spezieller Rehabilitationsmaßnahmen wird im folgenden bewußt nicht eigegangen. Diese gehören in die Hand der jeweiligen Spezialisten.

2. Merksätze zum Thema "Kinder psychotischer Eltern"

(1) Kinder psychotischer Eltern sind eine besondere Risikogruppe

Der Ausdruck *"psychotische Eltern"* bedeutet, daß mindestens ein Elternteil unter einer endogenen Psychose leidet. Eine endogene Psychose ist eine schwere psychische Erkrankung. Sie erfordert in der Regel eine Behandlung mit Medikamenten und zusätzlichen Therapiemaßnahmen (psychotherapeutische Gespräche, Trainings). Häufig kann die Therapie nicht ambulant (zu Hause) durchgeführt werden, sondern der Patient muß zumindest zeitweise in einer Klinik oder in einer Rehabilitationseinrichtung aufgenommen werden. Manche Patienten bleiben durch die Psychose dauerhaft beeinträchtigt; viele Patienten aber können wieder in ihr normales Leben zurückkehren; dabei müssen sie häufig vorbeugend Medikamente einnehmen und bestimmte Vorsichtsmaßregeln beachten, um einen Rückfall zu vermeiden.

Man unterscheidet mehrere Arten von psychotischen Störungen. Wir konzentrieren uns hier jedoch nur auf die beiden wichtigsten Krankheitsgruppen: die Gruppe der *Schizophrenien* und die Gruppe der *affektiven Psychosen.*

Schizophrene Psychosen sind schwerwiegende seelische Erkrankungen, die zu einer erheblichen Beeinträchtigung der Persönlichkeit führen. Sie verlaufen teils akut, teils schleichend und sind durch besondere Symptome gekennzeichnet, die das Denken (Denkstörungen, Wahn), die Wahrnehmung (Trugwahrnehmungen, Halluzinationen), den Antrieb (Rückzug, Initiativelosigkeit), die Aufmerksamkeit (Konzentrationsstörungen), die Motorik, die Sprache und verschiedene andere Bereiche beeinträchtigen können. Schizophrene Erkrankungen sind heute gut behandelbar. Die Behandlung besteht stets aus mehreren Komponenten: einer medikamentösen Therapie, psychotherapeutischen Maßnahmen, familienbezogenen Maßnahmen und, in manchen Fällen, auch besonderen Rehabilitationsmaßnahmen.

Affektive Psychosen sind gekennzeichnet durch zeitlich abgrenzbare, die Stimmung (depressive Verstimmung oder krankhaft gehobene Stimmung), den Antrieb und die vegetativen Funktionen (Schlafstörungen) beeinträchtigende Krankheitsphasen, die sich wiederholen können, aber zu keiner dauerhaften Veränderung der Persönlichkeit führen. Man unterscheidet sogenannte unipolare affektive Erkrankungen (am häufigsten ist die schwere Depression) von bipolaren Erkrankungen (Wechsel von depressiven und manischen Phasen). Die Behandlung besteht ebenfalls in einer Kombination von medikamentöser Therapie, psychotherapeutischen und familienbezogenen Maßnahmen.

Im folgenden geht es um Maßnahmen, die *beide* Gruppen von Psychosen betreffen, weshalb wir nicht mehr zwischen den beiden Krankheitsgruppen unterscheiden. Diese Unterscheidung muß aber im Hinblick auf die speziellen psychiatrischen Behandlungsaspekte in jedem Fall vom betreuenden Facharzt getroffen und in das Gesamtbehandlungsprogramm integriert werden.

"Besondere Risikogruppe" bedeutet, daß die Kinder psychotischer Eltern häufiger seelische Probleme aufweisen und daß bei ihnen die Gefahr, eine psychotische Erkrankung (eine endogene Psychose) zu entwickeln, größer ist als bei Kindern in der Allgemeinbevölkerung.

(2) Die besonderen Risiken für diese Gruppe ergeben sich aus erblichen und aus psychosozialen Belastungen.

Erbliche Belastungen: Kinder psychotischer Eltern sind zum einen *genetisch belastet*; d.h., bei diesen Kindern liegt eine *erblich verursachte erhöhte Anfälligkeit* (Vulnerabilität) vor, die dazu führt, daß sie eher psychische und psychosomatische Symptome entwickeln als andere Kinder und daß sie auch häufiger als andere Kinder selbst an einer Psychose erkranken. Diese Kinder sind gleichsam streßanfälliger; bildlich kann man sich vorstellen, daß ein Teil der Kinder von psychotischen Eltern eine "etwas dünnere Haut" hat als viele andere Kinder und deshalb auch empfindlicher und verletzlicher (z.B. mit psychischen Symptomen) reagieren.

Psychosoziale Belastungen: Kinder psychotischer Eltern sind aber außerdem auch *psychosozial* in besonderer Weise *belastet*; das heißt, sie wachsen häufiger unter *Lebensbedingungen* auf, die in mancherlei Hinsicht oft *schwieriger* sind als bei vielen anderen Kindern. Wenn das Kind *bei psychotischen Eltern* aufwächst, können sich folgende Probleme ergeben:

(a) Durch die psychotische Erkrankung bei einem Elternteil können die objektiven familiären Lebensbedingungen in vielerlei Hinsichten nachteilig beeinflußt sein. So führt z.B. alleine die Abwesenheit eines Elternteils (z.B. wegen Kliniksaufenthalten) zur Situation eines "Ein-Eltern-Haushaltes" und zu besonderen finanziellen Belastungen der Familie.

(b) Durch die Psychose können außerdem die Familienbeziehungen in Mitleidenschaft gezogen werden. So kann z.B. die Stimmung und das emotionale Klima in der Familie durch psychotische Symptome des Erkrankten negativ beeinflußt werden; nicht selten wird auch die eheliche Beziehung beeinträchtigt.

(c) Durch die Psychose kann schließlich die Erziehungsfähigkeit des erkrankten Elternteils beeinträchtigt sein. Es kann z.B. der Fall sein, daß sich der psychotische Patient gegenüber seinen Kindern nicht hinreichend durchsetzen kann oder daß er das Verhalten seines Kindes nicht realistisch einzuschätzen vermag und sich zu viele Sorgen über das Kind macht, schnell beunruhigt und leicht geängstigt reagiert.

Immer wieder kommt es aber auch vor, daß die Kinder von psychotischen Eltern *nicht bei ihrem psychotisch erkrankten Elternteil aufwachsen:* Das kann viele Gründe haben; es kann z.B. daran liegen, daß die Ehe der Eltern - vielleicht sogar wegen der psychotischen Erkrankung - zerbrochen ist, es kann auch daran liegen, daß wegen der psychotischen Erkrankung ein Familienleben, in dem Kinder aufgezogen werden können, nicht mehr möglich ist. In solchen Fällen, in denen die Kinder nicht bei ihren leiblichen Eltern, sondern bei Verwandten aufwachsen oder von Stiefeltern oder Pflegeeltern oder in einem Heim erzogen werden, sind die angeführten psychosozialen Belastungen zwar nicht vorhanden; aber alleine der Umstand, daß das Kind vom erkrankten Elternteil getrennt wurde, kann für dieses Kind eine erhebliche Belastung darstellen.

> (3) Die Risiken müssen realistisch eingeschätzt werden. Das bedeutet: sie müssen zwar berücksichtigt, dürfen aber nicht überschätzt werden.

Bei allen angeführten *erblichen* und *psychosozialen Belastungen* muß bedacht werden, daß sie nicht notwendigerweise auftreten müssen: Es gibt hier *keine Zwangsläufigkeiten.* Man muß sich immer wieder klar machen, daß hier von *Risiken* und von *Wahrscheinlichkeiten* die Rede ist, nicht aber von notwendigen (sogenannten deterministischen) Zusammenhängen. Konkret bedeutet das: Wenn ein Elternteil eine psychotische Erkrankung hat, dann bedeutet das *überhaupt nicht*, daß die Probleme und Belastungen, die wir genannt haben, auftreten *müssen.* Es bedeutet nur, daß sie auftreten *können* und daß es gut ist, wenn man für eine solche Situation gerüstet ist.

Eine realistische Einstellung um Umgang mit der psychotischen Erkrankung eines Elternteils bedeutet: Die möglichen Auswirkungen auf die Kinder sollten zwar einkalkuliert werden, aber sie *sollten nicht überschätzt werden*, und sie *sollten nicht das ganze Denken beherrschen*: Viele andere Probleme sind schwerwiegender. Für viele Kinder ist die psychotische Erkrankung bei einem Elternteil nicht die einzige Belastung und oft auch nicht das wichtigste Problem, mit dem sie sich auseinandersetzen müssen.

Zu einer realistischen Einstellung gehört außerdem, daß sowohl die möglichen Gefahren berücksichtigt werden, daß aber auch alle Möglichkeiten genutzt werden, negative Auswirkungen zu vermindern oder ganz zu vermeiden.

> (4) Bei einer psychotischen Erkrankung eines Elternteils kann vieles getan werden, um negative Auswirkungen zu vermeiden oder abzumildern.

Eine psychotische Erkrankung ist für den erkrankten Patienten selbst, für seine Angehörigen und für seine Kinder meistens eine schwere Belastung. Aber sie sind diesem Problem *keinesfalls hilflos ausgeliefert.* Vieles kann getan werden, um negative Auswirkungen zu vermeiden oder abzumildern. *Ob sich die psychotische Erkrankung* eines Elternteils auf die Kinder überhaupt negativ auswirkt und in welchem Umfange die Kinder von psychotischen Eltern selbst psychische Probleme bzw. Erkrankungen entwickeln, hängt auch davon ab, wie die vorhandenen *Bewältigungsmöglichkeiten genutzt* werden.

3. Was kann getan werden? - Drei Aufgabenbereiche

Wenn ein Elternteil unter einer psychotischen Erkrankung leidet, sind drei Ebenen zur berücksichtigen.

(1) *Verlauf der Erkrankung:* Die Erkrankung des Elternteils kann sehr unterschiedlich verlaufen, von einmaligen kurzen Krankheitsepisoden mit anschließender vollständiger Genesung bis zu chronischen Verläufen mit anhaltenden und schwerwiegenden Beeinträchtigungen. Der Verlauf der Psychose ist nicht nur von der Schwere der Erkrankung, sondern auch vom Verhalten der Patienten selbst abhängig und von der Unterstützung, die der Patient von seinen Angehörigen und durch Fachleute erhält.

(2) *Bewältigungsmöglichkeiten der Familie:* Je besser eine Psychose bewältigt werden kann, umso geringer werden ihre Auswirkungen auf die Familie insgesamt und die Kinder sein. Aber selbst dann, wenn die elterliche Erkrankung nur teilweise abgemildert oder kompensiert werden kann, ist es möglich, negative Auswirkungen auf die Kinder weitgehend zu vermeiden oder zumindest zu begrenzen; solche vorsorgende und schützende (präventive) Maßnahmen umfassen eine weite Palette von Möglichkeiten, die im nächsten Abschnitt noch angesprochen werden sollen.

(3) *Auswirkungen auf die Kinder:* Wenn sich schließlich bei den Kindern besondere emotionale Probleme oder Verhaltensstörungen oder psychosomatische Beschwerden zeigen, so ist dies kein Grund, entmutigt zu reagieren. Dies kann mit der psychotischen Erkrankung bei einem Elternteil zusammenhängen, es muß aber nicht der Fall sein, denn psychische Störungen bei Kindern und Jugendlichen kommen auch ganz allgemein relativ häufig vor, ca. 5 - 15 % aller Kinder haben psychische Auffälligkeiten. Die meisten dieser psychischen Probleme können gut bewältigt werden, wenn die Kinder bzw. Jugendlichen die angemessenen therapeutischen Hilfestellungen erhalten.

Mit diesen drei Ebenen sind auch die wichtigsten *Aufgabenstellungen* und *Zielsetzungen* angesprochen:

A) *Einstellung auf die psychotische Erkrankung und Aktivierung von Bewältigungs- und Behandlungsmöglichkeiten für die Patienten:* Patienten, die unter einer Psychose leiden, sollten eine optimale fachliche Behandlung erhalten; außerdem sollten Patienten und Angehörige sich möglichst gut auf die Erkrankung einstellen, so daß das Leben der Patienten und ihrer Familie möglichst wenig beeinträchtigt wird.

B) *Vorbeugende Maßnahmen für die Familie insgesamt und insbesondere für die Kinder psychotischer Eltern:* Vorbeugende Maßnahmen haben das Ziel, negative Auswirkungen auf Kinder und Familien möglichst gering zu halten.

C) *Therapeutische Maßnahmen für die Kinder und die Familie:* Falls die Kinder von psychotischen Eltern unter seelischen Problemen oder einer psychischen Erkrankung leiden, sollte für sie und ihre Eltern eine qualifizierte fachliche Hilfestellung zur Verfügung stehen und von ihnen in Anspruch genommen werden.

Mit diesen drei Aufgabenstellungen sind die Patienten selbst, ihre Angehörigen und Fachleute gleichermaßen konfrontiert. Zu jedem der drei Bereiche gibt es professionelle Hilfsangebote. In der Abbildung 1 sind die erläuterten Zusammenhänge graphisch veranschaulicht. Im oberen Teil sind die *Problemkomponenten* aufgeführt, die wir zu berücksichtigen haben; im mittleren Teil die zu den Problemkomponenten gehörenden *Aufgaben und Zielsetzungen*; im unteren Teil schließlich werden zu jedem Aufgabenbereich die *fachlichen Hilfsangebote* angeführt.

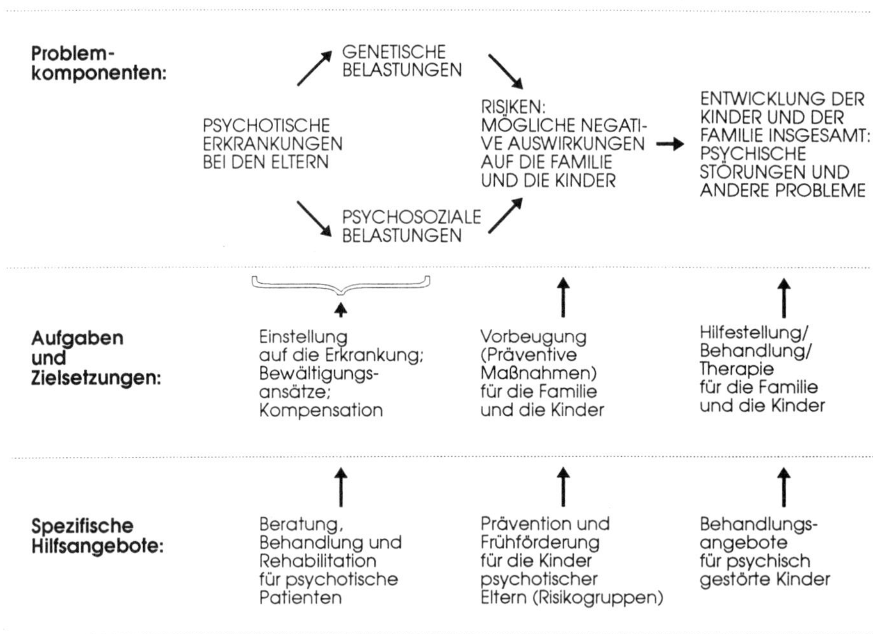

Abb. 1: Kinder psychotischer Eltern:
Problemkomponenten, Aufgaben und spezifische Hilfsangebote

4. Beratungs-, Betreuungs- und Behandlungsmöglichkeiten und die zuständigen Einrichtungen

Die Beratungs-, Betreuungs- und Behandlungsmöglichkeiten können nach den drei genannten Aufgabenstellungen gruppiert werden:

(1) Beratung und Behandlung für Patienten mit psychotischen Erkrankungen,

(2) Vorbeugende Hilfen (Prävention) und Frühförderung für Kinder psychotischer Eltern,

(3) Behandlungsangebote für psychisch gestörte Kinder.

4.1 Beratung und Behandlung für Patienten mit psychotischen Erkrankungen

Bei psychotischen Erkrankungen unterscheidet man zwischen akuten (meist relativ kurzen) Krankheitsepisoden, in denen die Krankheit sich sehr deutlich zeigt, und den "nichtakuten" Zeiten.

In den *akuten* Krankheitsphasen sind die Patienten häufig im Denken und in ihren Gefühlen so schwer gestört, daß sie die normalen Lebensanforderungen überhaupt nicht mehr bewältigen können und eine intensive Betreuung und Behandlung benötigen. In der Regel kann dies am besten im Rahmen einer *stationären psychiatrischen Behandlung* (in einer psychiatrischen Klinik) gewährleistet werden. Dabei ist fast immer eine medikamentöse Behandlung notwendig, die durch andere Angebote (z.B. Beratung des Patienten und seiner Angehörigen; Einzeltherapiegespräche; Gruppentherapie mit Patienten und/oder Angehörigen; Aktivitätsangebote; Gestaltungstherapie) ergänzt wird. Die Dauer einer akuten Phase ist sehr unterschiedlich, sie reicht von einigen Tagen bis zu mehreren Monaten. Manche Patienten erholen sich nach einer solchen Phase sehr gut, s odaß ihre emotionale Stabilität und ihre Leistungsfähigkeit wieder genauso hoch ist wie vor dem erstmaligen Auftreten der Erkrankung. Im günstigsten Falle bleibt es bei einer einmaligen Krankheitsepisode, die ohne Rückfälle bewältigt wird. Bei vielen Patienten aber kommt es in unterschiedlich großen Abständen zu Rückfällen. Manche Patienten erholen sich auch langsamer; auch nach Abklingen der akuten Phase erleben sie noch krankheitsbedingte Beeinträchtigungen (z.B. emotionale Labilität; gedrückte Stimmungslage; Leistungseinbußen). In ungünstigsten Verläufen kommt es zu häufigen Rückfällen, und die krankheitsbedingten Beeinträchtigungen dauern an und nehmen mit der Zeit noch zu.

Die Art der Betreuung und Behandlung nach der akuten stationären Phase hängt deshalb davon ab, wie gut sich der Patient insgesamt erholt. Oft ist es günstig, den Übergang von der stationären Behandlung zum "normalen Leben" schrittweise zu versuchen. Ein erster Schritt hierbei ist der Wechsel von einer *psychiatrischen Stati-*

on zu einer *psychiatrischen Tagesklinik* (nur tagsüber in der Klinik, in der Freizeit zu Hause) oder zu einer *psychiatrischen Nachtklinik* (nur abends und zur Übernachtung in der Klinik).

Patienten mit anhaltenden Beeinträchtigungen und häufigen Rückfällen können nicht nach Hause entlassen werden, sondern können in eine *Rehabilitationseinrichtung* weitervermittelt werden. Es handelt sich dabei um *Wohnheime, Wohngruppen* oder *Wohngemeinschaften*, in denen die Patienten in besonderer Weise psychiatrisch und psychotherapeutisch betreut und trainiert werden können. Oft wird dies durch spezielle Arbeitsmöglichkeiten in *Werkstätten für Kranke* oder *Behinderte* oder in *Ausbildungswerkstätten* ergänzt. Ein Vorteil solcher Rehabilitationsmaßnahmen besteht darin, daß die die Patienten nicht auf Dauer in einer klinischen Umgebung leben müssen und trotzdem eine intensive Förderung- und Betreuung erhalten können. Ziel dieser Hilfen ist die Förderung der Patienten und - soweit dies möglich ist - die Wiedereingliederung der Patienten in ihr normales Leben.

Auch wenn die Patienten wieder zu Hause sind und in ihrer normalen Umgebung leben und arbeiten können, benötigen sie - wenn auch bei weitem nicht mehr so intensiv - weiterhin ärztliche Hilfe, und für viele ist es sinnvoll, auch psychotherapeutische Beratungs- und Behandlungsangebote wahrzunehmen. Die *ambulante psychiatrische Behandlung* wird von den *niedergelassenen Nervenärzten* bzw. *Psychiatern* (Arztpraxis) und den *Polikliniken* (Ambulanz-Kliniken) zur Verfügung gestellt; häufig steht auch hier die medikamentöse Behandlung zunächst im Vordergrund. Sie soll vor einem Rückfall schützen und wird durch *psychotherapeutische Beratung und Behandlung* ergänzt; diese Hilfe wird von Psychiatern, aber auch von anderen *niedergelassenen Psychotherapeuten (Ärzte, Psychologen)* und von den *Lebens- und Familienberatungsstellen* angeboten. Dazu gibt es in vielen Städten auch *spezielle Beratungseinrichtungen für psychisch Kranke*, die z.B. von Kirchen, Vereinen oder Bürgerinitiativen getragen werden. Ergänzt wird dies durch die *allgemeine Gesundheits- und Sozialberatung* in den Gesundheits- und Sozialämtern. Alle ambulanten Hilfen von der psychiatrischen Beratung und Behandlung bis zur Sozialberatung richten sich nicht nur an die Patienten selbst, sondern auch an ihre Angehörigen (Beispiel: Angehörigengruppen; Familientherapie).

Diese Hilfen, die durch Fachleute zur Verfügung gestellt werden, werden ergänzt durch die Organisation von *Selbsthilfegruppen*, in denen sich psychisch Kranke und ihre Angehörigen treffen und ihre Erfahrungen austauschen können. Ferner existieren auch *Kontaktmöglichkeiten* für psychisch Kranke mit eher informellem Charakter, wie z.B. Cafes und Teestuben.

4.2 Vorbeugende Hilfen (Prävention) und Frühförderung für Kinder psychotischer Eltern

Während es für Patienten, die eine psychische Erkrankung hatten oder noch haben, viele spezielle Hilfsmöglichkeiten gibt, die genau auf diese Patientengruppe zugeschnitten sind, gibt es für die Kinder psychotischer Eltern keine speziellen präventiven Hilfsangebote. Wir hoffen, daß das von uns vorgelegte Buch einen Beitrag zur Entwicklung bzw. Verbesserung der präventiven Möglichkeiten leistet. Hierzu gehören zumindest drei *vorbeugende Aufgaben:*

(1) *Allgemeine Aufklärung und Beratung für (zukünftige) Eltern*, von denen ein Elternteil unter einer psychotischen Erkrankung leidet: Patienten ebenso wie ihre Angehörigen sollten möglichst frühzeitig Aufklärung über die wichtigsten Zusammenhänge erhalten. Wenn Kinder erwünscht sind oder erwartet werden, kann diese allgemeine Aufklärung durch eine genetische Beratung, eine Beratung über die psychosozialen Risiken und über die Kompensations- und Bewältigungsmöglichkeiten ergänzt werden.

(2) *Erziehungsberatung und konkrete Hilfestellung für die Familien* mit einem psychotischen Elternteil: Wenn Kinder in Familien mit einem psychotischen Elternteil aufwachsen, können die beschriebenen psychosozialen Risiken für die Kinder um so besser eingegrenzt und vermindert werden, je besser sich die ganze Familie auf die psychotische Erkrankung einstellen kann. Hierbei können Beratungsgespräche über Erziehungsfragen hilfreich sein. Zu einer angemessenen Einstellung gehört z.B. eine realistische Aufgabenverteilung (der häuslichen Arbeit, der Beschäftigung mit den Kindern usw.), die keinen überfordert, sondern jedem das zumutet, was er auch leisten kann. In manchen Fällen reicht eine geschickte Aufgabenverteilung in der Familie aus; in anderen Fällen können nicht alle Aufgaben von den Eltern oder anderen Familienmitgliedern wahrgenommen werden, und es werden zusätzliche praktische Hilfestellungen (z.B. Hilfe in der Haushaltsführung) durch Fachinstanzen notwendig.

(3) *Vorbeugende Hilfestellung und Förderung für die Kinder* psychotischer Eltern: Die genannten Hilfestellungen können durch Angebote und Maßnahmen ergänzt werden, die sich gezielt an die Kinder richten.

Aus dieser Aufgabenbeschreibung ist ersichtlich, daß sich die vorbeugenden Hilfen für Kinder psychotischer Eltern nur zum Teil an die Kinder direkt richten; wichtiger als die direkten Angebote an die Kinder sind die Hilfestellungen für die Familien: Je stabiler und widerstandsfähiger die Familie insgesamt ist, umso geringer ist die Gefahr, daß die Erkrankung eines Elternteils negative Auswirkungen auf die Kinder hat. Hilfe für die Familien ist die beste Vorbeugung für die Kinder. Obwohl es nun keine speziellen Institutionen oder Programme gibt, die die angeführten präventiven Aufgaben wahrnehmen, so kann doch auf vorhandene Institutionen zurückgegriffen werden.

Zu den vorbeugenden Maßnahmen gehören zum einen all die Möglichkeiten, die von den Jugend-, Sozial- und Gesundheitsämtern organisiert und finanziert werden. Hierunter fallen die *allgemeinen Maßnahmen der Jugendhilfe* (z.B. Hilfe zur Erziehung, Erziehungsberatung, Erziehungsbeistandschaft), die von Psychologen, Pädagogen, Sozialpädagogen oder Sozialarbeitern wahrgenommen werden. Ein aktuelles Arbeitsfeld, das zur Zeit recht stark expandiert, ist die *sozialpädagogische Familienhilfe*, die sich gleichermaßen an die Familie insgesamt wie an die Kinder richten kann. Durch diese Maßnahmen können Familien intensive Unterstützung (bis zur mehreren Stunden täglich) bei der Bewältigung der alltäglichen Aufgaben und der Kindererziehung erhalten.

Zu den Maßnahmen, die sich speziell auf die Kinder beziehen, gehören alle Formen der außerfamiliären Kinderbetreuung. Hier ist an erster Stelle die *Kinderbetreuung in Krippen, Kindergärten, Horten oder anderen Kindergruppen* zu nennen, weiterhin die Jugendlichen-Betreuung in der *offenen Jugendarbeit*. Durch *Kur- und Ferienaufenthalte* der Kinder (mit oder ohne Eltern) kann zumindest eine vorübergehende Entlastung der Familie erreicht werden. Wenn die Eltern mit der Kindererziehung überfordert sind, die Kinder aber trotzdem in der Familie bleiben können, ist die Nutzung einer *Tagespflegestelle (Tages-Pflegemutter)* sinnvoll.

Wenn die psychotische Erkrankung eines Elternteils einen ungünstigen Verlauf nimmt und die beschriebenen präventiven Maßnahmen nicht hinreichend sind, muß die Erziehung der Kinder in einer *Pflegefamilie* oder in einem *Heim* oder (wenn es sich um Jugendliche handelt) in einer *Wohngruppe* erwogen werden. Schwere Beeinträchtigungen der elterlichen Funktionen sind besonders dann zu erwarten, wenn beide Eltern unter einer psychischen Erkrankung leiden, was allerdings sehr selten ist. Die Herauslösung der Kinder aus einer Familie ist fast immer ein schmerzlicher Prozeß; wenn dies aber unumgänglich ist, dann sollte eine solche Entscheidung nicht unnötig hinausgezögert werden, was leider oft geschieht. Nicht immer ist die Erziehung eines Kindes in seiner Herkunftsfamilie die günstigste Lösung; die Erziehung in einem Heim kann für die Kinder auch eine wirkliche Verbesserung darstellen. Durch eine außerfamiliäre Erziehung muß die Beziehung zwischen Eltern und Kindern ja nicht zerstört werden. Wenn die Eltern, die Kinder und die anderen Familienangehörige und Verwandten den Sinn und die Notwendigkeit einer solchen Maßnahme verstehen und sie unterstützen, kann eine gute Zusammenarbeit zwischen leiblicher Familie und Pflegefamilie bzw. Heimerziehern zustandekommen.

Neben diesen Maßnahmen kann die breite Palette der psychologischen und pädagogischen Beratungsmöglichkeiten genutzt werden, um den negativen Auswirkungen elterlicher Psychosen vorzubeugen. Bei günstigen Verläufen kann allein schon die Nutzung einer psychologischen, psychotherapeutischen und pädagogischen Beratung ausreichen; sie kann aber auch parallel zu den bisher genannten sozialpädagogischen und sozialfürsorgerlichen Maßnahmen wahrgenommen werden. Solche Beratungsangebote im engeren Sinne werden von den *Erziehungsberatungs- und Familienberatungsstellen* zur Verfügung gestellt; hier können Eltern den gedanklichen Austausch suchen und den Rat von Fachleuten einholen. An solche Einrichtungen können sich auch die Kinder und Jugendlichen direkt wenden; dies gilt natürlich besonders für spezielle *Jugendberatungsstellen.* Ähnliche Beratungsangebote werden auch von *niedergelassenen klinischen Psychologen* in *psychologischen Praxen* und von anderen psychologischen, psychotherapeutischen, ärztlichen und sozialen Institutionen gemacht; hierzu gehören z.B. der *schulpsychologische Dienst* und *Sprechstunden in den Gesundheitsämtern.* Diese Dienste können jedoch die speziellen Probleme in Familien mit einem psychisch erkrankten Elternteil nur dann einer konstruktiven Lösung zuführen, wenn sie auf diesem Gebiet Erfahrungen haben und wenn psychiatrische Fachkompetenz im Sinne einer engen Kooperation einbezogen wird.

Vorbeugende Beratung wird auch von kinder- und jugendpsychiatrischen Praxen und Einrichtungen geleistet, in denen sowohl auf seelische ebenso wie auf körperliche Aspekte eingegangen werden kann. Dazu zählen *niedergelassene Kinder- und Jugendpsychiater, kinder- und jugendpsychiatrische Polikliniken und Ambulanzen* und spezielle kinder- und jugendpsychiatrische Angebote (z.B. der ambulante kinder- und jugendpsychiatrische Dienst). In diesen Einrichtungen können häufig auch familienpsychologische Aspekte mit einbezogen werden; d.h., es wird nicht nur das vorgestellte Kind untersucht, sondern auch die familiäre Lebenssituation berücksichtigt. Immer wenn die Befürchtung besteht, daß Kinder oder Jugendliche durch die psychische Erkrankung eines Elternteils in irgendeiner Hinsicht in ihrem körperlichen oder seelischen Wohlbefinden beeinträchtigt sind, kann man sich an diese Einrichtungen wenden. Wenn es sich um jüngere Kinder handelt, können auch *Frühförderstellen* die richtigen Ansprechpartner sein; häufig arbeiten die Frühförderstellen auch eng mit *sozialpädiatrischen Zentren* und mit *kinderärztlichen Kliniken* und *Praxen* zusammen.

Aus dieser Übersicht ist ersichtlich, daß sehr viele unterschiedliche Einrichtungen für die vorbeugende Arbeit für Familien bzw. Kinder mit psychotischen Eltern in Frage kommen. Es wäre natürlich wünschenswert, wenn erreicht werden könnte, daß die Risikogruppe der Kinder psychotischer Eltern in diesen Einrichtungen gezielter berücksichtigt werden könnte. Es wäre wahrscheinlich auch sehr günstig, wenn den Familien so früh wie möglich vorbeugende Beratung angeboten werden könnte; dabei wäre es - in Anbetracht der Unübersichtlichkeit der möglichen Hilfen - sinnvoll, wenn die Familie langfristig einen Hauptansprechpartner hat, der die Maßnahmen koordiniert.

4.3 Behandlungsangebote für psychisch gestörte Kinder

Wie im Erwachsenenbereich, so gibt es auch für Kinder und Jugendliche mit psychischen Störungen und psychosomatischen Erkrankungen eine Fülle von Hilfsmöglichkeiten; für besonders schwerwiegende Erkrankungen und Probleme sind an erster Stelle *stationäre psychiatrische bzw. psychotherapeutische Behandlung* in *kinder- und jugendpsychiatrischen Kliniken, psychotherapeutischen Kliniken und Abteilungen, Kinderkliniken* und *Kurkliniken* zu nennen. Zum Teil haben sich solche Kliniken auf bestimmte Probleme wie z.B. Eßstörungen (Magersucht; Fettsucht) oder Drogenprobleme spezialisiert. Das stationäre Behandlungsangebot wird durch die *teilstationären* Behandlungsmöglichkeiten in *Tageskliniken* und durch intensive Behandlung im häuslichen Umfeld *("Home-Treatment")* ergänzt. Die tagesklinische Behandlung und auch das home-treatment haben den Vorteil, daß die Kinder in der Familie verbleiben können und trotzdem eine ähnlich intensive Behandlung wie im stationären Rahmen möglich ist. Auf diese Weise können also Beeinträchtigungen, die in der stationären Behandlung durch die Trennung von der Familie entstehen, vermieden werden; dies ist besonders wichtig bei Kindern im Vorschul- und Grundschulalter.

Ein kleiner Teil der Kinder und Jugendlichen mit psychischen Störungen muß wegen der Art ihrer psychischen Probleme (z.B. bei besonders hartnäckigen und langwierigen psychischen Störungen) oder auch wegen der mit ihnen verbundenen familiären Konflikte langfristig außerhalb der Familie untergebracht und gefördert werden. Zu den *Langzeit-Therapie- und Rehabilitationseinrichtungen* zählen *Kinder- und Jugendwohnheime* bzw. *-wohngruppen*, die zum Teil mit intensiven ärztlichen, psychologischen und pädagogischen *Therapie-* und *Förderungsmöglichkeiten (Therapieheime)* ausgestattet sind. In diesem Zusammenhang sind auch *Sonderpflegestellen* (Familienpflege) zu nennen.

In den meisten Fällen jedoch sind die *ambulanten Therapiemöglichkeiten* hinreichend. Durch *kinder- und jugendpsychiatrische Ambulanzen (Polikliniken)* oder durch *niedergelassene Kinder- und Jugendpsychiater* werden unterschiedliche ambulante Therapiemöglichkeiten angeboten oder vermittelt; die wichtigsten sind: *medikamentöse und andere ärztliche Behandlungsmöglichkeiten* (Medikamente, Diäten usw.), *psychotherapeutische Behandlungen* im weitesten Sinne (z.B. verhaltenstherapeutische, tiefenpsychologische, familientherapeutische Behandlungen) und *Übungsbehandlungen* zum Beispiel zur Behandlung von Entwicklungsstörungen oder Teilleistungsschwächen. Diese Behandlungsmöglichkeiten können meist nicht von einer Person alleine praktiziert werden, ja oft nicht einmal von einer einzigen Einrichtung angeboten werden. Eine interdisziplinäre Zusammenarbeit zwischen verschiedenen Berufsgruppen und eine interinstitutionelle Zusammenarbeit zwischen verschiedenen Einrichtungen ist deshalb häufig notwendig. Außer den kinder- und jugendpsychiatrischen Einrichtungen (Ambulanzen, Praxen, spezielle Dienste) sind hierbei oft folgende Einrichtungen beteiligt:

- Pädiatrische und neuropädiatrische Ambulanzen und Praxen,
- Allgemeinarztpraxen,
- Frühförderstellen und sozialpädiatrische Einrichtungen,
- Praxen von niedergelassenen Psychologen,
- Praxen von Logopäden, Krankengymnasten, Beschäftigungstherapeuten und verwandten Berufsgruppen,
- Erziehungs-, Jugend- und Familienberatungsstellen und der
- Schulpsychologische Dienst.

Neben diesen Beratungs- und Behandlungsmöglichkeiten ist bei psychisch gestörten Kindern und Jugendlichen immer der *schulische Bereich* in besonderer Weise mitzubedenken. Psychische Störungen hängen oft mit schulischen Problemen zusammen; die Therapie und die Beschulung müssen deshalb immer aufeinander abgestimmt sein; in Ergänzung zu einfachen Absprachen zwischen Lehrern und dem therapeutischen Personal können *spezifische* Förderungsmaßnahmen in der Regelschule (z.B. bei Teilleistungsschwächen) sinnvoll sein; für bestimme Gruppen von Problemen bzw. Behinderungen stehen *Sonderschulen* (z.B. für lernbehinderte, für praktisch bildbare, für verhaltensgestörte, für sprachgestörte, für hör- und sehgeschädigte Kinder und Jugendliche) zur Verfügung; bei besonders gravierenden Verhaltensstörungen kann auch *Einzelunterricht* durchgeführt werden. Die genannten Behandlungs- und Förderungsangebote und Beschulungsmöglichkeiten werden ergänzt durch besondere *sozialpädagogische Angebote* für Kinder und Jugendliche mit seelischen Problemen, die von der kindbezogenen *Familienhilfe* über *Freizeitgruppen* bis zu *speziellen Projekten* (z.B "Schiffsprojekte") reichen können.

Tab. 1: Übersicht zu den Beratungs-, Betreuungs- und Behandlungsmöglichkeiten

(1) Beratung und Behandlung für Patienten mit psychotischen Erkrankungen

1. Stationäre psychiatrische Behandlung (Psychiatrische Kliniken)
2. Betreuung in Tageskliniken oder in Nachtkliniken
3. Rehabilitationseinrichtungen
   (Therapeutische) Wohnheime, Wohngruppen und Wohngemeinschaften
   - Werkstätten für Kranke oder Behinderte und Ausbildungswerkstätten
4. Ambulante psychiatrische Behandlung (Niedergelassene Nervenärzte/Psychiater und Polikliniken/Ambulanzen) und andere ambulante Hilfen:
   - Psychotherapeutische Beratung und Behandlung (z.B. durch niedergelassene Psychotherapeuten (Ärzte, Psychologen); in Lebens- und Familienberatungsstellen)
   - Spezielle Beratungseinrichtungen für psychisch Kranke (z.B. Beratungsstellen von Vereinen, Bürgerinitiativen)
   - Sozialberatung im Gesundheitsamt, Sozialamt
5. Selbsthilfegruppen und Kontaktmöglichkeiten
   - Selbsthilfegruppen für psychisch Kranke und für ihre Angehörigen
   - Kontaktmöglichkeiten und Treffpunkte für psychisch Kranke (z.B. Teestuben)

(2) Vorbeugende Hilfen (Prävention) und Frühförderung für Kinder psychotischer Eltern

1. Allgemeine Maßnahmen der Jugend- und Erziehungshilfe (Hilfen zur Erziehung, Erziehungsbeistandschaft, sozialpädagogische Einzelfallbetreuung)
2. Maßnahmen der Familienhilfe (z.B. Sozialpädagogische Familienhilfe)
3. Kinderbetreuung in Krippen, Kindergärten, Horten und Kindergruppen
4. Maßnahmen der offenen Jugendarbeit
5. Kur- und Ferienaufenthalte für Kinder
6. Tagespflegestellen (Tages-Pflegemutter)
7. Erziehung in einer Pflegefamilie, in einem Heim oder in einer Wohngruppe
8. Erziehungsberatungsstellen: Beratung für Eltern und andere Angehörige
9. Jugendberatungsstellen
10. Psychologische Praxen (niedergelassene klinische Psychologen)
11. Andere psychologische, ärztliche und soziale Institutionen mit allgemeinem psychosozialem oder psychotherapeutischem Angebot (Schulpsychologischer Dienst; spezielle Sprechstunden oder Beratungen, z.B. im Gesundheitsamt)
12. Niedergelassene Kinder- und Jugendpsychiater
13. Polikliniken und Ambulanzen für Kinder- und Jugendpsychiatrie
14. Andere kinder- und jugendpsychiatrische Angebote (z.B. ambulanter kinder- und jugendpsychiatrischer Dienst)
15. Frühförderstellen, sozialpädiatrische Zentren, Kinderkliniken (Pädiatrie) und niedergelassene Kinderärzte

Fortsetzung der Tab. 1: Übersicht zu den Beratungs-, Betreuungs- und Behandlungsmöglichkeiten

(3) Behandlungsangebote für psychisch gestörte Kinder

1. Stationäre psychiatrische bzw. psychotherapeutische Behandlung in kinder- und jugendpsychiatrische Kliniken, psychotherapeutischen Kliniken, speziellen Abteilungen innerhalb von psychiatrischen Kliniken oder Kinderkliniken und Kurkliniken.
2. Tagesklinische Therapiemöglichkeiten und "home-treatment"
3. Langzeit-Therapie- und Rehabilitationseinrichtungen
   - Therapieheime
   - Kinder- und Jugendwohnheime
   - Sonderpflegestellen
4. Ambulante Therapiemöglichkeiten
   - Medikamentöse und andere ärztliche Behandlungsmöglichkeiten (Medikamente, Diäten etc.) in pädiatrischen und kinder- und jugendpsychiatrischen Polikliniken (Ambulanzen) und Praxen
   - Psychotherapeutische Behandlungen in Polikliniken (Ambulanzen) und bei niedergelassenen Psychotherapeuten (Ärzte oder Psychologen)
   - Übungsbehandlungen (incl. Frühförderung an Frühförderstellen, sozialpädiatrischen Zentren)
5. Besondere Beschulungsmöglichkeiten (Sonderbeschulung; Einzelunterricht; spezifische Förderung)

4.4 Wie sollen die Behandlungsangebote genutzt werden? Prinzipien bei der Nutzung von Hilfsmöglichkeiten

Unsere zusammenfassende Übersicht in Tab. 1 zeigt, daß es sehr viele Hilfsmöglichkeiten gibt; ja es sind so viele, daß ihre Aufzählung (die hier natürlich unvollständig war) schon sehr verwirrend sein kann. Oft ist es tatsächlich so, daß eine ganze Reihe unterschiedlicher Beratungs-, Betreuungs- und Behandlungsmöglichkeiten auf verschiedenen Ebenen aufgegriffen werden. Manchmal sind dann zu viele Institutionen einschaltet, und die Hilfsangebote führen zu einem unübersichtlichen Durcheinander, in dem gut gemeinte Ratschläge und Hilfsangebote in ihr Gegenteil umschlagen; manchmal werden die Einrichtungen und Hilfsangebote aber auch zu wenig genutzt, oder die Ansprechpartner versuchen Aufgaben zu lösen, die an anderer Stelle besser aufgehoben wären. Manchmal werden auch wichtige Aspekte völlig vergessen. Es ist also gar nicht selbstverständlich, daß fachliche Einrichtungen sinnvoll genutzt werden; für eine *sinnvolle Nutzung von Beratungs-, Betreuungs- und Behandlungsmöglichkeiten* kann man sich an den folgenden *Prinzipien* orientieren:

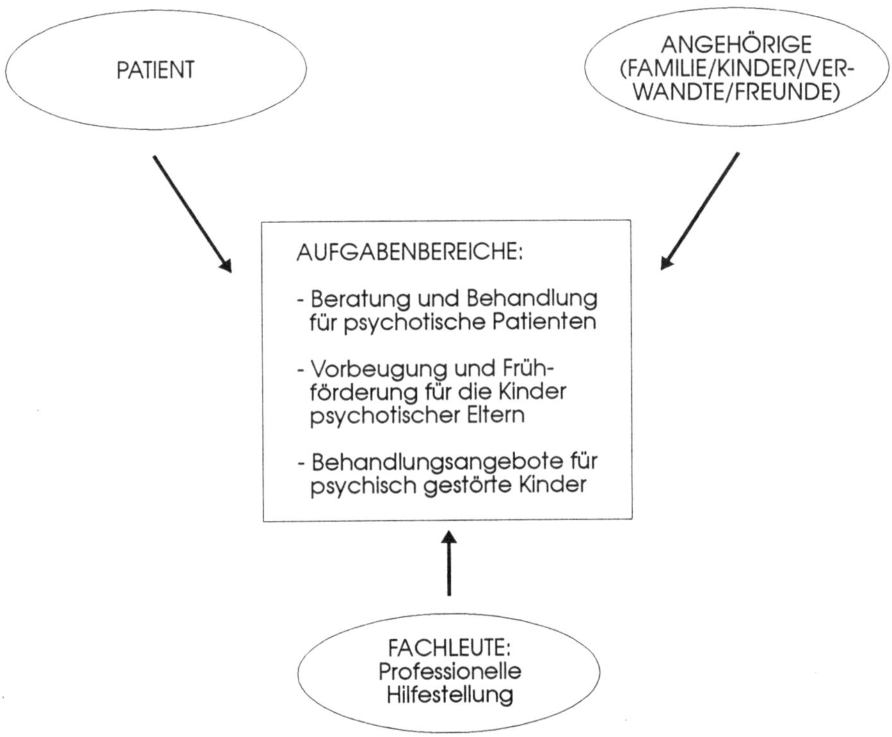

Abb. 2 : Die Zusammenarbeit zwischen Patienten, Angehörigen und Fachleuten bei der Bewältigung der Aufgaben

(1) *Nutzung fachlicher Hilfe:* Die vorhandenen Beratungs-, Betreuungs- und Behandlungsangebote durch speziell ausgebildete Fachleute sollten in Anspruch genommen werden. Die erste Pflicht der Fachleute besteht darin, die Patienten und ihre Familien unvoreingenommen und sachlich zu informieren, was leider viel zu häufig unterbleibt. Psychotisch Erkrankte und ihre Angehörigen haben außerdem das Recht auf weitergehende Betreuung und Behandlung; sie sollten darüber gut informiert sein und die Hilfsmöglichkeiten auch nutzen, hierfür wurden sie entwickelt. Scham oder übertriebene Rücksichtnahme sind fehl am Platz.

(2) *Aktivierung der Selbsthilfe:* Wenn die anstehenden Probleme von den Patienten selbst, den Familienangehörigen, Verwandten, Freunden oder anderen Vertrauenspersonen bewältigt werden können, dann sollte dieses Selbsthilfepotential genutzt werden. *Persönliche und informelle Hilfen haben Vorrang.* Das gilt insbesondere für den Bereich der vorbeugenden Hilfen (Prävention). Informelle Hilfe und Selbsthilfe sollten durch offizielle oder institutionelle und bürokratische Hilfsmaßnahmen nicht gestört, sondern gefördert werden.

(3) *Abstimmung der Maßnahmen:* In den meisten Fällen werden verschiedene Maßnahmen auf ganz unterschiedlichen Ebenen angeboten und aufgegriffen; so kann es z.B. sein, daß ein Elternteil wegen einer psychotischen Erkrankung noch bei einem Psychiater in Behandlung ist, gleichzeitig wird vom Jugendamt eine Familienhilfe-Maßnahme getragen, und ein Kind in der Familie nimmt eine Therapie bei einem Psychologen wahr. Die verschiedenen Hilfsangebote können sich um so besser entfalten, je besser sie aufeinander abgestimmt sind. Wenn sie dagegen unkoordiniert nebeneinanderher ablaufen, können sie sich sogar gegenseitig stören. In vielen Fällen ist es daher günstig, wenn die Familie einen *Hauptansprechpartner* hat, der alle fachlichen Hilfen *koordiniert*. Eine andere Möglichkeit besteht darin, daß sich alle Fachinstanzen in Abständen zusammenfinden, um die Hilfsangebote zu koordinieren. Auch die Patienten und ihre Angehörigen haben darauf zu achten, daß die Hilfsmaßnahmen aufeinander abgestimmt werden. Dazu gehört, daß sie die Fachleute, mit denen sie zu tun haben, offen darüber informieren, wen sie noch konsultiert haben. Heimlichkeiten (z.B. Verheimlichung, daß ein weiterer Arzt befragt wurde) führen leicht zur Verwirrung und schaden damit den Patienten und ihren Angehörigen.

(4) *Notwendigkeit der Kooperation:* Patienten, ihre Angehörigen und die Fachleute haben ihre spezifischen Aufgaben bei der Bewältigung der elterlichen Psychose und ihrer möglichen Folgewirkungen. Der Erfolg aller Bemühungen hängt entscheidend davon ab, daß *Fachleute, Angehörige und Patienten wirklich zusammenarbeiten* und "an einem Strang ziehen". Ohne die Zusammenarbeit zwischen Patienten, Angehörigen und Fachleuten sind viele Bemühungen zum Scheitern verurteilt. Je besser diese *Kooperation* gelingt, um so eher wird es möglich sein, daß die Psychose selbst - so weit dies möglich ist - kompensiert werden kann; umso besser können auch negative Auswirkungen der elterlichen Psychose auf die Kinder verhindert bzw. abgemildert oder angemessen behandelt werden. Alle Beteiligten sollten deshalb darauf achten, daß die Zusammenarbeit *sachlich und von wechselseitigem persönlichem Respekt* getragen ist.

5. Die Zusammenarbeit von Patienten, Angehörigen und Fachleuten: Aufgaben und Probleme

5.1 Aufgaben und Probleme der Patienten

Es ist die Aufgabe der psychotischen Patienten selbst, sich psychisch und lebenspraktisch auf ihre Erkrankung einzustellen. Das bedeutet, daß sie einerseits die Tatsache ihrer psychotischen Krankheit akzeptieren, sich andererseits aber auch nicht entmutigen lassen. Dabei ist es wünschenswert, daß zwei *Fehleinstellungen* - in die man sehr leicht hineingeraten kann - *vermieden* werden:

- Manche Patienten neigen dazu, ihre Krankheit möglichst wegzuschieben, zu verdrängen und zu verleugnen. Dies ist nur allzu verständlich: Nach einer psychotischen Episode ist man froh, wenn man stabilisiert ist. Man möchte das Leben wieder positiv nehmen und nicht mehr an die Erkrankung erinnert werden. Dabei besteht aber die Gefahr, daß der Patient sich selbst etwas vormacht, daß er die Krankheit unterschätzt, seine Leistungsfähigkeit überschätzt und dadurch sich und auch andere überfordert, sich möglicherweise auch zu sehr belastet. Weiterhin besteht die Gefahr, daß er Krankheitsanzeichen ignoriert bzw. übersieht und dadurch von neuen psychotischen Episoden unvorbereitet überrascht werden kann. Der Patient lebt - bildlich gesprochen - wie auf einem Pulverfaß; dies stellt für ihn selbst und seine Angehörigen eine zusätzlich belastende Situation dar, durch die auch die Rückfallgefahr erhöht wird.

- Andere Patienten dagegen können sich überhaupt nicht mehr innerlich von ihrer Erkrankung lösen, sie sehen nur noch die Psychose und die Einschränkungen, die sie dadurch erfahren haben. Sie erleben sich ausschließlich reduziert und behindert und nehmen sich viel kränker wahr, als sie wirklich sind. Viele alltägliche und normale Probleme fassen sie als Ergebnis ihrer Krankheit auf; dadurch wird die psychotische Erkrankung überbewertet und zu sehr in den Vordergrund gestellt. Dabei übersehen sie viele positive Aspekte und aktive Möglichkeiten, die ihnen zur Verfügung stehen, sie unterschätzen ihre Kräfte, unterfordern sich und nützen ihre Möglichkeiten nicht aus. Durch diese entmutigte Einstellung kann sich ihr Lebenskreis einschränken und ihre Lebensqualität tatsächlich vermindern.

Diese beiden Fehleinstellungen findet man nicht nur bei den Patienten selbst, sondern auch die Angehörigen sind in Gefahr, in eine dieser Fehlhaltungen zu verfallen. Im Gegensatz dazu geht es für den Patienten (und auch die Angehörigen) darum, eine ausgewogene Haltung zu entwickeln:

- *Die Tatsache der Krankheit zu akzeptieren, ohne in eine fatalistische Haltung zu verfallen.*
- *Sich aktiv mit der Erkrankung und ihren Folgen auseinandersetzen, ohne sich zu überfordern.*

Dies setzt eine *realistische* Einschätzung der eigenen Fähigkeiten, und der Hilfen, die andere anbieten können, voraus. Eine Zielsetzung ist die Nutzung von vorhandenen Bewältigungsmöglichkeiten, so daß sich der Patient weder unterfordert noch überfordert. Dies gilt gleichermaßen für das berufliche Leben wie für die private Sphäre. Der Patient muß nach einer psychotischen Episode herausfinden, welche Aufgaben er übernehmen kann, welche Belastungen er erträgt und bei welchen Anforderungen er sich überfordert fühlt. Solche Fragen zu entscheiden, ist schon im beruflichen Bereich recht schwierig; noch schwieriger ist es, diese Entscheidungen für die private Lebensführung und den familiären Bereich zu treffen.

Viele Eltern, die unter einer psychotischen Erkrankung leiden, haben besondere Schwierigkeiten mit der Frage, ob sich ihre Erkrankung auf die Kinder auswirkt. Dabei treten Schuldgefühle auf, entweder im Sinne einer erblichen Belastung (z.B. die Befürchtung: "Ich habe meine Krankheit auf meine Kinder vererbt") oder im Sinne einer psychosozialen Belastung ("Wegen meiner Krankheit kann ich meine Kinder nicht richtig betreuen"). Manche dieser Eltern können sich gar nicht mehr von diesen Schuldgefühlen lösen, grübeln darüber, wie es hätte anders laufen können, und hegen düstere Gedanken über die Zukunft; das kann so weit gehen, daß ganz normale kindliche Verhaltensweisen und Lebensäußerungen als Vorboten einer Psychose interpretiert werden oder daß psychische Probleme in die Kinder regelrecht "hineingedacht" bzw. "hineingeredet" werden. In der Fachsprache spricht man hier von *Projektion:* Eltern projizieren ihre eigenen Probleme auf die Kinder, die in Wirklichkeit ganz andere Probleme haben. Auf der anderen Seite findet man aber auch Eltern, die sich überhaupt nicht mit der Frage beschäftigen möchten, ob sich ihre Erkrankung auf die Kinder auswirkt und mögliche negative Auswirkungen einfach abstreiten *(verleugnen). Projektion* und *Verleugnung* sind die auf die Kinder bezogenen Varianten der schon beschriebenen Fehlhaltungen. Auch hier geht es für die Patienten darum, eine balancierte Einstellung zu finden.

5.2 Die Rolle der Angehörigen

Damit psychotisch erkrankte Eltern eine balancierte Einstellung in diesem Sinne entwickeln können, benötigen sie fachliche Information und Beratung, und - noch viel wichtiger - sie benötigen auf jeden Fall das Gespräch, den Meinungsaustausch mit den Angehörigen und ihre emotionale Unterstützung.

Die Voraussetzung dafür, daß solche Gespräche fruchtbar und die Unterstützung wirksam werden können, besteht darin, daß auch die Angehörigen sich mit diesen Fragen auseinandersetzen. Die Aufgabe, sich innerlich und lebenspraktisch (Organisation der beruflichen und der familiären Anforderungen u.ä.) auf die psychotische Erkrankung einzustellen, stellt sich nicht nur dem Patienten selbst, sondern genauso seinen Angehörigen; sie stellt sich insbesondere für den Ehegatten, aber auch für die Eltern, die nächsten Verwandten, die Freunde der Patienten und schließlich auch für die Kinder des psychotisch Erkrankten.

In der Regel ist dies für die Angehörigen ein sehr schwieriger Prozeß. Oft genug haben sie dabei größere Schwierigkeiten als der Patient selbst. Wie gut ihnen dies gelingt, ist für den Patienten, seine Rehabilitation und den Krankheitsverlauf sehr wichtig. Die Angehörigen können dem psychotischen Patienten die Auseinandersetzung mit seiner Erkrankung sehr erleichtern, aber auch sehr schwer machen. Der Verlauf der psychotischen Erkrankung, d.h., ob es zu Rückfällen kommt, ist ganz wesentlich vom Verhalten der Angehörigen und Freunde abhängig.

Die Probleme der Angehörigen können sich dabei ganz unterschiedlich darstellen: Manche vergleichen z.B. den Zustand und die Leistungsfähigkeit der Patienten mit der Zeit, als der Patient noch gesund war, hadern mit dem Schicksal, sind enttäuscht und können sich nur schwer mit der neuen Situation abfinden. Oft haben die Angehörigen auch große Schwierigkeiten, die Krankheitssymptome zu unterscheiden von ganz normalen alltäglichen Problemen. Wenn der Patient sich z.B. krankheitsbedingt stärker von ihnen zurückzieht, können sie sich persönlich angegriffen fühlen, obwohl dieses Verhalten gar nichts mit ihnen zu tun hat. Teilweise verfallen die Angehörigen auch in eine Schonhaltung, in der jede Belastung vom Patienten ferngehalten wird. Die für Patienten beschriebenen Fehlhaltungen können wir also auch bei den Angehörigen finden; für sie ist es genauso schwer, die angemessene Einstellung zu finden. Wie wichtig diese aber ist, zeigen viele wissenschaftliche Untersuchungen: Je besser sich die Angehörigen auf die psychotische Erkrankung einstellen können, umso milder und umso günstiger ist der Verlauf der Erkrankung und umso weniger Rückfälle sind zu befürchten.

5.3 Professionelle Hilfe durch Fachleute

In schwierigen Situationen ist es wichtig, daß Patienten und Angehörige in der Lage sind, fachliche Hilfe in Anspruch zu nehmen und zu nutzen. Denn auch die Familienmitglieder sind selbst so direkt in die Probleme einbezogen, daß es für sie schwer ist, die Situation objektiv zu beurteilen. Hier liegt die Aufgabe der Fachleute.

Fachliche Hilfen beginnen bei einfachen *Informationen* über die Erkrankung, ihre Prognose, ihre möglichen Auswirkungen und die vorhandenen Hilfsmöglichkeiten. Das Ziel, das dabei angestrebt werden soll, besteht darin, daß die anstehenden Entscheidungen nach intensiver Beratung vom Patienten und seiner Familie möglichst fundiert getroffen werden können. Psychotische Patienten und ihre Familien scheuen manchmal die Beratung, weil sie befürchten, daß man ihnen in ihr Privatleben "hineinreden" will. Die Aufgabe der Beratung aber geht genau in die entgegengesetzte

Richtung; der Patient und seine Familie sollen - soweit dies irgend möglich ist - durch die Beratung in die Lage versetzt werden, selbst kompetente Entscheidungen zu treffen: *Selbstverantwortete Entscheidungen aufgrund fundierter fachlicher Beratung.*

Die professionelle Unterstützung und Hilfestellung geht in den meisten Fällen aber weit über die Beratung hinaus; die möglichen Hilfsangeboten wurden bereits oben aufgeführt. Bei allen professionellen Hilfestellungen sollte immer beachtet werden, daß der Patient und die Angehörigen durch die Hilfe gestärkt, nicht aber entmündigt und bevormundet werden. D.h., die Fachleute sollten die Regel beachten: *Was informell durch die Patienten selbst oder ihre Angehörigen und Freunde gestaltet und geleistet werden kann, soll nicht durch Fachleute übernommen werden.*

Neben der Gefahr der Bevormundung der Patienten besteht eine weitere Fehlhaltung von Fachleuten darin, daß sie nur ihr eigenes Arbeitsfeld sehen und andere Aspekte häufig ausblenden: So sieht der Psychiater nur den einzelnen Patienten und seine Krankheit, der Lehrer sieht nur die Schulprobleme des Kindes etc. Die beteiligten Fachleute sollten sich und ihren Beitrag nicht überschätzen und sich bewußt sein, daß er nur ein kleines Mosaiksteinchen im Gesamtgefüge darstellt. Eine unbedachte und unkoordinierte Anhäufung von Hilfsmaßnahmen schafft Verwirrung, alle Hilfen sollten deshalb in ein Gesamtkonzept integriert werden. Die Aufgabe der Fachleute besteht also darin,

- den Patienten, seinen Angehörigen und den anderen Fachleuten gegenüber eine *kooperative Einstellung* zu entwickeln und
- die Hilfsmaßnahmen in einer interinstitutionellen und interdisziplinären Zusammenarbeit zu integrieren und auf die Lebenssituation der psychotischen Eltern und ihrer Familien abzustimmen.

Beide Aufgaben sind schwierig genug: Oft machen es die Patienten und die Familien den Fachleuten nicht gerade leicht, eine kooperative Beziehung herzustellen. Manche Patienten und ihre Familien erleben Hilfsangebote als Belastung und als Bedrohung ihrer Eigenständigkeit und lehnen den Kontakt mit den Fachleuten einfach ab. Eine forcierte oder erzwungene Hilfe kann in solchen Fällen mehr schaden als nützen; Hilfe sollte vorsichtig angeboten werden, ohne die Familien zu bedrängen. Und auch wenn die Hilfe abgelehnt wird, sollte der Kontakt mit der Familie aufrechterhalten werden. Andererseits ist in Akutsituationen auch manchmal ein entschlossenes Handeln notwendig, um zu vermeiden, daß die Patienten sich oder andere gefährden. Dabei kann es vorkommen, daß die Fachleute im Notfall auch einmal gegen den ausdrücklichen Wunsch der Patienten etwas unternehmen müssen. Dies wird umso eher möglich sein, wenn die Beteiligten (Patienten, Angehörige etc.) darauf vorbereitet wurden, daß auch einmal solche Situationen entstehen können. In jedem Falle aber sollten die Fachleute für sich selbst darüber im klaren sein, welche Verantwortung sie übernehmen können und wollen; dies sollten sie den Familienmitgliedern auch nicht verheimlichen, sondern ihr ganzes Vorgehen möglichst *transparent* darstellen. Neben diesen Problemen haben sich die Fachleute noch mit vielen anderen schwierigen Situationen auseinanderzusetzen; es kann leicht geschehen, daß sie z.B. mit den Patienten und den Familien unzufrieden sind, weil diese ihre Hilfestellung nicht gut aufgreifen können, weil die Fortschritte zu langsam sind oder weil sich sogar Rückschläge einstellen. Hier ist auf seiten der Fachleute Geduld und Zähigkeit gefragt; auch die Fachleute müssen in jedem Falle neu lernen, die Ziele realistisch zu setzen, die Familie nicht zu unterfordern, und nicht zu überfordern und sie müssen wie die betroffenen Familien auch lernen, mit Risiken und Rückfällen zu leben.

6. Literaturhinweise

Literaturhinweise über Hilfsmöglichkeiten und Einrichtungen:

Berufsverband Deutscher Psychologen (Hrsg.). (1989). *Anlaufstellen in der Psychologie*. Ein Adressenverzeichnis von Organisationen, Verbänden und Forschungseinrichtungen. Bonn: Deutscher Psychologen Verlag.

Bundeszentrale für Gesundheitliche Aufklärung (Hrsg.). (1992). *Gesundheitswegweiser. Kooperationspartner, ihre Aufgaben und Angebote*. Bonn: Bundeszentrale für Gesundheitliche Aufklärung.

Deutscher Bundestag 12. Wahlperiode (Hrsg.). (1992). *Drucksache 12/4016*. Antwort der Bundesregierung auf die Große Anfrage der Fraktion der SPD - Drucksache 12/219. *Situation der psychisch Kranken in der Bundesrepublik* Deutschland. Bonn: Verlag Dr. H. Heger.

Jordan, E. & Sengling, D. (1992). *Jugendhilfe* (2. Aufl.). Juventa: Weinheim.

Presse- und Informationsamt der Bundesregierung (Hrsg.). (1991). *Beratungsdienste in den neuen Ländern*. Bonn: Presse- und Informationsamt der Bundesregierung.

Reimer, F. & Lorenzen, D. (1991). *Verzeichnis von Behandlungseinrichtungen für psychisch Kranke*. Teil 1: Baden-Württemberg, Bayern, Berlin (West), Bremen, Hamburg, Hessen, Niedersachsen, Nordrhein-Westfalen, Rheinland-Pfalz, Saarland, Schleswig-Holstein (2. neubearb. Auflage). Stuttgart: Enke.

Schmidt-Baumann, W. (1990). *Heimverzeichnis*. Wohnheime, Internate, Anstalten, Wohngruppen, Dauer- und Kurzheime für Behinderte (5. Aufl.). Lüneburg: Lebenshilfe Verlag.-

Sulyma, M.G. (Hrsg.) (1991). *SQUIBB Liste 1991/92*. Adressen: Medizin, Gesundheits- und Sozialwesen. München: Medikon Verlag.

Textor, M.R. (Hrsg.) (1990). *Hilfen für Familien*. Frankfurt: Fischer.

Textor, M.R. (Hrsg.) (1992). *Praxis der Kinder- und Jugendhilfe*. Handbuch für die sozialpädagogische Anwendung des KJHG. Weinheim: Beltz.

Literaturhinweise für Patienten mit einer psychotischen Erkrankung und ihre Angehörigen:

Handreichungen für psychotische Patienten mit Hinweisen, wie sich diese Patienten auf ihre Erkrankung einstellen können:

Chon, M. (1991). *Lithiumbehandlung der manisch-depressiven Krankheit* (3. Auflage). Thieme: Stuttgart: Thieme.

Faust, V. (1987). *Depressionsfibel.* Stuttgart: G. Fischer Verlag.

Hell, D. & Gerstefeld, M. (1988). *Schizophrenie - Orientierungshilfen für Betroffene.* Berlin: Springer Verlag.

Luderer, H.-J. (1989). *Schizophrenien.* Ratgeber für Patienten und Angehörige. Stuttgart: TRIAS, Thieme, Hippokrates, Enke.

Literaturhinweise für Fachleute:

Asarnow, J.R. (1984). Children at risk for schizophrenia: Converging lines of evidence. *Schizophrenia Bulletin, 14*, 613-631.

Bender, W., Dencker, S.J. & Kulhanek, F. (Hrsg.). (1988). *Schizophrene Erkrankungen. Therapie, Therapieresistenz - eine Standortbestimmung.* Braunschweig, Wiesbaden: Vieweg.

Buchkremer, G. & Rath, N. (Hrsg.). (1989). *Therapeutische Arbeit mit Angehörigen schizophrener Patienten.* Meßinstrumente, Methoden, Konzepte. Bern: Verl. H. Huber,

Friese, H.-J. & Trott, G.-E. (Hrsg.). (1988). *Depression in Kindheit und Jugend.* Bern, Stuttgart, Toronto: Verl. H. Huber.

Kisker, K.P., Lauter, H., Meyer, J.E., Müller, C. & Strömgen, E. (Hrsg.). (1987). *Psychiatrie der Gegenwart.* Band 4: *Schizophrenien* (3. Aufl). Berlin, Heidelberg, New York, London, Paris, Tokyo: Springer.

Kisker, K.P., Lauter, H., Meyer, J.E., Müller, C. & Strömgen, E. (Hrsg.). (1987). *Psychiatrie der Gegenwart.* Band 5: *Affektive Psychosen* (3. Aufl). Berlin, Heidelberg, New York London, Paris, Tokyo: Springer.

Pöldinger, W. & Reimer, C. (Hrsg.). (1993). *Depressionen.* Therapiekonzepte im Vergleich. Berlin: Springer.

Remschmidt, H. (1993). Schizophrenic psychoses in children and adolescents. *Triangle, 32*, 15-24.

Remschmidt, H. & Mattejat, F. (1994). *Kinder psychotischer Eltern.* Göttingen: Hogrefe.

Remschmidt, H. & Walter, R. (1989). *Evaluation kinder- und jugendpsychiatrischer Versorgung.* Analysen und Erhebungen in drei hessischen Landkreisen. Stuttgart: Enke.